世[illegible]る
日本の介護

あおいけあで見つけた
じいちゃん・ばあちゃんとの向き合い方

編著 加藤忠相 ・ 漫画 ひらまつおさむ
Tadasuke Kato *Osamu Hiramatsu*

介護 Library
講談社

はじめに

「あおいけあ」は神奈川県藤沢市にある介護事業所です。敷地のなかには、認知症のお年寄りが職員のサポートを受けながら共同生活する「グループホーム」と、泊まり・通い・訪問の3つの介護を一手に担って在宅生活を支える「小規模多機能型居宅介護」(以下、小多機《しょうたき》)の2つが揃っています。

小多機を始めたときは利用者が全然集まらず、首でも吊るか……なんて思った時期もありましたが、紆余曲折あって、今では多くの人に支えていただき、国内のみならず、台湾やフランスをはじめ海外の見学者も来るようになりました。

「利用したい」「働きたい」という声もいただきますが、私たちは地域密着型の「介護屋」で、地元を対象とするサービスだけを展開しています。また、「日本の介護を変えたい」とか、「事業を全国展開したい」なんて野望もありません。

でも、「あおいけあ」の発想や実践が、介護をしている家族や介護職に、何かヒントを提供できるなら、それはそれで悪いことではないでしょう。そんな考えから、ウェブ連載のマンガに大幅加筆して本書を上梓することにしました。

本書では、プライバシーに配慮して人物はすべて仮名とし(一部を除く)、エピソードは事実を加工・再構成してあります。架空のスタッフも登場しますが、紹介されている発想や実践は、私たちが日々考え、行っていることです。ケアに役立つ何かが見つかれば幸いです。ぜひ最後まで読んでみてください。

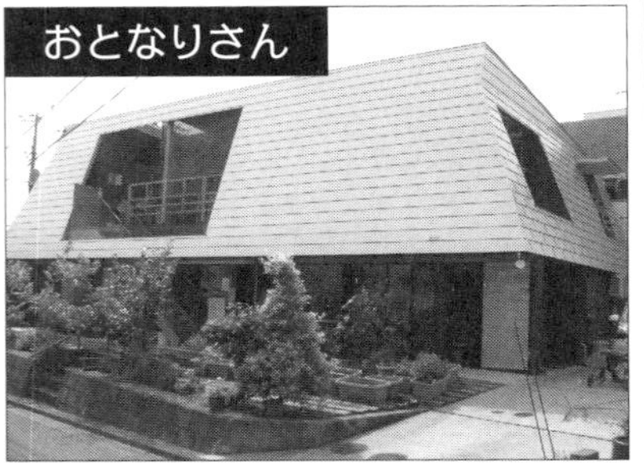

1階が「菜根や」、2階が「亀井野珈琲」やフリースペース、アパートになっている

犬久保公園

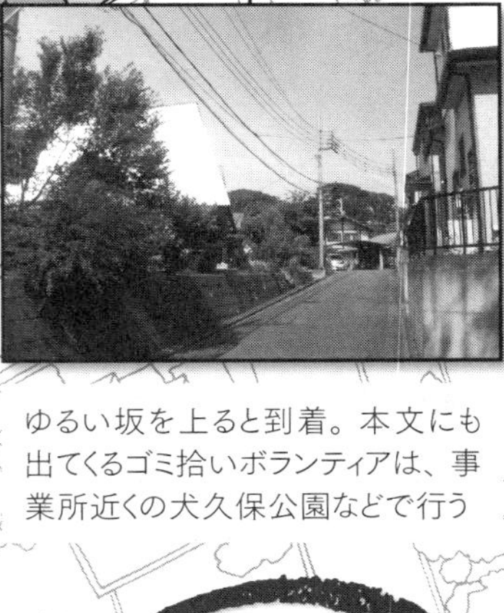
ゆるい坂を上ると到着。本文にも出てくるゴミ拾いボランティアは、事業所近くの犬久保公園などで行う

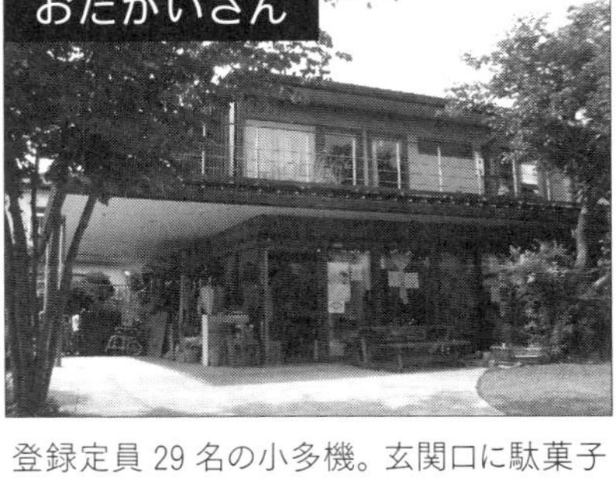

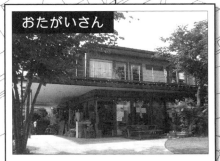

登録定員 29 名の小多機。玄関口に駄菓子屋や漫画本が置かれたスペースなどがある

あおいけあ
へようこそ!

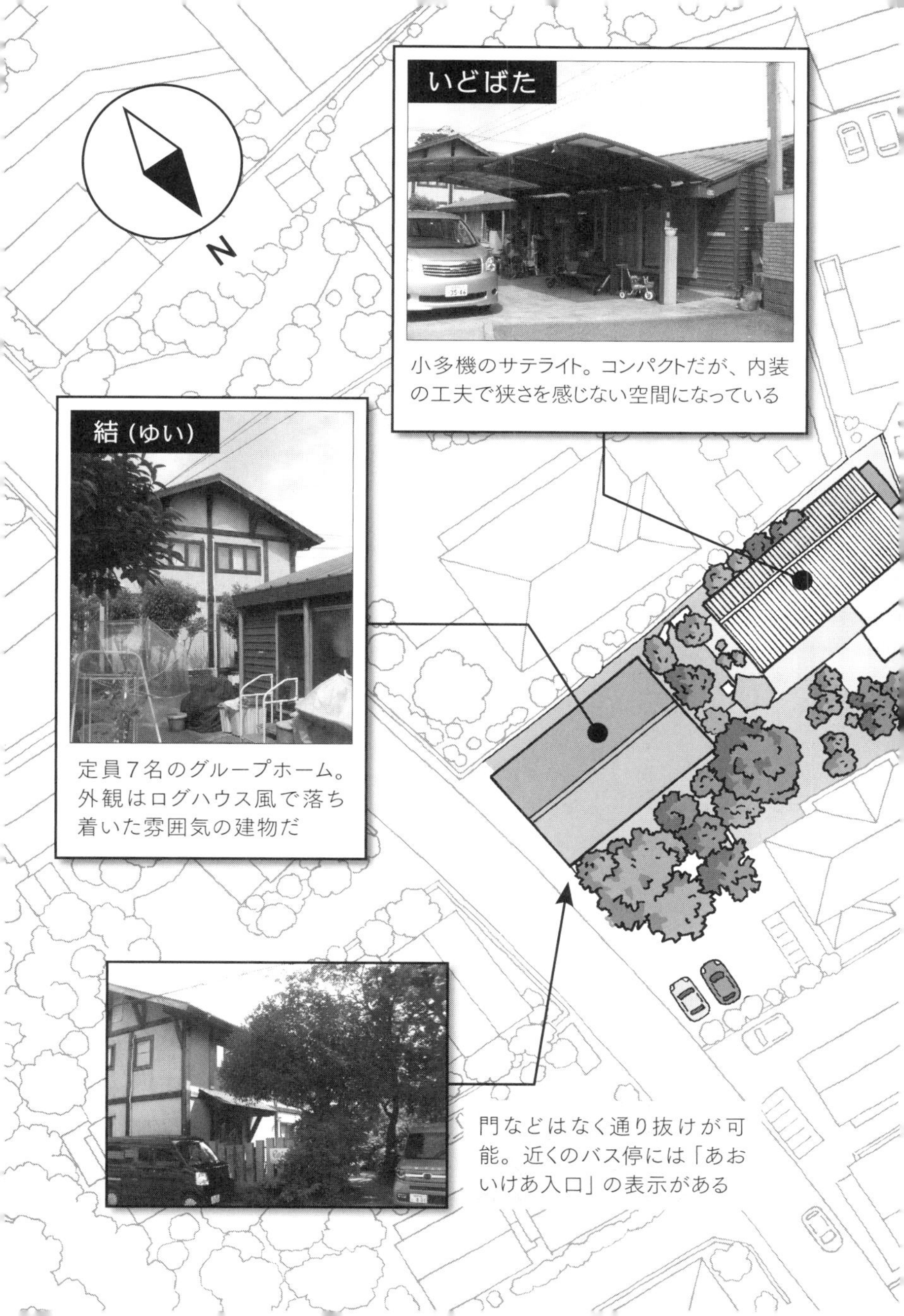
N
いどばた
小多機のサテライト。コンパクトだが、内装の工夫で狭さを感じない空間になっている
結（ゆい）
定員7名のグループホーム。外観はログハウス風で落ち着いた雰囲気の建物だ
門などはなく通り抜けが可能。近くのバス停には「あおいけあ入口」の表示がある

はじめに　1
「あおいけあ」へようこそ！　2

第1章
「困っている人」がいない施設　9
まずは「困らないですむ環境」づくりを　31
一人称の視点で自分のことのように考えよう　34
環境が整っていること、それが人が動く条件　35

第2章
「正解」を探す介護　37
声かけの前に「人間関係づくり」を！　63
人間関係がなければ介護そのものが成り立たない　64
よりよい人間関係こそトップゴール　65

第3章
アセスメントの活用方法 67
アイデンティティとストレングスに目を向ける 93
その人の「存在意義」と「強み」にこそ着目を 94
きちんとお願いすれば動いてくれる 96
大切なのは言葉ではなく介護者の心根 97

第4章
境界線をぶっ壊せ! 99
人が来やすい場をつくる 125
壁の中の福祉ではなく「寄る場所」へ 126
経済活動は年齢に関係なく最高の自立支援 129
感染対策はしっかりするが、日常は壊さない 131

第5章
「できること」を支えよう 133
「看る人・看られる人」の区別がない場へ 159
じいちゃん・ばあちゃんから人生を学ぼう 160
分断する発想を、そろそろ捨てよう 162

第6章
「強み」にアプローチ！　165
「体が覚えている」ことを活かす！　191
ポイントは「手続き記憶」「プライミング記憶」　192
即決・即行しなければ忘れてしまう　194

第7章
手作りの結婚式　197
外に出る・巻き込んで広げる発想を　223
主体性を引き出す言葉のかけ方　224
内でやれば「介護」、外でやれば「地域共生ケア」　225
感染症が流行していても外出を止めるのはおかしい　227

第8章
「リスクなき介護」はない！　229
医者や薬より大切なものがある　257
医療は必要だが、リスクを無視してはいけない　258
本当に必要なのは「栄養のある食事」と「運動」　260
何よりの特効薬は「好き」があること　261

第9章
最期まで、その人らしく 263
支配・管理はもうやめよう 289
グループホームにピンときた！ 290
悪戦苦闘した日々のなかで気づいたこと 291
人と地域を支える「杖」になりたい 293

おわりに 295

ブックデザイン／山原望　本文イラスト／松本剛　編集協力／七七舎
カバー写真／「僕とケアニン」製作委員会　撮影・面川雄大
帯写真／中村泰介・HELPMAN JAPAN（株式会社リクルートキャリア）
本文写真／「株式会社あおいけあ」のフェイスブックより
※本書はウェブメディア「みんなの介護」（https://www.minnanokaigo.com/）に連載された「あおいけあ物語」に加筆・再編集した作品です

主要登場人物

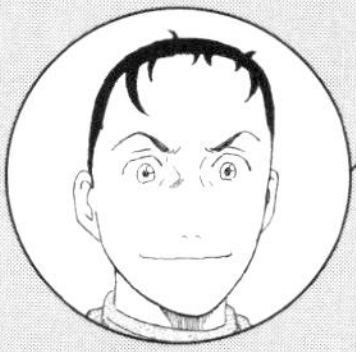

社長（加藤忠相）

あおいけあ代表。勤めていた施設の〝介護〞に反発して退職し、自分で介護施設と事業所を立ち上げた

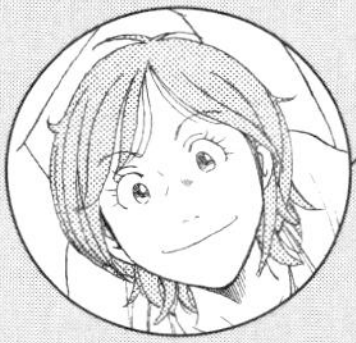

多賀かなこ

本書の主人公。縁あって他の施設から「あおいけあ」に転職することになった、若手の介護福祉士

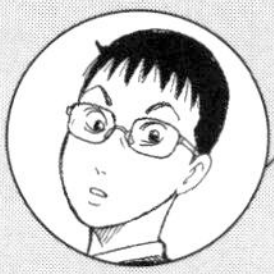

斉藤センパイ

あおいけあスタッフ。見た目は不愛想だが、ケアの腕は確かな「頼りになる男」

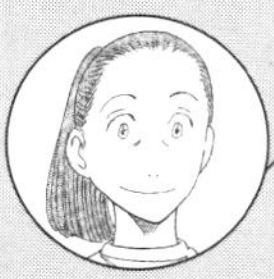

山野さん

社長も「コミュニケーションの達人」と一目置く、あおいけあのベテランスタッフ

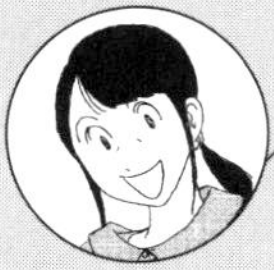

りの

若手スタッフ。山野さんの娘で、「あおいけあ」には幼少期から出入りしていた

個性的な利用者たち

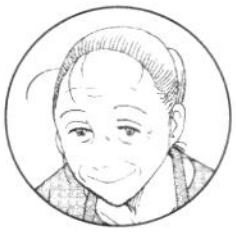

まさ代さん

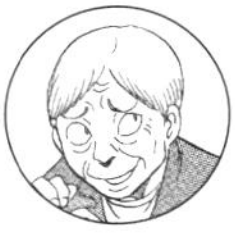

サクラさん

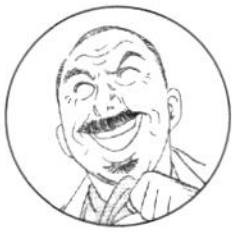

梶本さん

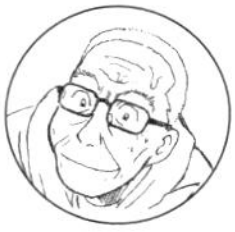

ショウジさん

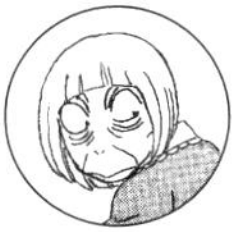

サクマさん

第1章
「困っている人」がいない施設

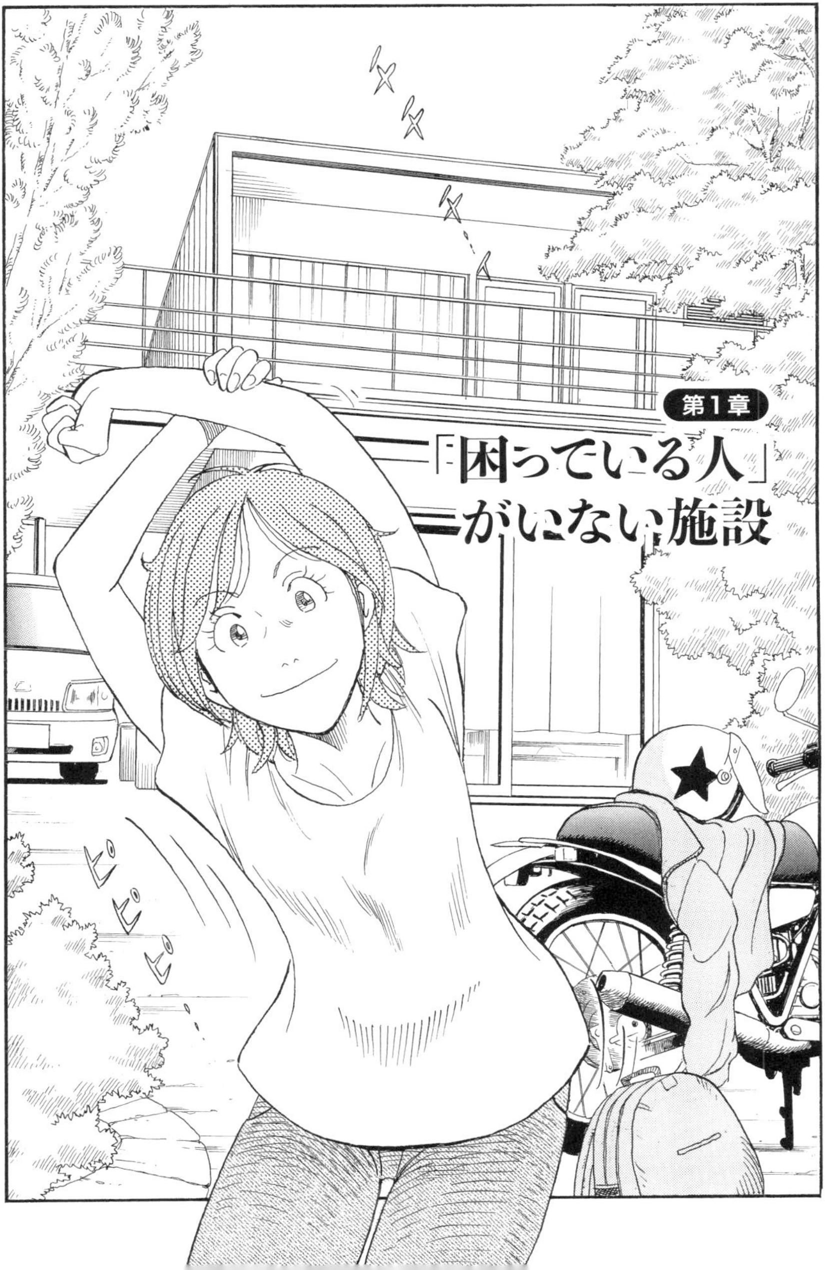

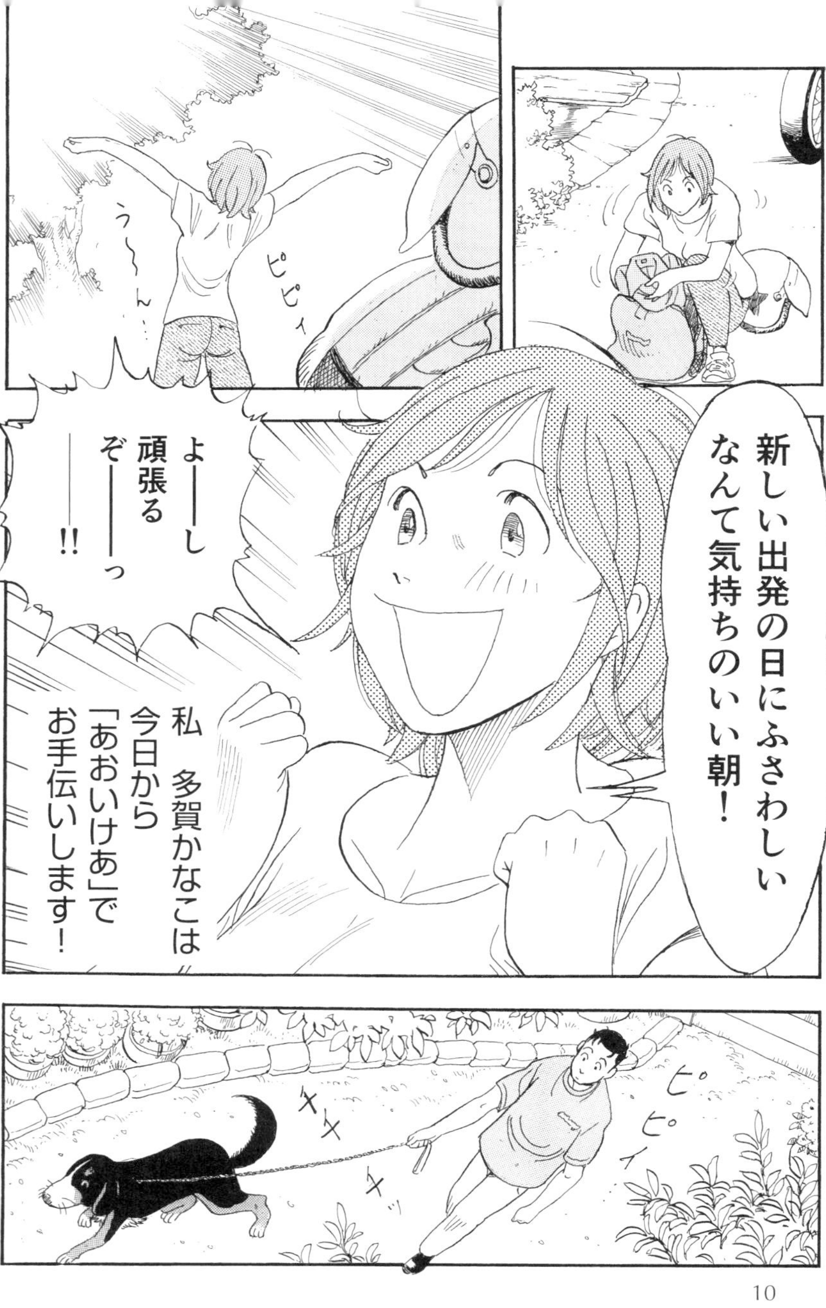
う〜〜ん…
ピピィ
新しい出発の日にふさわしいなんて気持ちのいい朝！
よーーし頑張るぞーーーっ!!
私　多賀かなこは今日から「あおいけあ」でお手伝いします！
ピピィ
キャ
キャッ

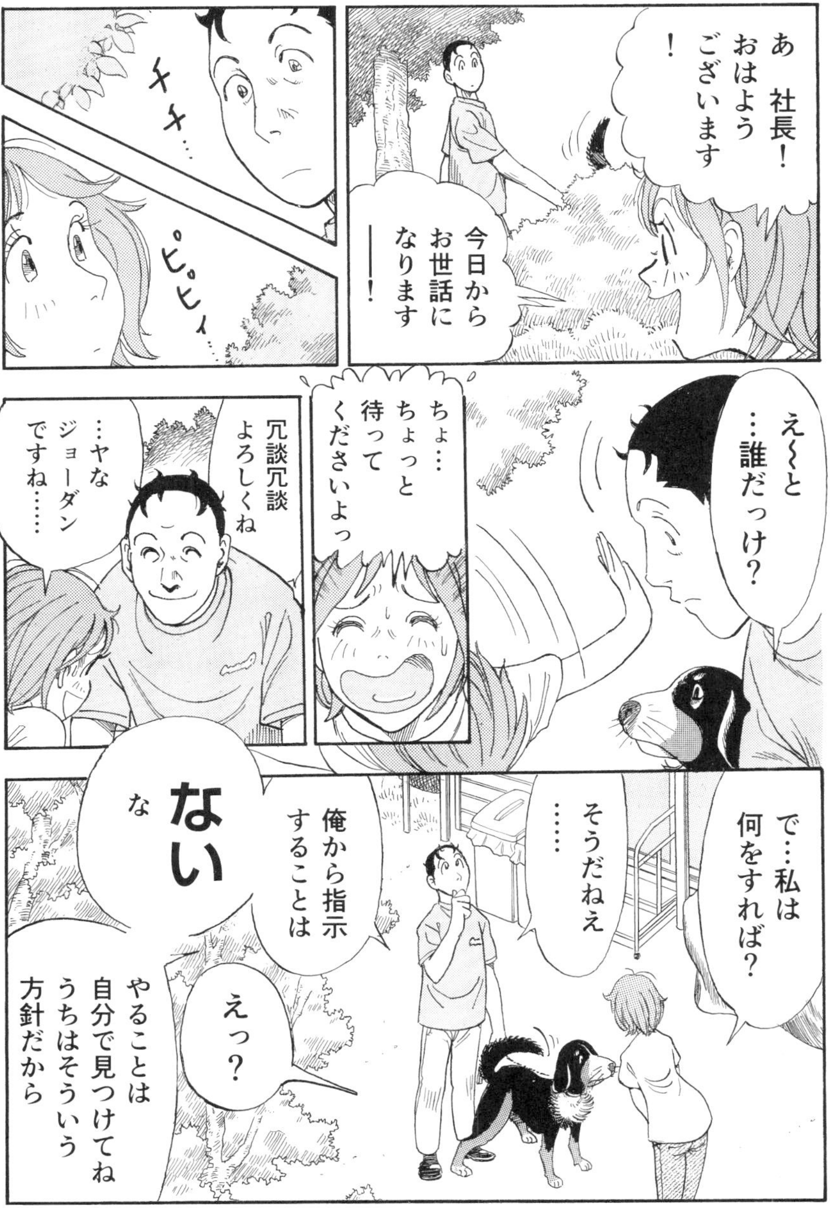

あ　社長！おはようございます！
今日からお世話になります――！
チチ…
ピピィ…
え～と…誰だっけ？
ちょ…ちょっと待ってくださいよっ
冗談冗談よろしくね
…ヤなジョーダンですね……
で…私は何をすれば？
そうだねえ……
俺から指示することは
ないな
えっ？
やることは自分で見つけてねうちはそういう方針だから

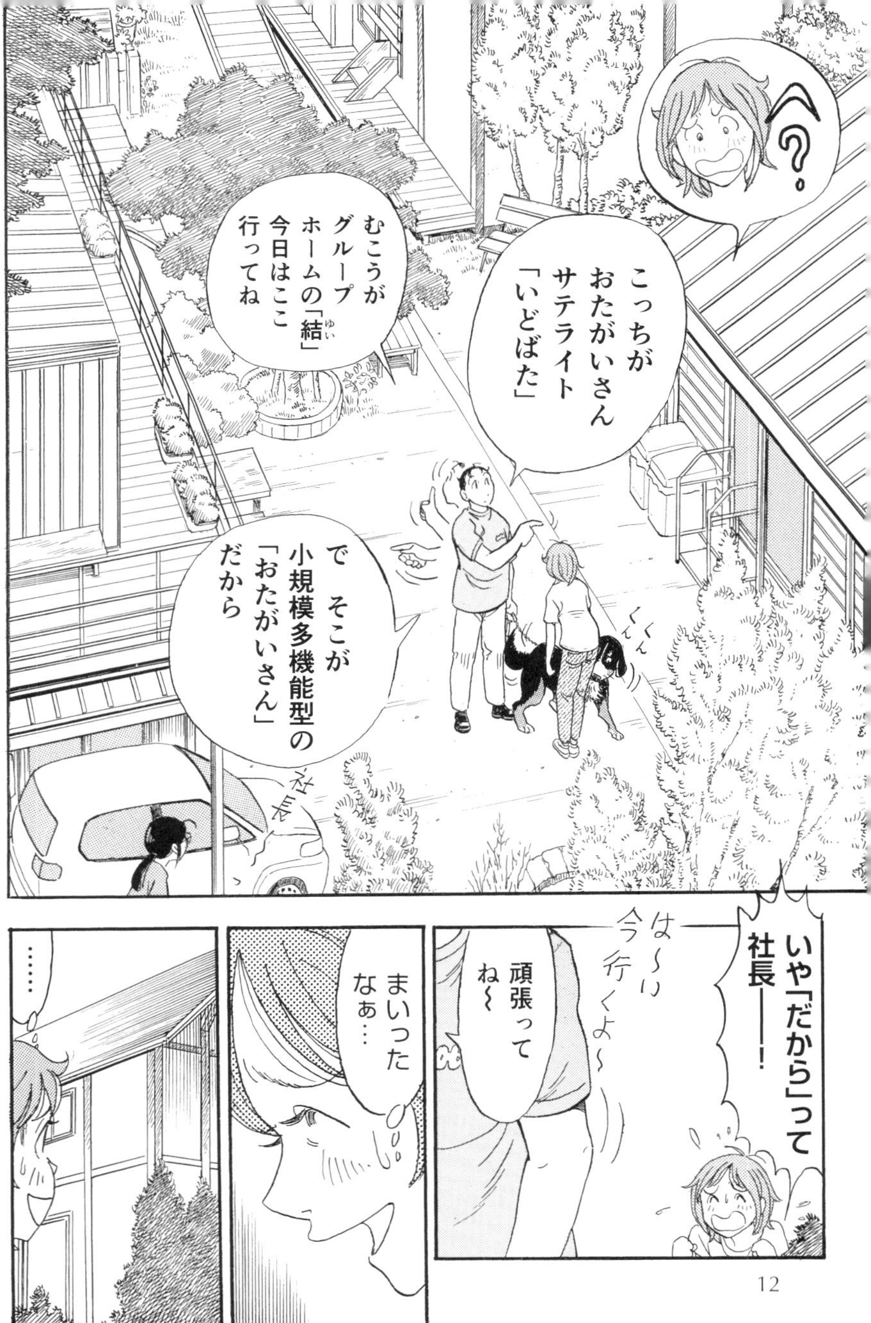
へ？
こっちがおたがいさんサテライト「いどばた」
むこうがグループホームの「結《ゆい》」今日はここ行ってね
で　そこが小規模多機能型の「おたがいさん」だから
くんくん
社長
いや「だから」って社長――！
は〜い今行くよ〜
頑張ってね〜
まいったなぁ…
……

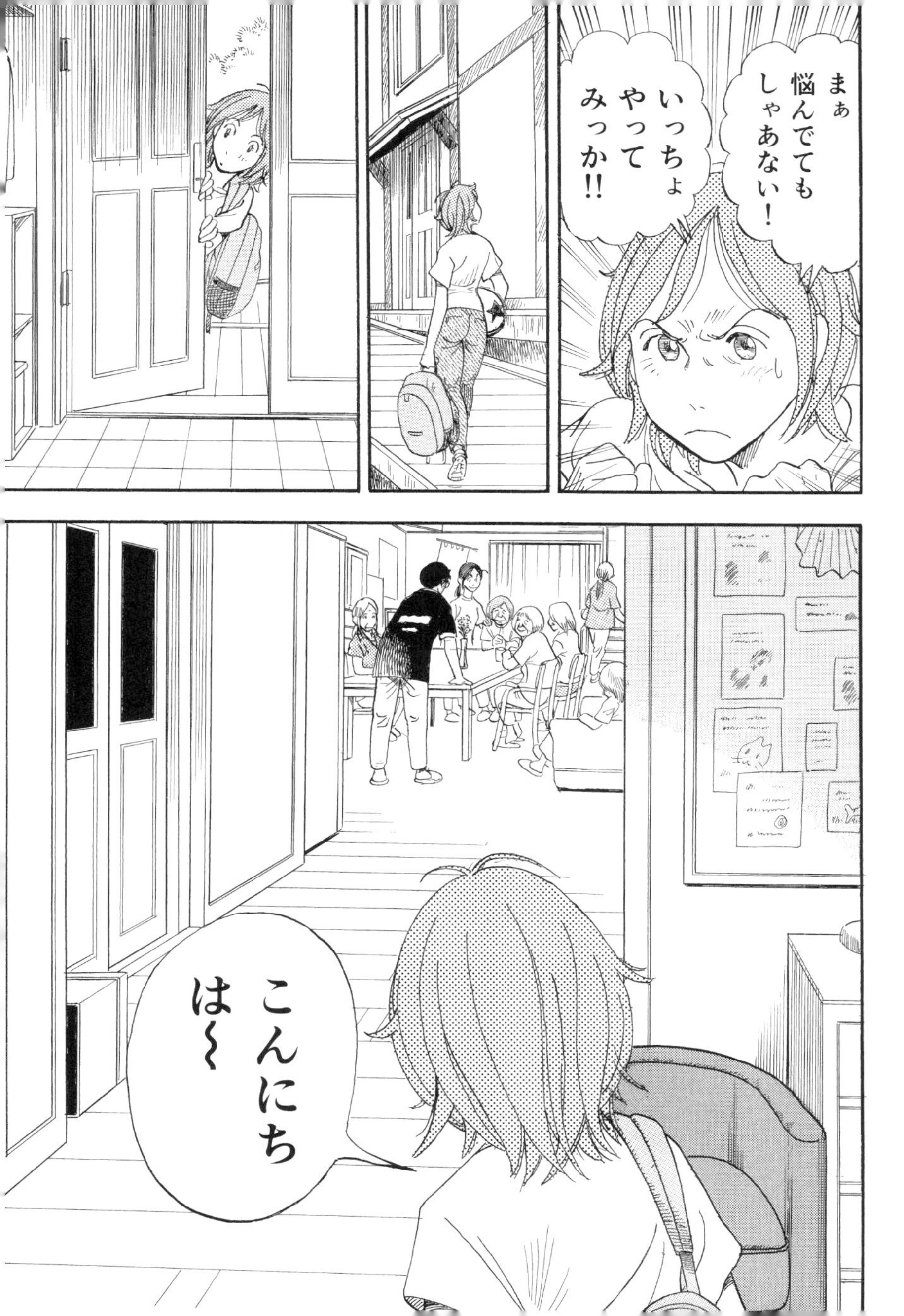
まぁ悩んでてもしゃあない！
いっちょやってみっか!!
こんにちは〜

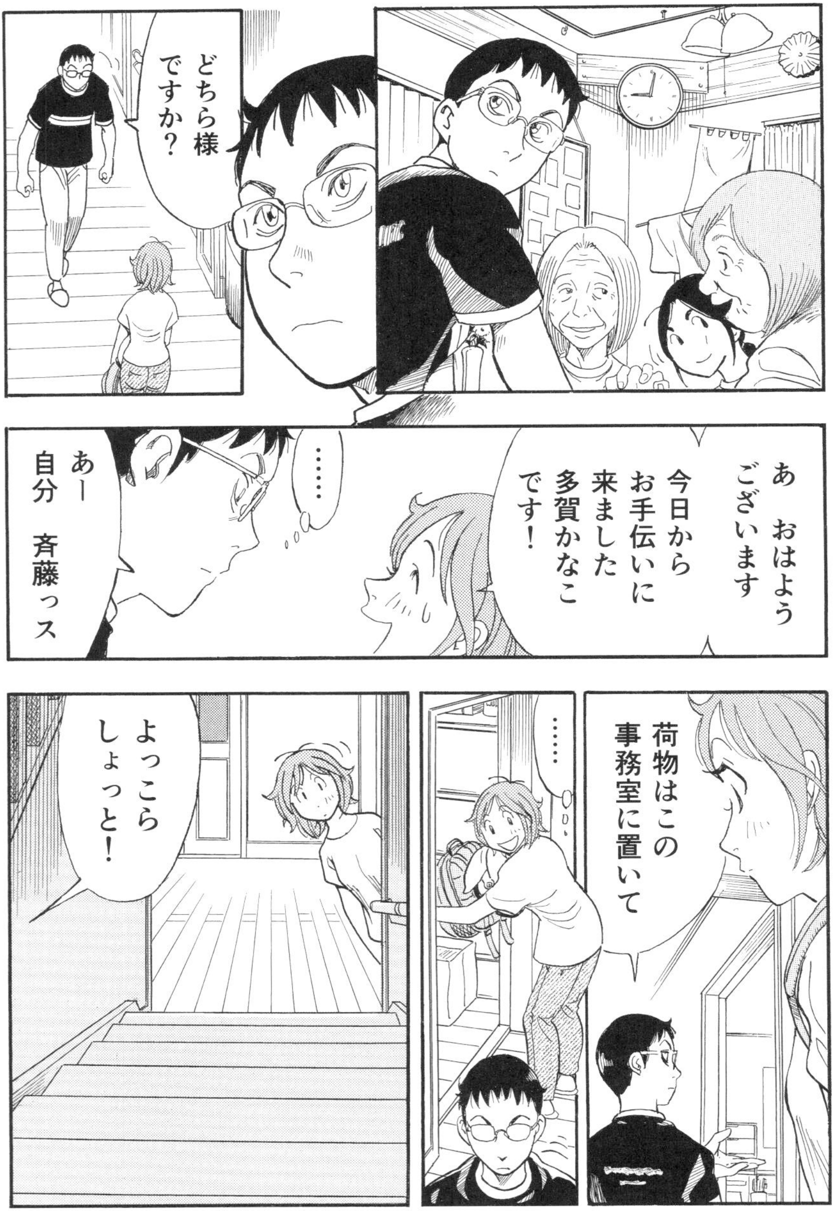
どちら様ですか?
あ　おはようございます　今日からお手伝いに来ました多賀かなこです!
……
あー自分　斉藤っス
荷物はこの事務室に置いて
……
よっこらしょっと!

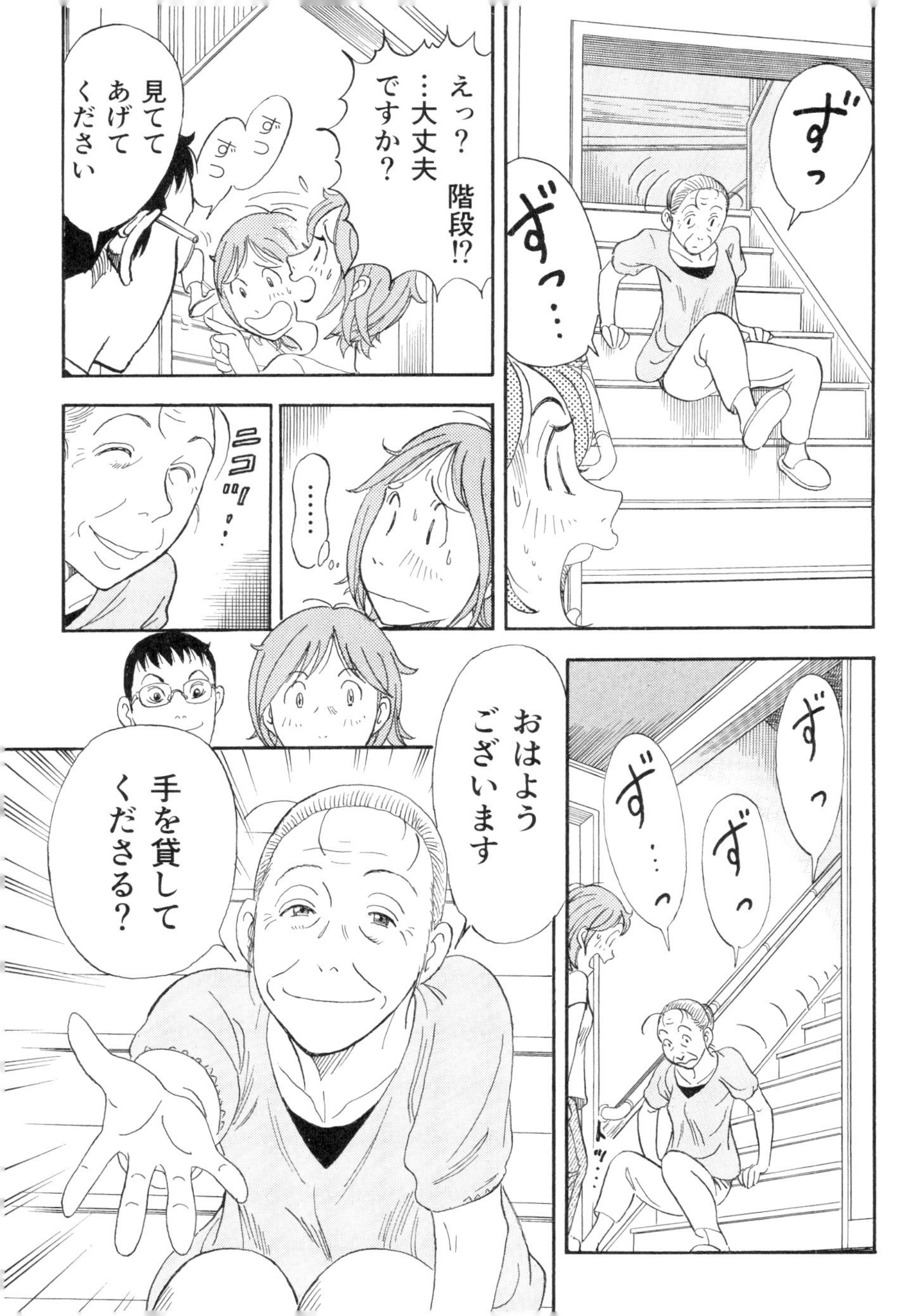
ずっ
ずっ…
えっ？ 階段!? …大丈夫ですか？
ずっ ずっ
見ててあげてください
ニコッ…
……
ずっ
ずっ
ず…っ
おはようございます
手を貸してくださる？

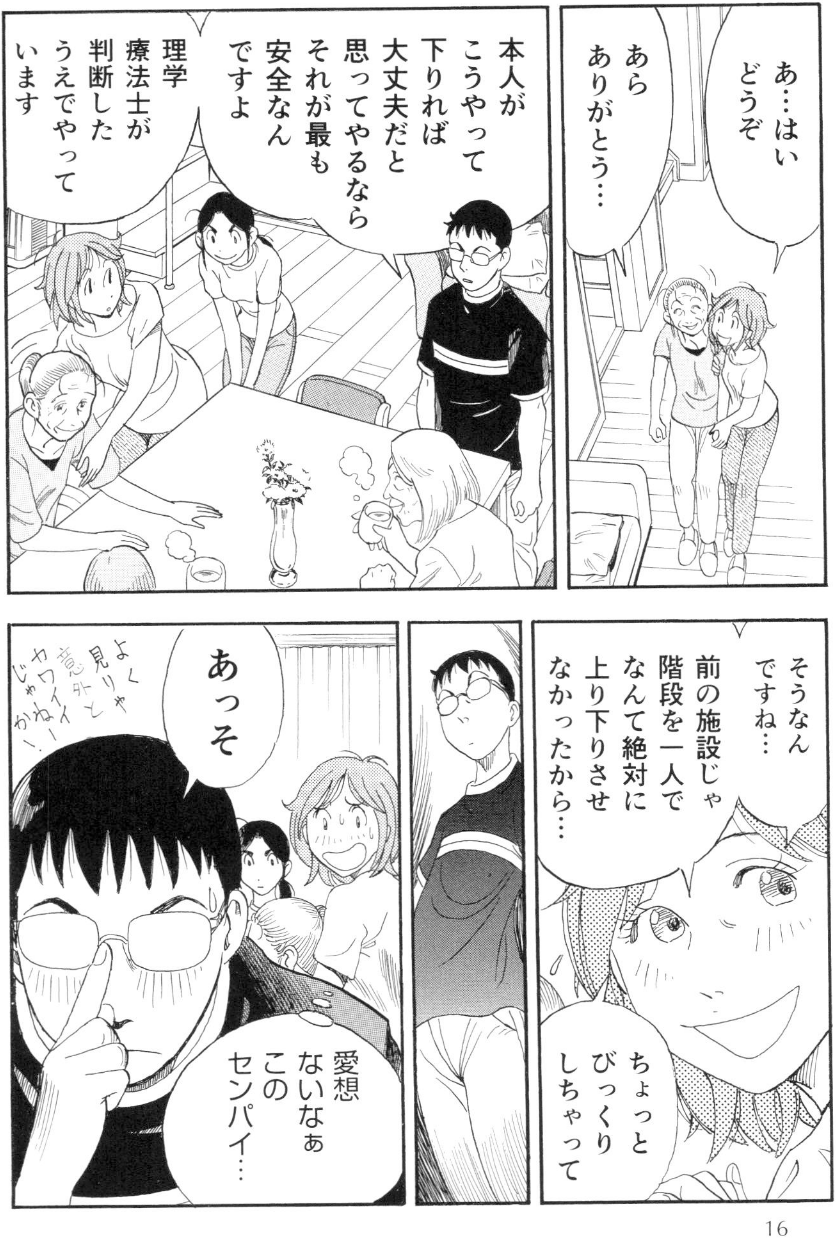

あ…はい どうぞ
あら ありがとう…
本人がこうやって下りれば大丈夫だと思ってやるならそれが最も安全なんですよ
理学療法士が判断したうえでやっています
そうなんですね…
前の施設じゃ階段を一人でなんて絶対に上り下りさせなかったから…
ちょっとびっくりしちゃって
あっそ
愛想ないなぁこのセンパイ…
よく見りゃ意外とカワイイじゃねーか!

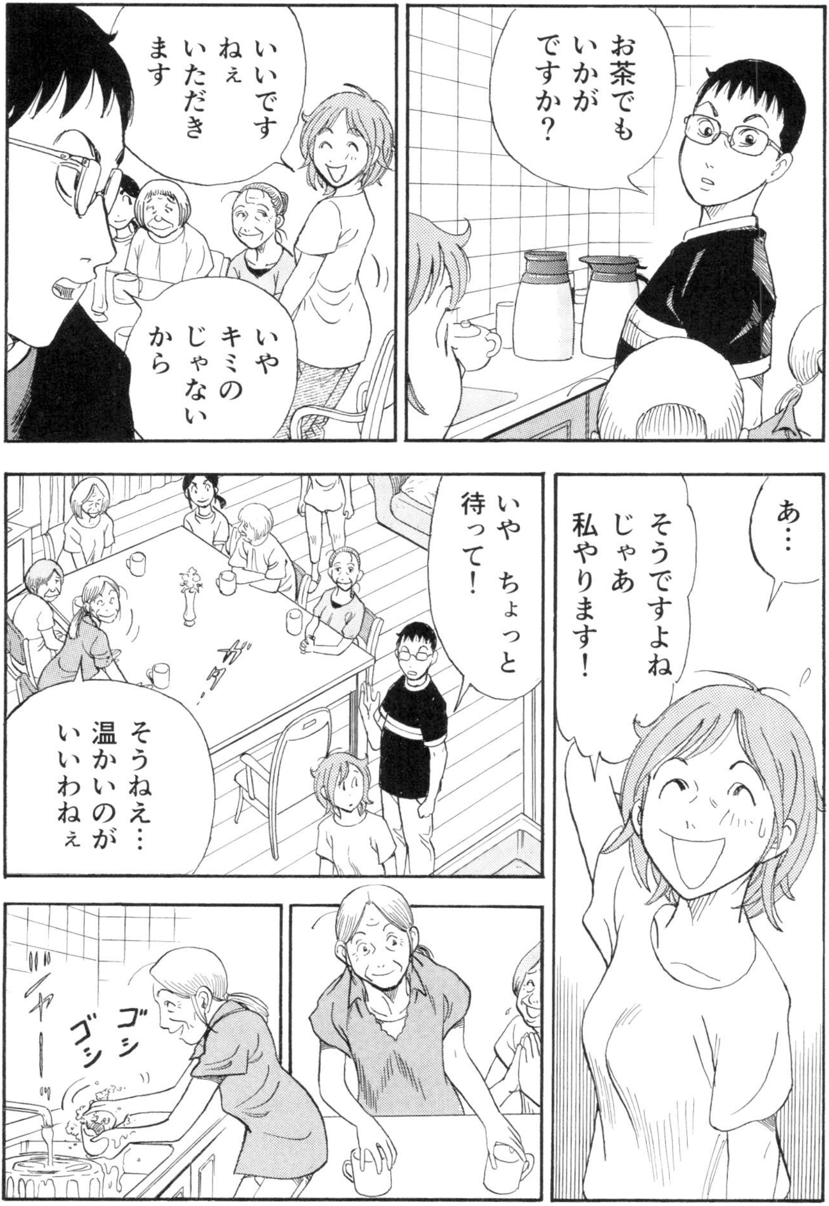
お茶でもいかがですか?
いいですねぇいただきます
いやキミのじゃないから
あ…
そうですよねじゃあ私やります!
いやちょっと待って!
ガタ…
そうねえ…温かいのがいいわねぇ
ジャー…
ゴシゴシ

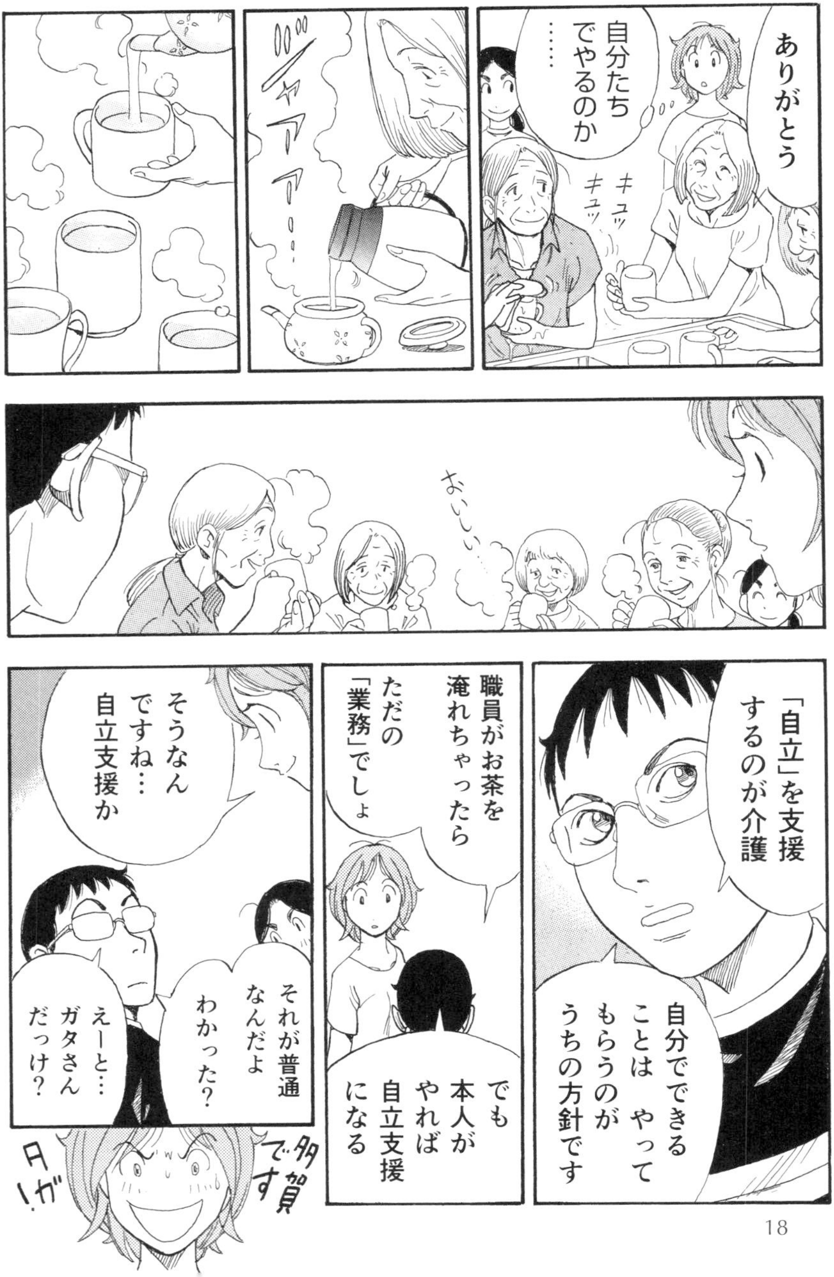
ありがとう
自分たちでやるのか……
キュッキュッ
ジャアア…
おいしい……
「自立」を支援するのが介護
自分でできることは やってもらうのがうちの方針です
職員がお茶を淹れちゃったらただの「業務」でしょ
でも本人がやれば自立支援になる
そうなんですね…自立支援か
それが普通なんだよ
わかった?
えーと…ガタさんだっけ?
多賀です
タ!ガ!

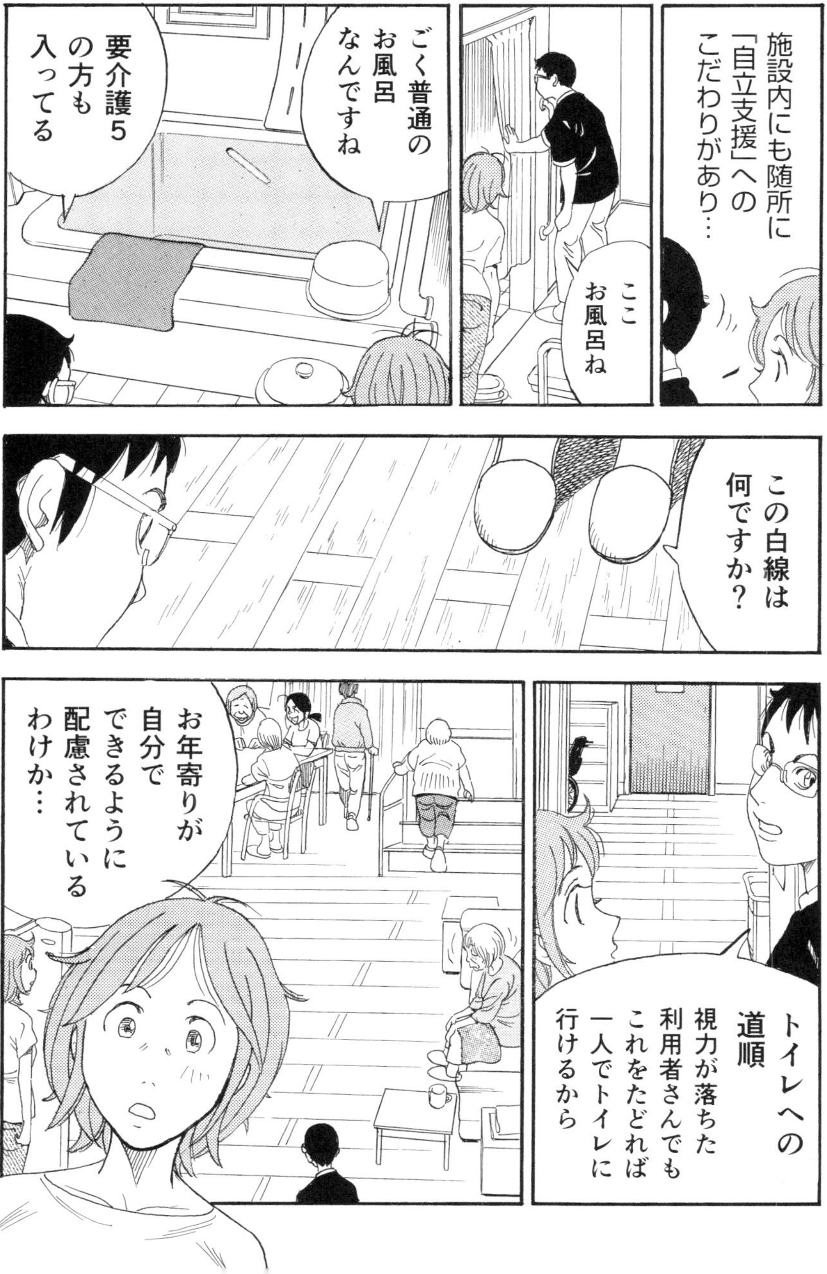
施設内にも随所に「自立支援」へのこだわりがあり…
ここお風呂ね
ごく普通のお風呂なんですね
要介護5の方も入ってる
この白線は何ですか？
トイレへの道順
視力が落ちた利用者さんでもこれをたどれば一人でトイレに行けるから
お年寄りが自分でできるように配慮されているわけか…

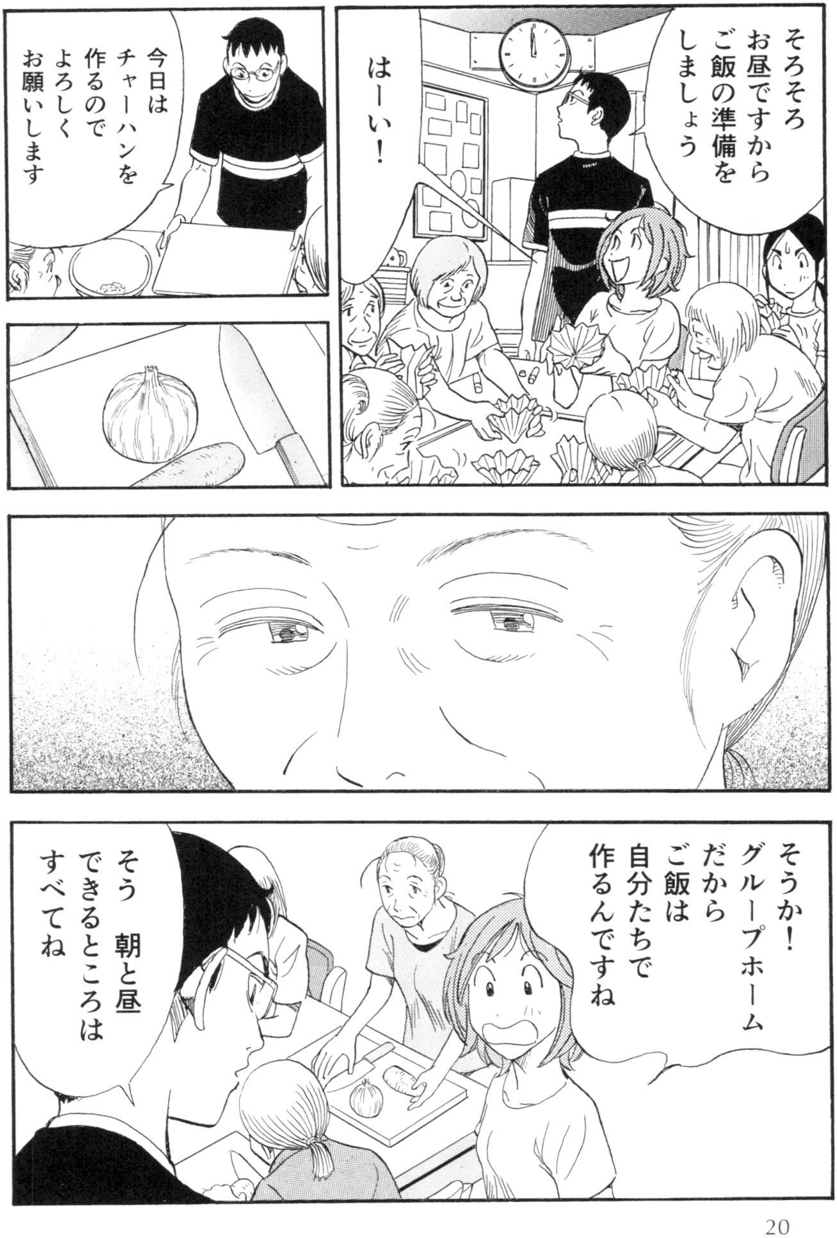
そろそろお昼ですからご飯の準備をしましょう
はーい!
今日はチャーハンを作るのでよろしくお願いします
そうか! グループホームだからご飯は自分たちで作るんですね
そう 朝と昼できるところはすべてね

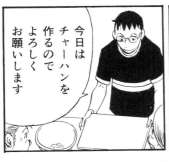

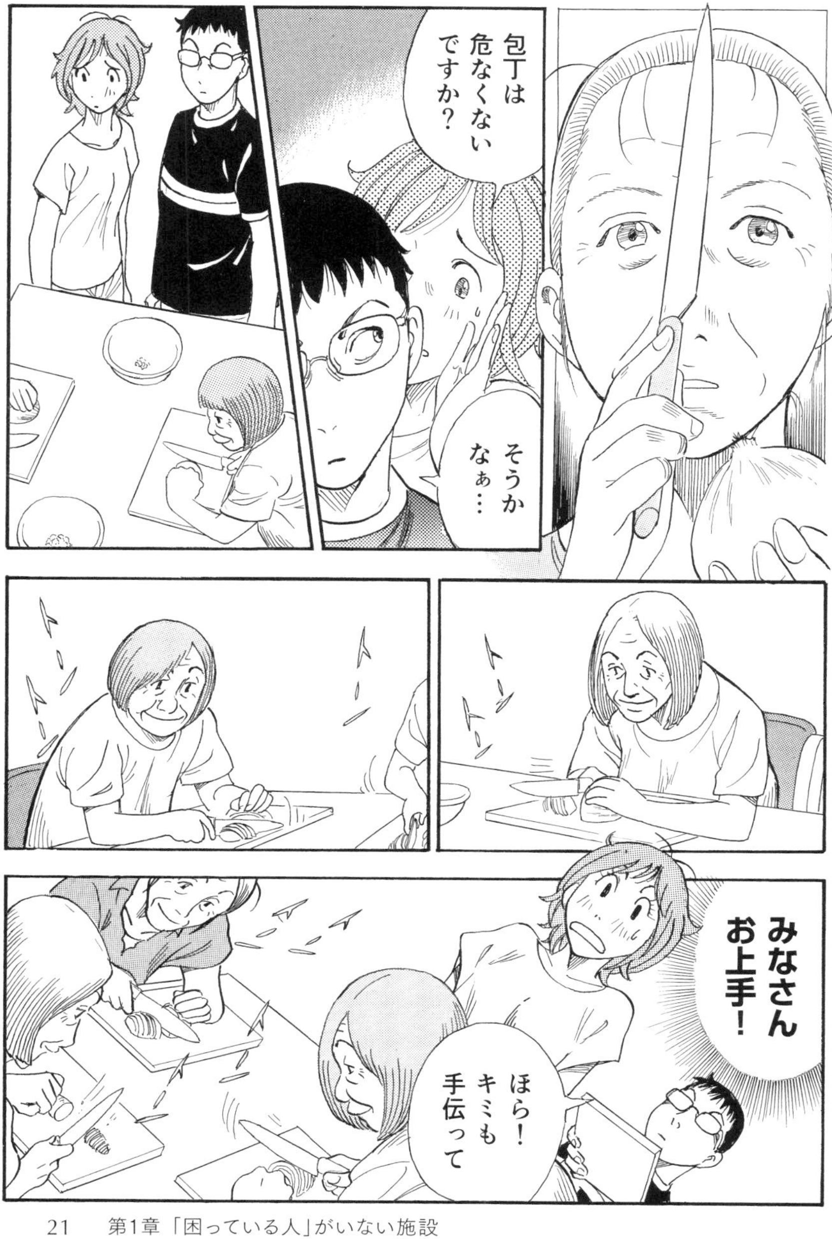
包丁は危なくないですか？
そうかなぁ…
みなさんお上手！
ほら！キミも手伝って

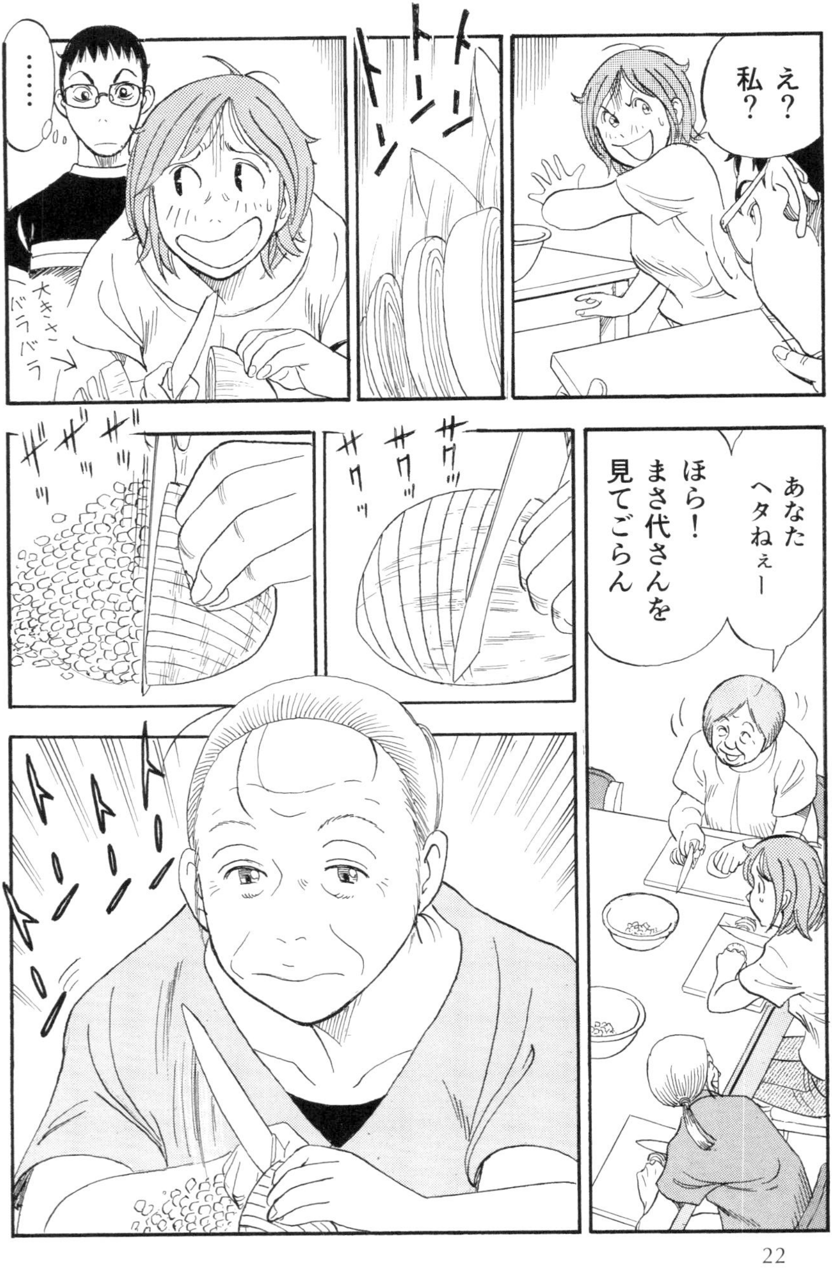
え？
私？
……
大きさバラバラ
あなた
ヘタねぇー
ほら！
まさ代さんを
見てごらん
サクッ
サクッ
サクッ
ザザザッ

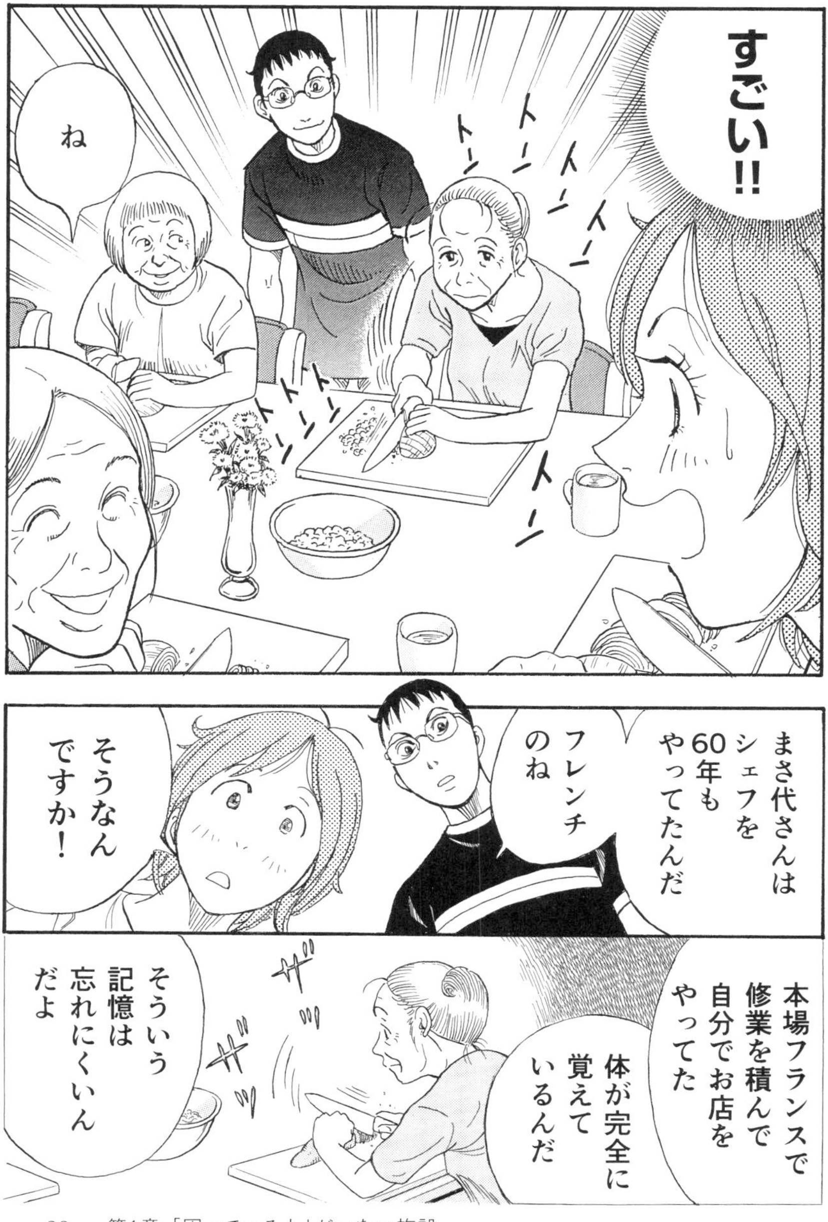
すごい!!
ね
まさ代さんはシェフを60年もやってたんだ
フレンチのね
そうなんですか！
本場フランスで修業を積んで自分でお店をやってた
体が完全に覚えているんだ
そういう記憶は忘れにくいんだよ

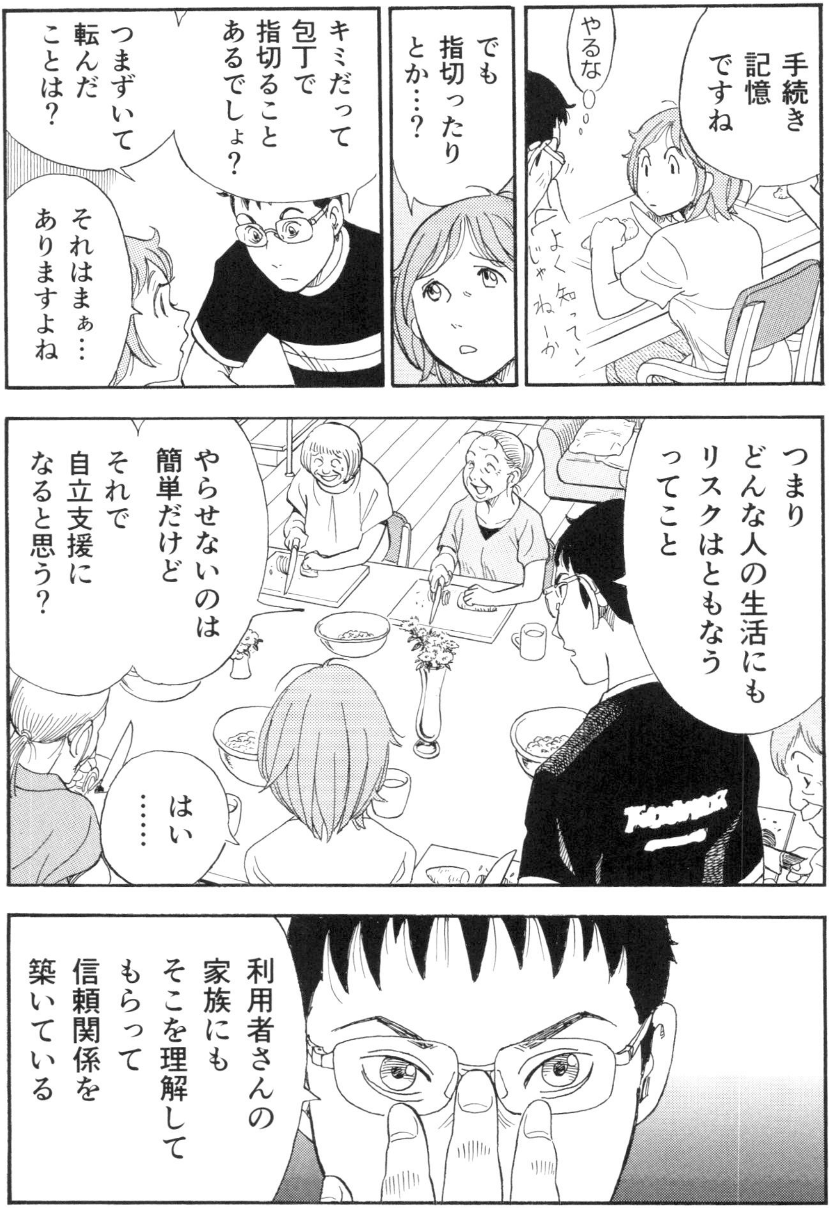
手続き
記憶
ですね
やるな
よく知ってんじゃねーか
でも
指切ったり
とか…？
キミだって
包丁で
指切ること
あるでしょ？
つまずいて
転んだ
ことは？
それはまぁ…
ありますよね
つまり
どんな人の生活にも
リスクはともなう
ってこと
やらせないのは
簡単だけど
それで
自立支援に
なると思う？
はい
……
利用者さんの
家族にも
そこを理解して
もらって
信頼関係を
築いている

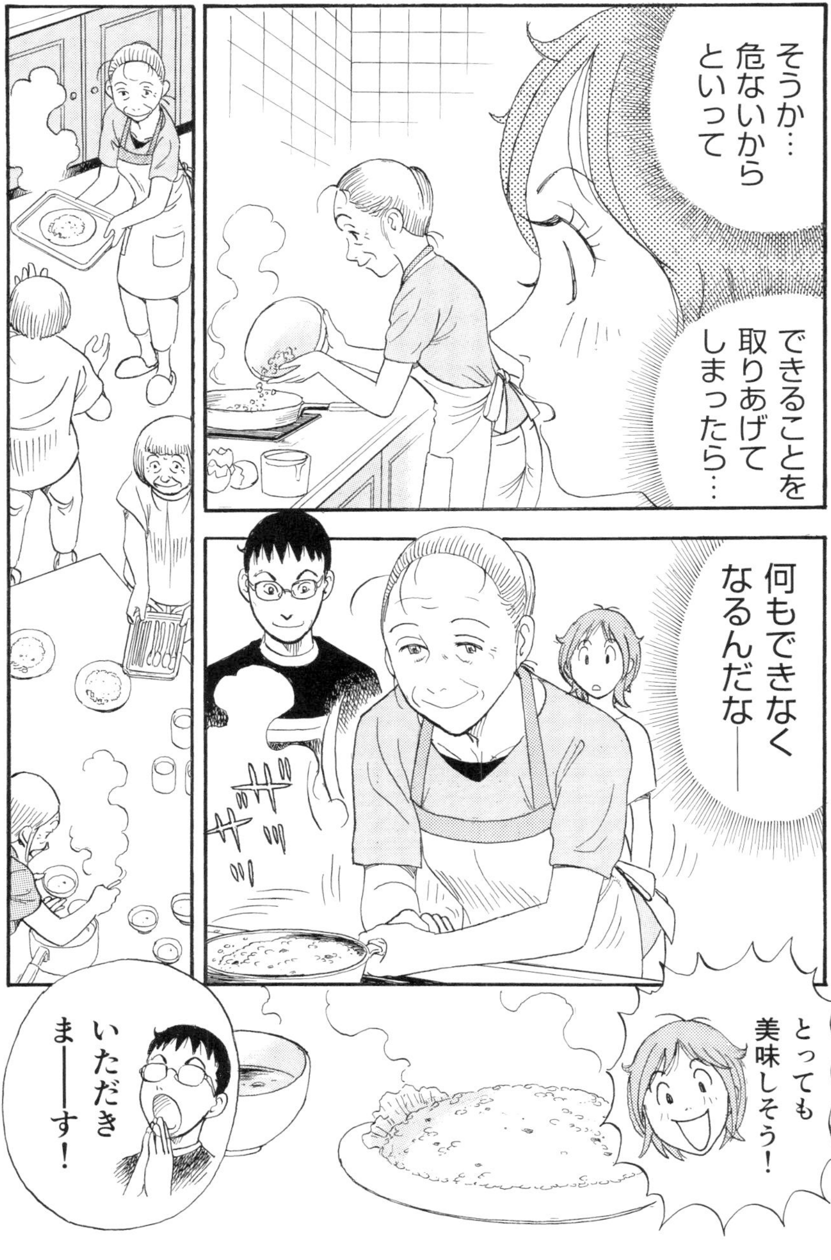
そうか…
危ないから
といって
できることを
取りあげて
しまったら…
何もできなく
なるんだな――
とっても
美味しそう!
いただき
ま――す!

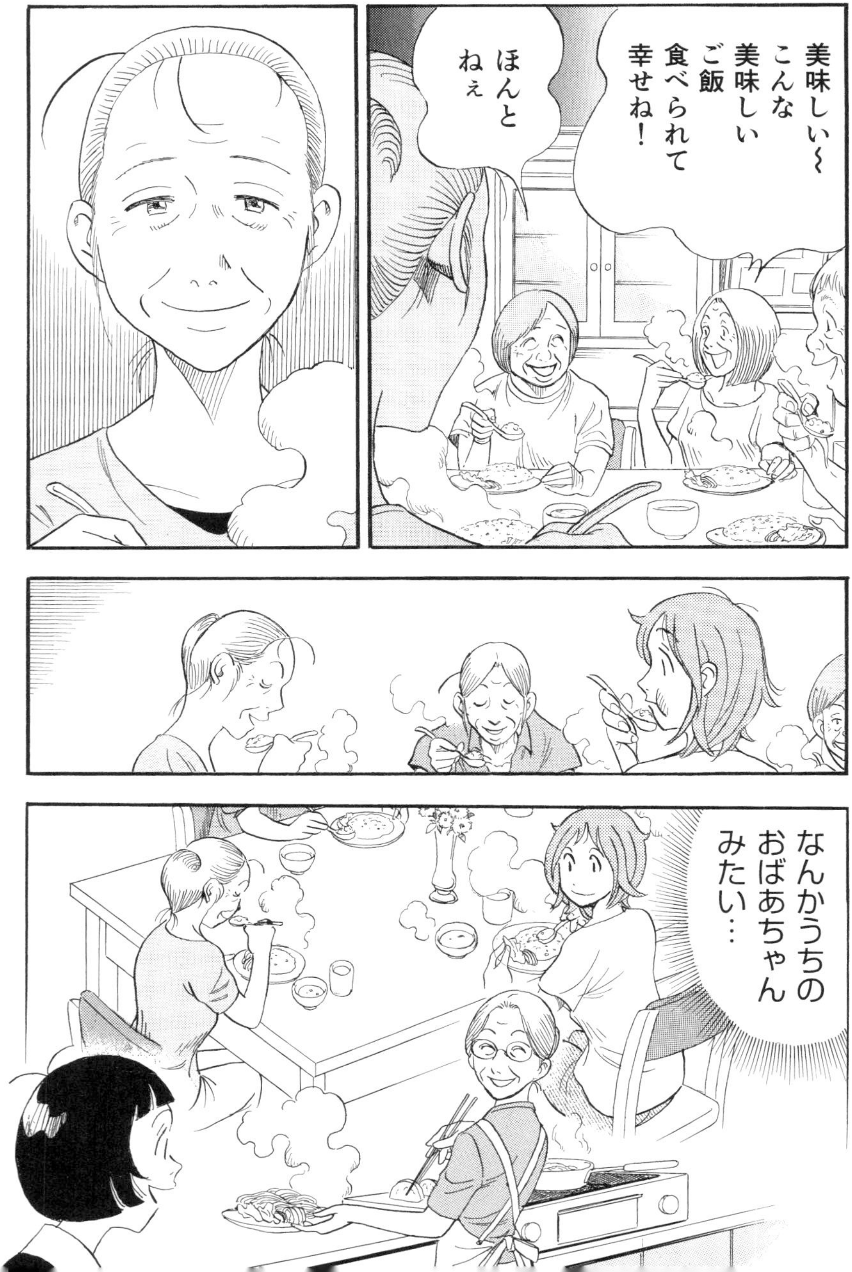
美味しい〜こんな美味しいご飯食べられて幸せね！
ほんとねぇ
なんかうちのおばあちゃんみたい…

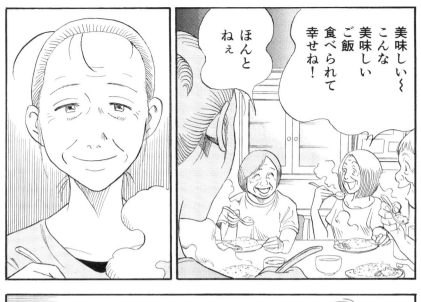

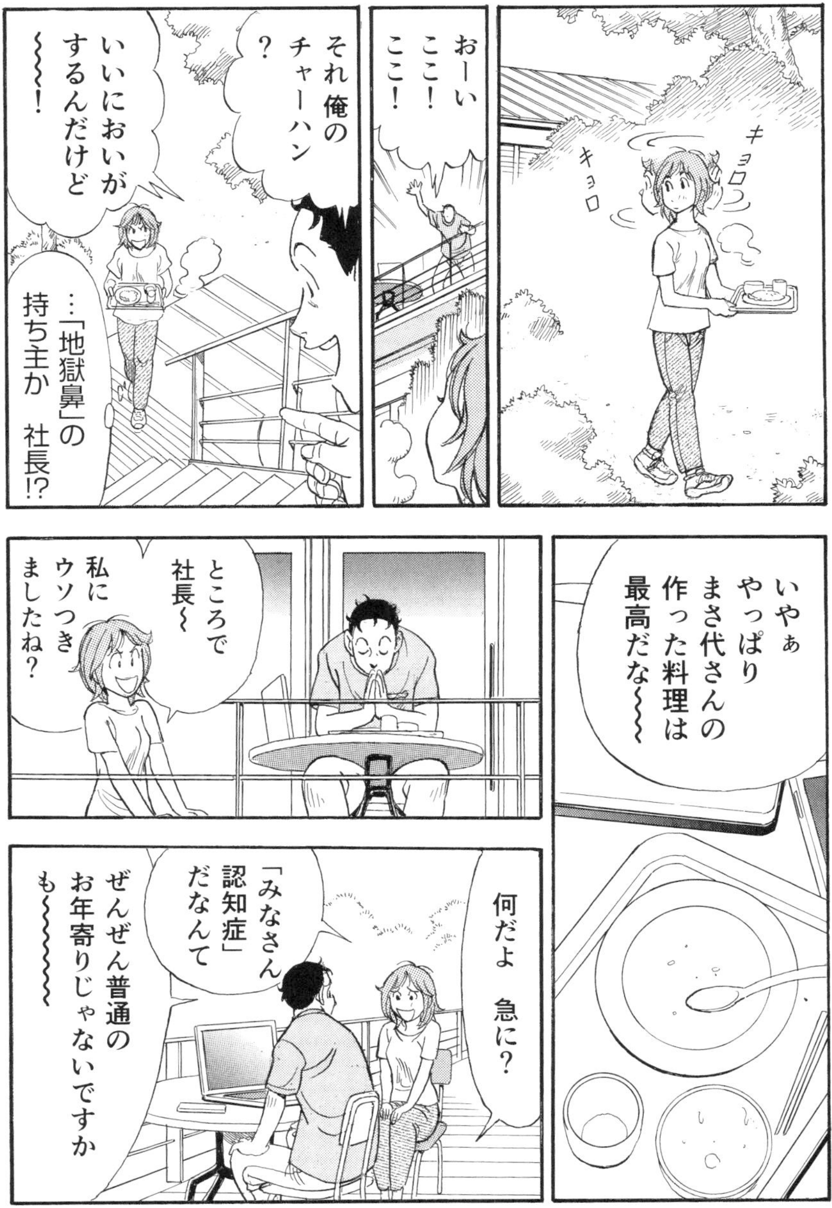
キョロ
キョロ
おーい ここ! ここ!
それ俺のチャーハン?
いいにおいがするんだけど〜〜〜!
…「地獄鼻」の持ち主か 社長!?
いやぁ やっぱりまさ代さんの作った料理は最高だな〜〜〜
ところで社長〜
私にウソつきましたね?
何だよ 急に?
「みなさん認知症」だなんて
ぜんぜん普通のお年寄りじゃないですかも〜〜〜〜〜

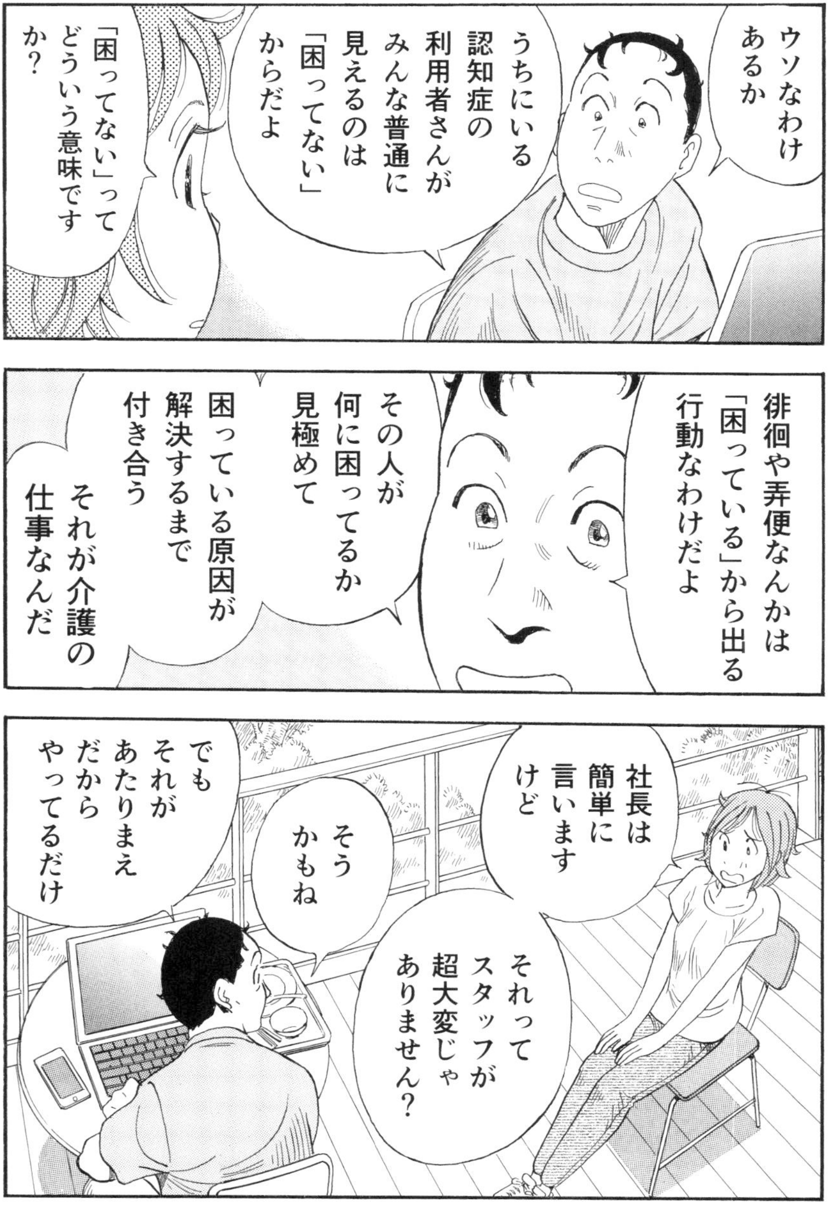
ウソなわけあるか
うちにいる認知症の利用者さんがみんな普通に見えるのは「困ってない」からだよ
「困ってない」ってどういう意味ですか？
徘徊や弄便なんかは「困っている」から出る行動なわけだよ
その人が何に困ってるか見極めて
困っている原因が解決するまで付き合う
それが介護の仕事なんだ
社長は簡単に言いますけど
それってスタッフが超大変じゃありません？
そうかもね
でもそれがあたりまえだからやってるだけ

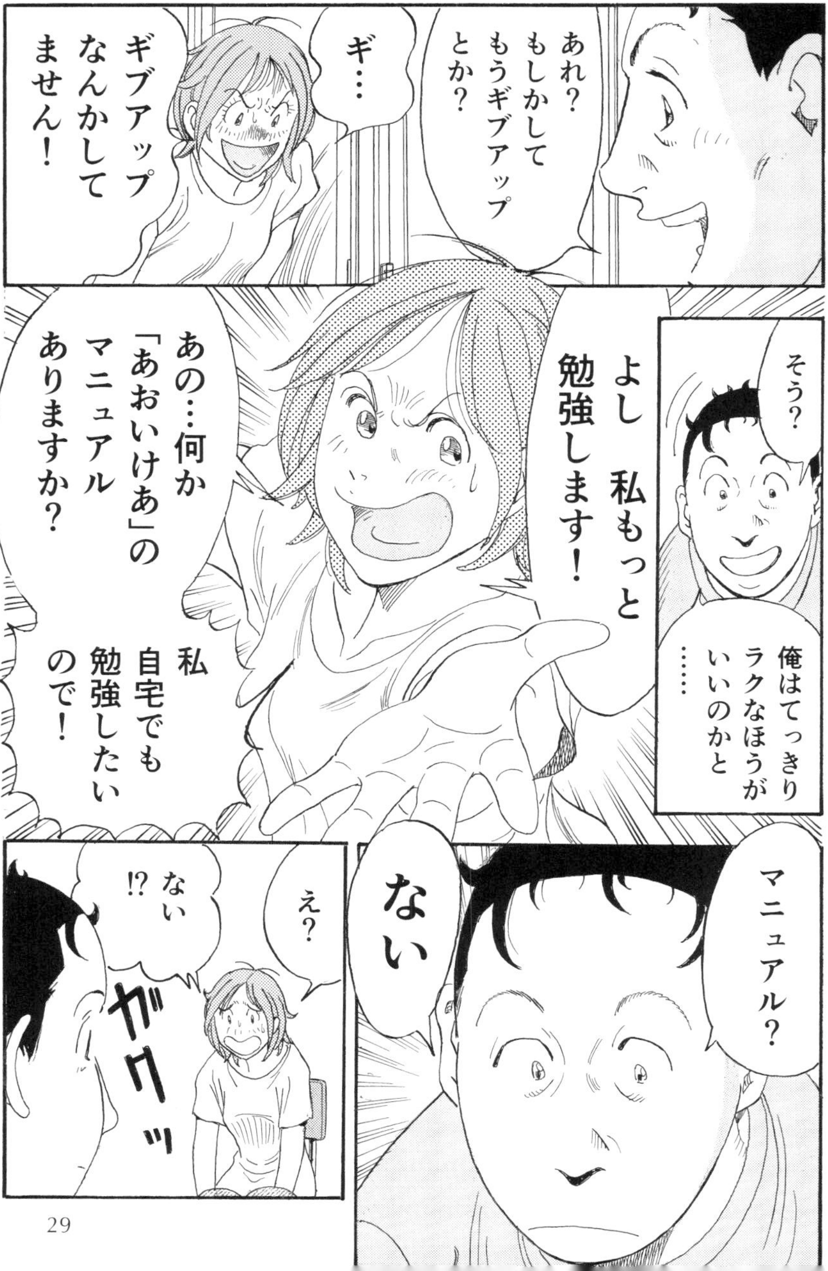
あれ？もしかしてもうギブアップとか？
ギ…
ギブアップなんかしてません！
そう？
俺はてっきりラクなほうがいいのかと
……
よし私もっと勉強します！
あの…何か「あおいけあ」のマニュアルありますか？
私自宅でも勉強したいので！
マニュアル？
ない
え？
ない!?
ガクッ

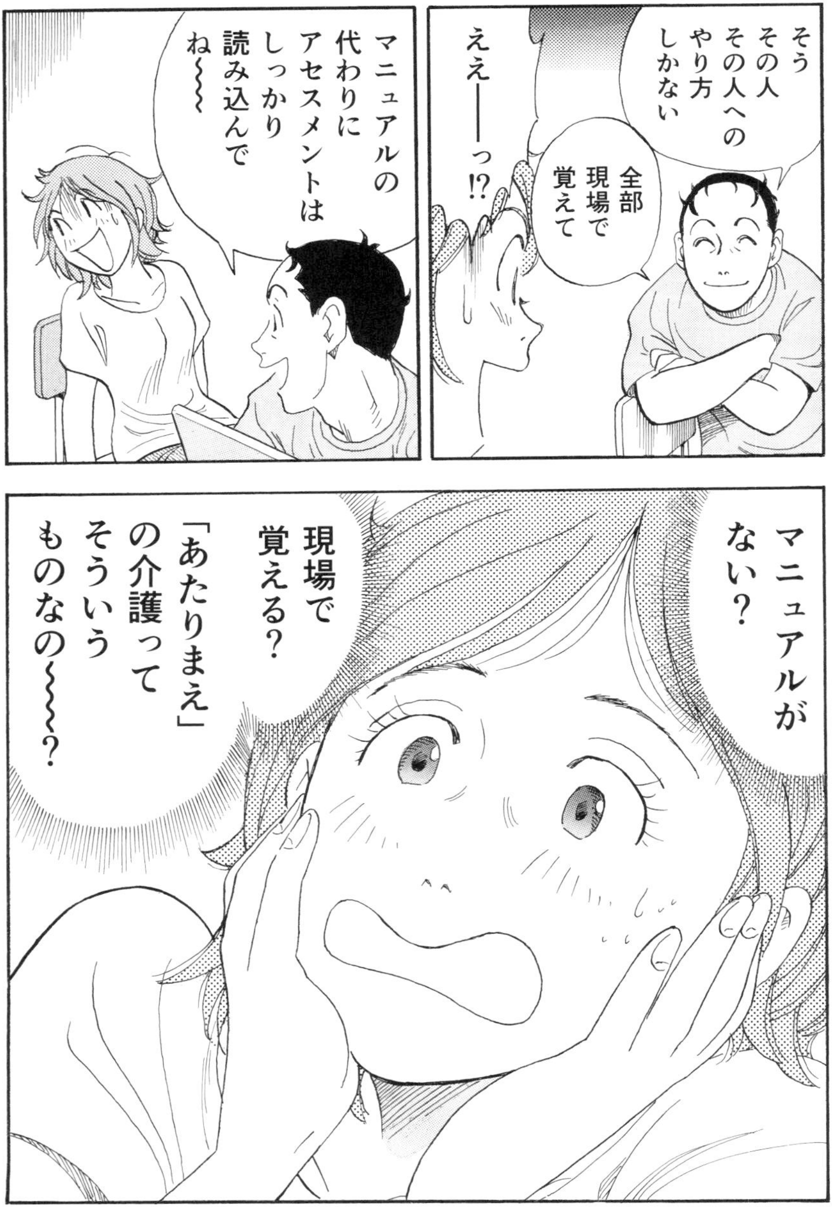
そう その人 その人への やり方 しかない
全部 現場で 覚えて
ええ――――っ!?
マニュアルの 代わりに アセスメントは しっかり 読み込んで ね～～～
マニュアルが ない？
現場で 覚える？ 「あたりまえ」の介護って そういう ものなの～～～？

まずは
「困らないですむ環境」づくりを

「『あおいけあ』には、認知症の利用者はいないんですね」
「要介護度の軽い人ばかりでいいですね。うちの施設は車イスや寝たきりばかりですよ」

見学に来た方から、たびたびこう言われます。マンガのなかで、多賀さんも同じようなことを言ってましたが……とんでもない。

「あおいけあ」には、いろんなじいちゃん・ばあちゃんたちが来てくれますが、多くの人に認知症があります。他の事業所にいられなくてここに来た方もたくさんいるんです。

では、なぜ、うちではお年寄りが穏やかに過ごし、意欲的に動いてくれるのか。それを明らかにするため、ここで認知症とは何だったか、ちょっと振り返ってみましょう。

まず「原因病（原因疾患）」によって脳が変質し、記憶障害などの「症状」が起こります。そこに本人の性格、環境や心理状態が影響して、徘徊や暴力などの「行動」が起こる――これが認知症だと考えられています（次ページの図を参照）。

難しく感じるかもしれませんが、これはどの病気でも起こることです。

認知症とは何か

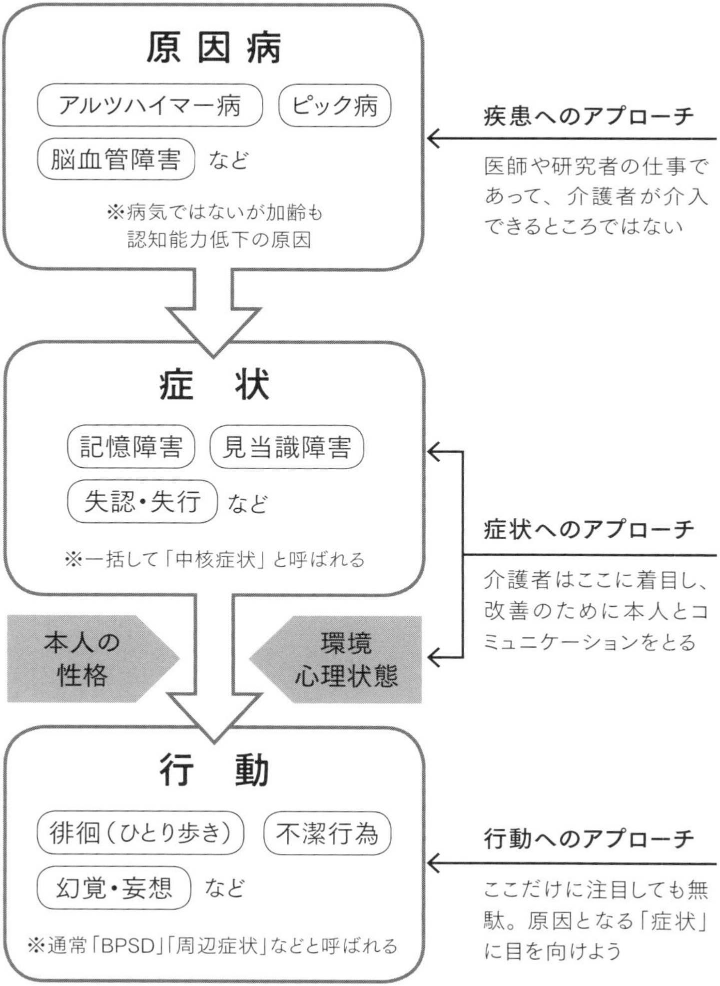
原因病
アルツハイマー病
ピック病
脳血管障害
など
※病気ではないが加齢も
認知能力低下の原因
疾患へのアプローチ
医師や研究者の仕事で
あって、介護者が介入
できるところではない
症状
記憶障害
見当識障害
失認・失行
など
※一括して「中核症状」と呼ばれる
症状へのアプローチ
介護者はここに着目し、
改善のために本人とコ
ミュニケーションをとる
本人の
性格
環境
心理状態
行動
徘徊（ひとり歩き）
不潔行為
幻覚・妄想
など
※通常「BPSD」「周辺症状」などと呼ばれる
行動へのアプローチ
ここだけに注目しても無
駄。原因となる「症状」
に目を向けよう

たとえば、誰でも腹痛を経験したことがあるでしょう。原因病がハッキリしないことも多いはずです。でも私たちは、痛みという「症状」で困る。だから顔をしかめる、お腹をおさえてかがみこむ……といった「行動」をします。このとき「症状」がなくなれば、私たちは困らなくなりますよね。困らなくなれば「行動」も起こさなくてすむでしょう。

認知症でも同じような発想をすればいいんです。認知症の「原因病」のほとんどは、医師でも治せません。一方、「行動」に目を向けると「カギをかけて出られなくする」「薬でおとなしくしてもらう」といった、よくない発想に陥ってしまいます。

だから、「症状」に目を向ける必要があります。より具体的には、症状に影響して行動を引き起こす「環境」「心理状態」にアプローチします。つまり、

・お年寄りが症状で困らない「環境」を、先手を打って整えておく

・お年寄りが困っていても、コミュニケーションをとって「心理状態」を安定させる

こうした配慮で、**症状が出ない（もしくは、出ても目立たない）ようにすれば、困らないので行動も起こらなくなる**はずです。

たとえば、マンガで出てきた床の白線は、トイレに行きたいお年寄りが困らない「環境づくり」の一例でした。こんなふうに、困らないように先回りして行うケアを、私は「プロアクティブ・アプローチケア」と呼んでいます。

一人称の視点で自分のことのように考えよう

では、お年寄りが困らない環境は、どうしたらできるのでしょう？

何よりも **〝自分だったらどうか〟という「一人称」の視点で考える**ことが大事です。

「おじいちゃんがデイサービスに行ってくれない」「利用者が施設に来たがらない」――こう嘆く家族や介護職はめずらしくありません。

デイなどの送迎車には、「社会福祉法人○○苑」「××デイサービス」と大書されていることが多いと思います。そんなワンボックスカーで自宅までお迎え……、あなたは「カッコ悪くて恥ずかしい」と感じませんか？　私だったらそんな車、乗りたいとは思いません。

認知症のお年寄りはよく「帰宅願望」が出る、と言われます。でも、お年寄りが悪いからそうなるのでしょうか。

たとえば、デイに通うお年寄りは、一日のうち7時間ほどをそこで過ごすことになります。あるデイには、街中のカフェで見かけるような、木製の堅い椅子ばかりが用意されていました。用事もない、居心地の悪い環境で、あなたは7時間、落ち着いて過ごせますか？

「お年寄りが何もしなくなった」――そんな悩みもよく聞きます。料理をしなくなった、デイでの活動に意欲的に取り組んでくれない、といった具合です。
でも、たとえばあなたは、高級ホテルのだだっ広い厨房に一人だけ放り込まれ、見慣れない道具に囲まれて、快く料理ができるでしょうか。勝手知ったる台所で、使い慣れた道具があってこそ「できる・やろう」と思えるのではありませんか？
お茶を淹れたくなる環境、茶碗を洗いたくなる台所、針仕事をしたくなる環境——そうした環境があるからこそ、意欲が出るわけです。**もしかしたらお年寄りは「やらない」のではなく、「ここではできない」と困っているのかもしれません。**
でも、私たちにお年寄りの気持ちはわかりません。推測するのがやっとです。推測しても的外れなら、怒られてしまうでしょう。
でも、自分の気持ちなら間違いなくわかります。だから「お年寄りはどう思うか」みたいな、他人事《ひとごと》のような「三人称」の視点より、より確実な一人称の視点がいいわけです。

環境が整っていること、それが人が動く条件

第1章は「あおいけあ」のグループホームが舞台でしたが、ここを建てるとき、私は「自分だったらどんな家で過ごしたいか」を真っ先に考えました。その結果、次のようにしたの

です。

・建築はログハウスメーカーに依頼し、内装は無垢の板で仕上げてもらいました。ぬくもりを感じる素材に囲まれていると、脳の「視床下部」と呼ばれる部位から、セロトニンやオキシトシンなど気持ちが安定する〝幸せホルモン〟が分泌されるからです。

・人は、そのときどきの気分に合わせてリラックスします。ソファでぐでっとするときもあれば、床にぺたんと座ることもあるでしょう。ですので、木製のダイニングチェアの他にソファも用意し、床にも座れる場所を設けました。

・特別な厨房や福祉用具だらけの風呂場には抵抗を感じます。「普通の調理器具が揃った、ごく普通の台所」「最低限の福祉用具だけを揃えた家庭浴槽」をしつらえました。

わざわざこう書くと、何か特別なことをしたように見えるかもしれません。確かに建物は、若い頃からログハウスに思い入れのあった私の理想が反映されています。でも、その他に特別なことはしていません。普通の台所、普通の風呂場です。にもかかわらず**お年寄りが動き、料理までしてくれるのは、困らない環境で心理状態が安定しているから**です。

困ってさえいなければ、認知症があっても「普通のお年寄り」です。普通のお年寄りとして、自分のことは自分でできるように支援する、それが本当の「自立支援」ではないでしょうか。だからこそ、何よりもまず「困らないですむ環境」が大事なのです。

第2章

「正解」を探す介護

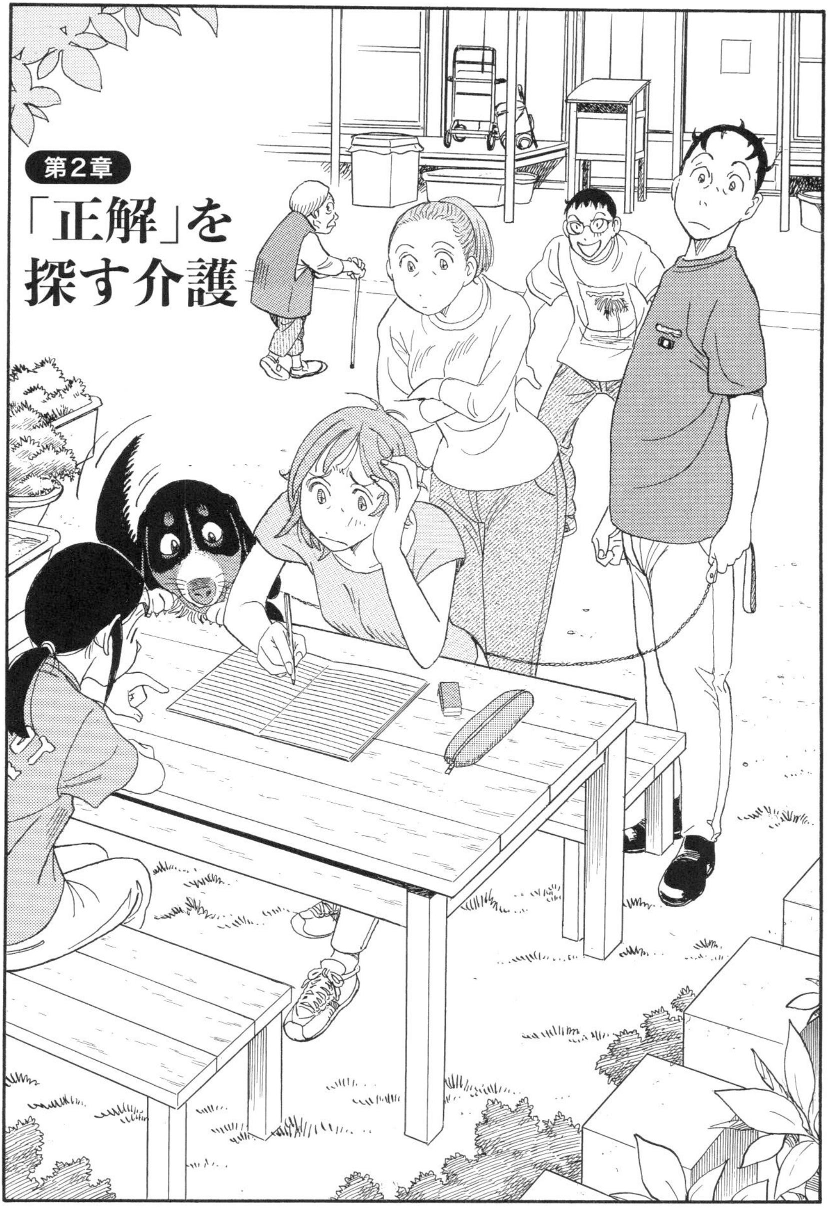

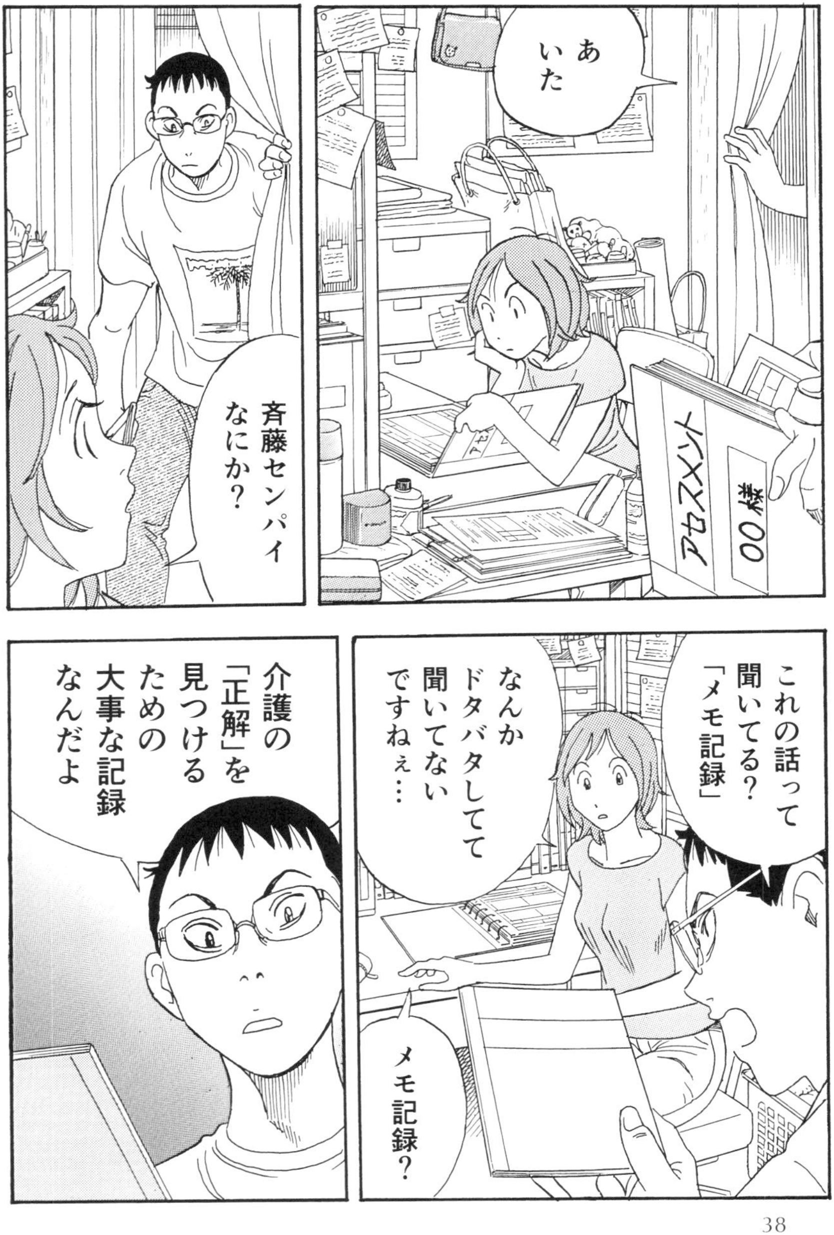
あ いた
アセスメント
○○様
斉藤センパイ なにか?
これの話って 聞いてる? 「メモ記録」
なんか ドタバタしてて 聞いてない ですねぇ…
メモ記録?
介護の「正解」を 見つける ための 大事な記録 なんだよ

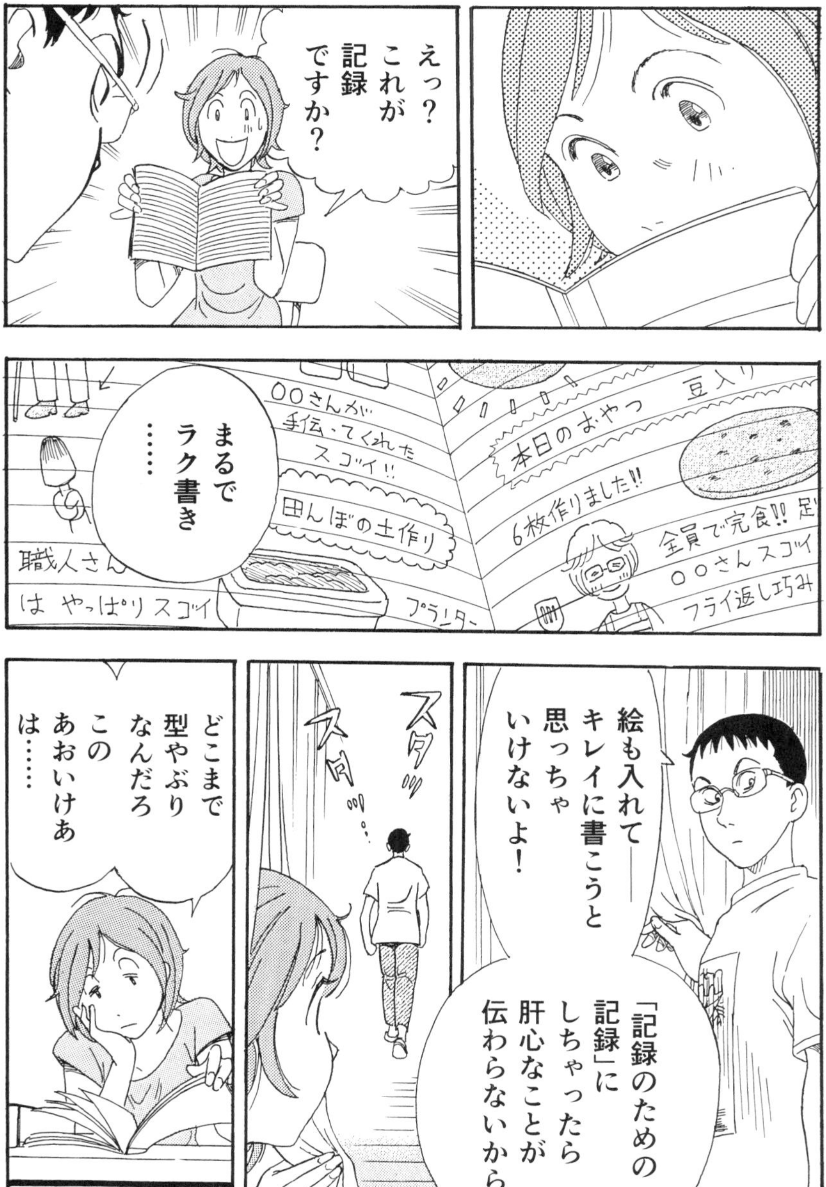
えっ？
これが
記録
ですか？
まるで
ラク書き
……
本日のおやつ　豆入り
6枚作りました!!
全員で完食!!
○○さん　スゴイ
フライ返し巧み
○○さんが
手伝ってくれた
スゴイ!!
田んぼの土作り
職人さん
はやっぱりスゴイ
プランター
絵も入れて
キレイに書こうと
思っちゃ
いけないよ！
「記録のための
記録」に
しちゃったら
肝心なことが
伝わらないから
スタ
スタ
どこまで
型やぶり
なんだろ
この
あおいけあ
は……

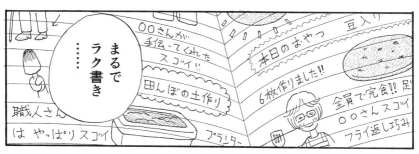

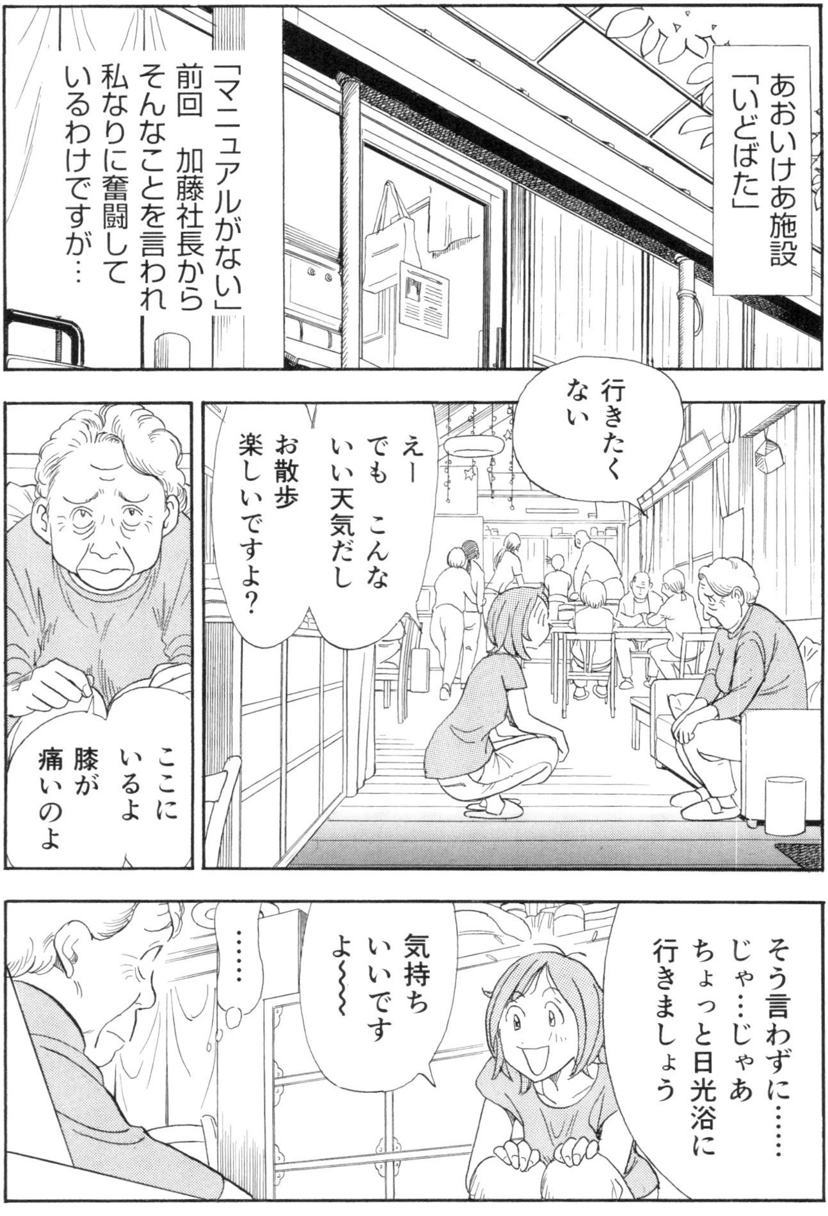
あおいけあ施設
「いどばた」
「マニュアルがない」
前回　加藤社長から
そんなことを言われ
私なりに奮闘して
いるわけですが…
行きたく
ない
えー
でも　こんな
いい天気だし
お散歩
楽しいですよ？
ここに
いるよ
膝が
痛いのよ
そう言わずに……
じゃ…じゃあ
ちょっと日光浴に
行きましょう
気持ち
いいです
よ〜〜
……

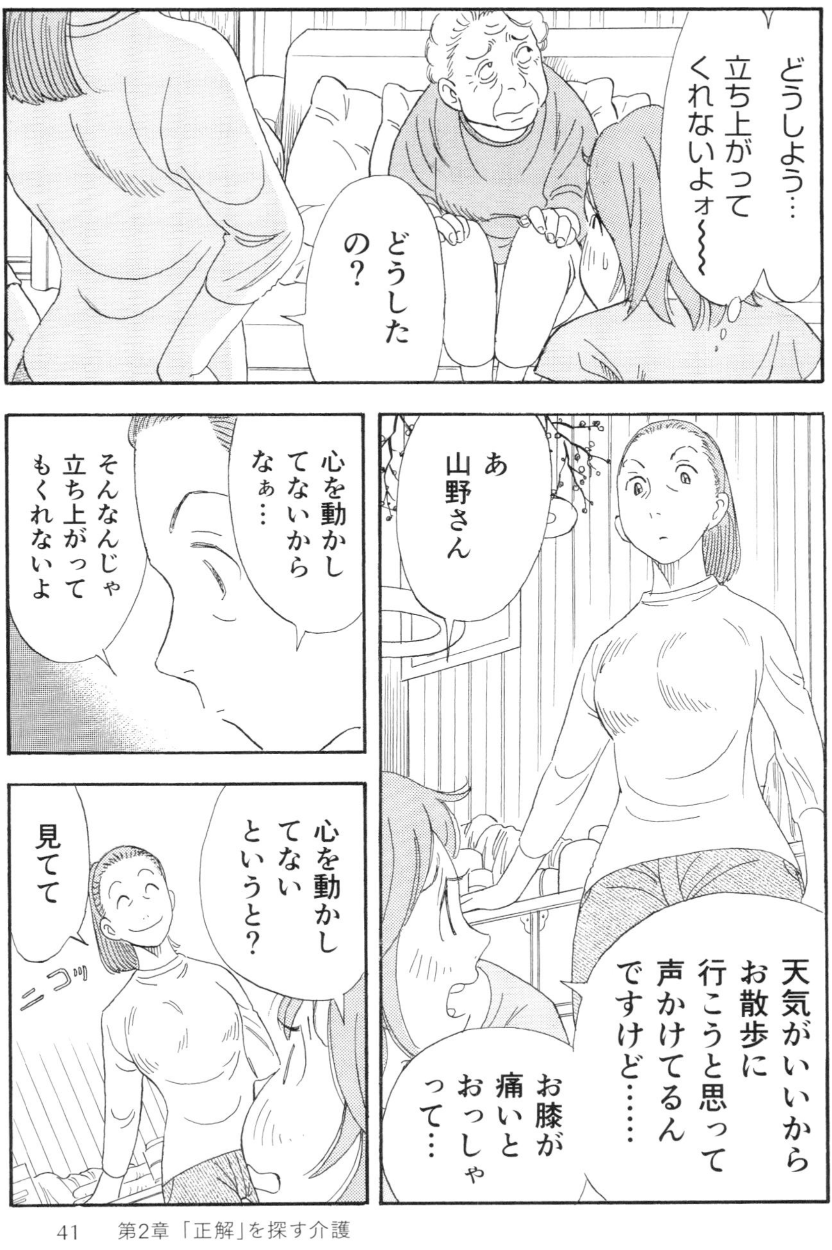
どうしよう…立ち上がってくれないよォ〜〜〜
どうしたの？
あ 山野さん
天気がいいから お散歩に行こうと思って 声かけてるんですけど……
お膝が痛いとおっしゃって…
心を動かしてないからなぁ…
そんなんじゃ立ち上がってもくれないよ
心を動かしてないというと？
見てて
ニコッ

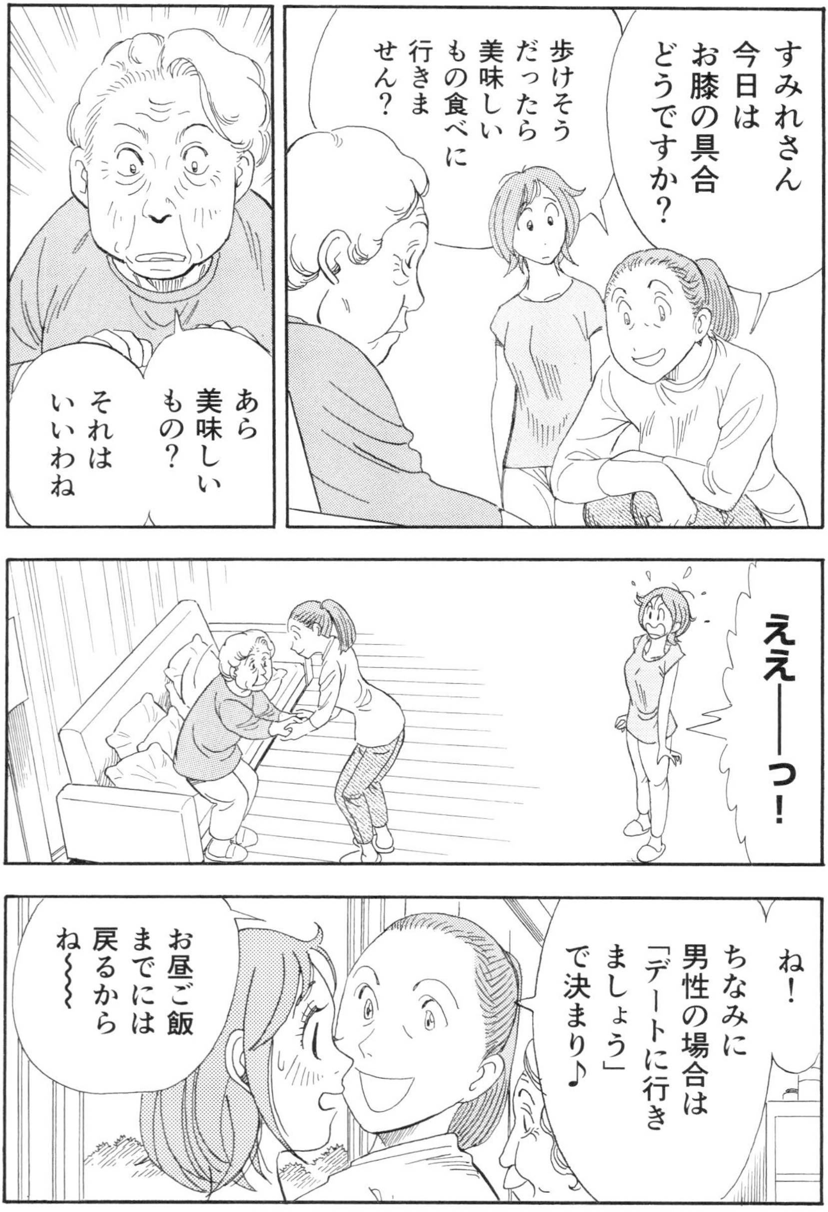
すみれさん今日はお膝の具合どうですか？
歩けそうだったら美味しいもの食べに行きません？
あら美味しいもの？それはいいわね
ええ——っ！
ね！ちなみに男性の場合は「デートに行きましょう」で決まり♪
お昼ご飯までには戻るからね〜〜〜

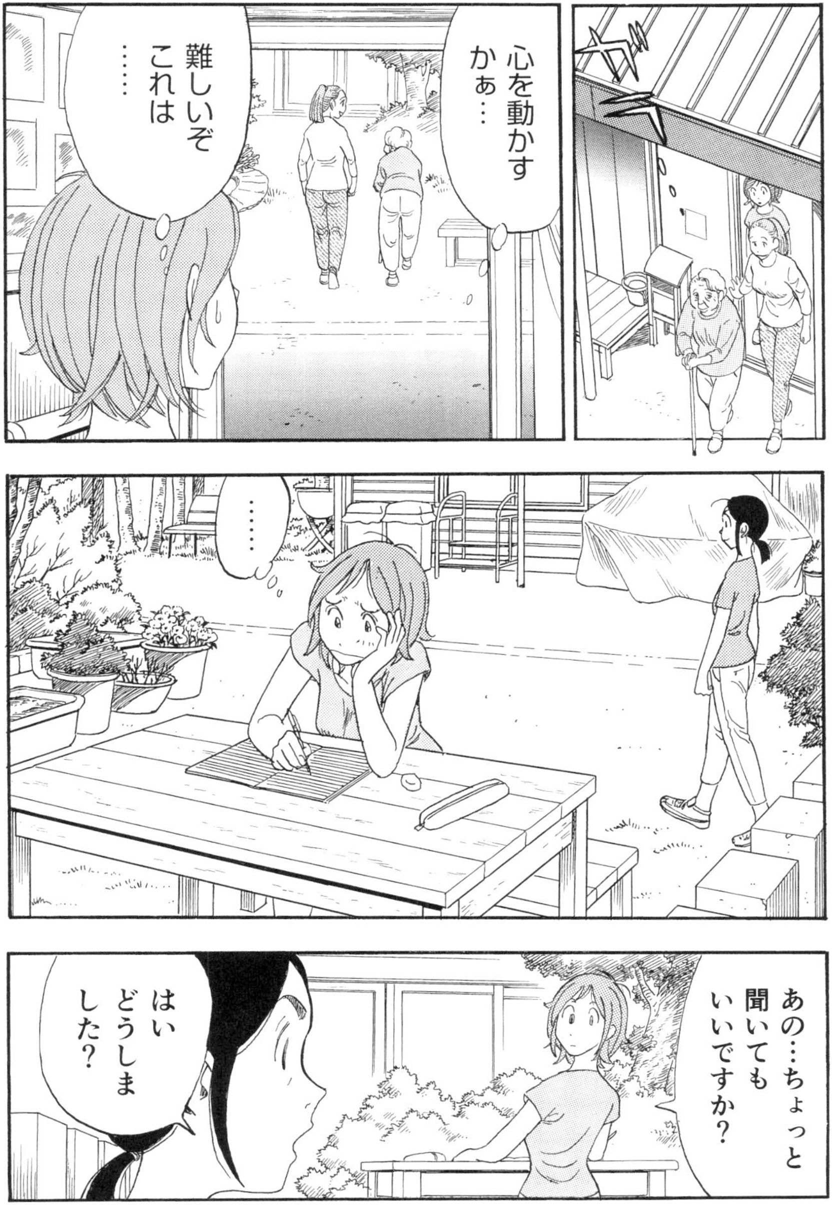
心を動かすかぁ…
難しいぞこれは……
……
あの…ちょっと聞いてもいいですか?
はいどうしました?

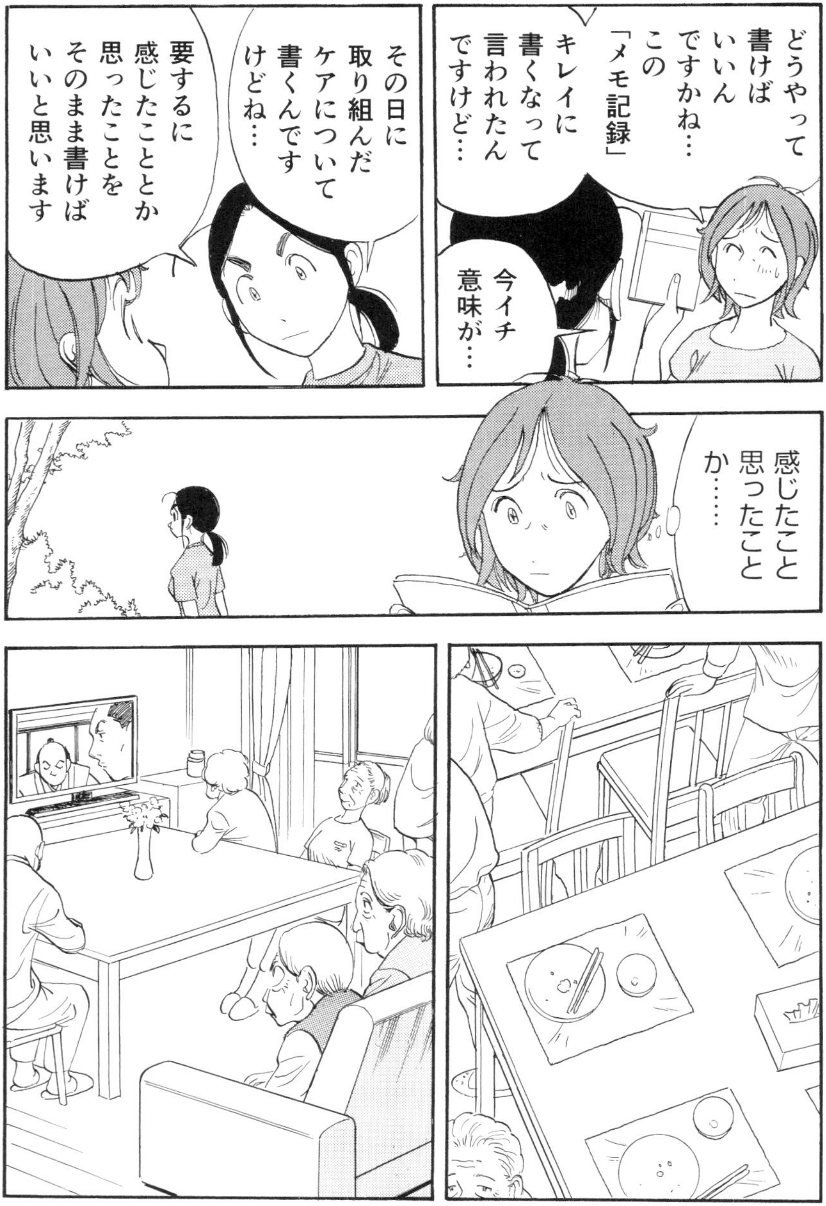
どうやって書けばいいんですかね…この「メモ記録」キレイに書くなって言われたんですけど…
今イチ意味が…
その日に取り組んだケアについて書くんですけどね…
要するに感じたこととか思ったことをそのまま書けばいいと思います
感じたこと思ったことか……

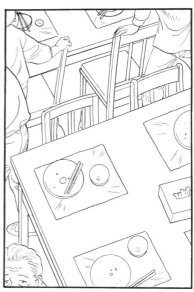

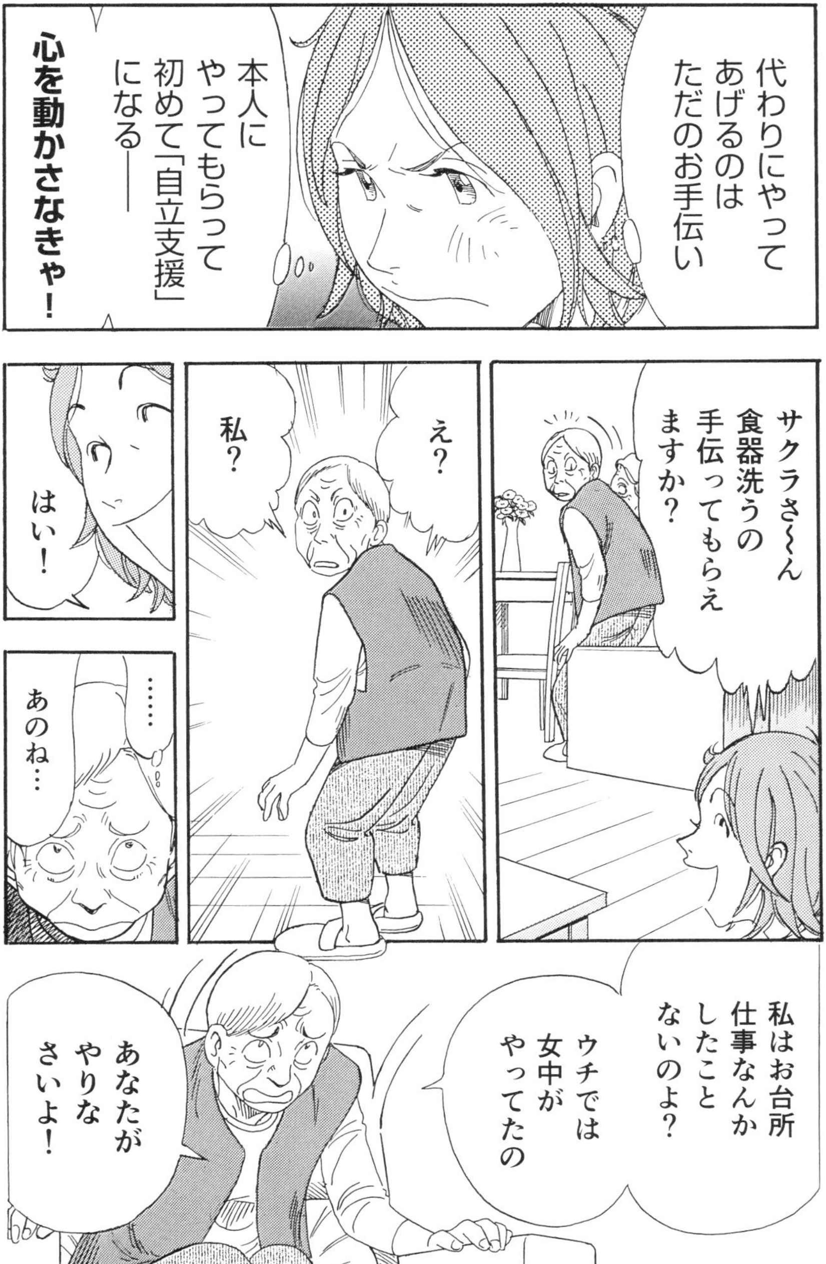
代わりにやって
あげるのは
ただのお手伝い
本人に
やってもらって
初めて「自立支援」
になる――
心を動かさなきゃ!
サクラさ~ん
食器洗うの
手伝ってもらえ
ますか?
え?
私?
はい!
……
あのね…
私はお台所
仕事なんか
したこと
ないのよ?
ウチでは
女中が
やってたの
あなたが
やりな
さいよ!

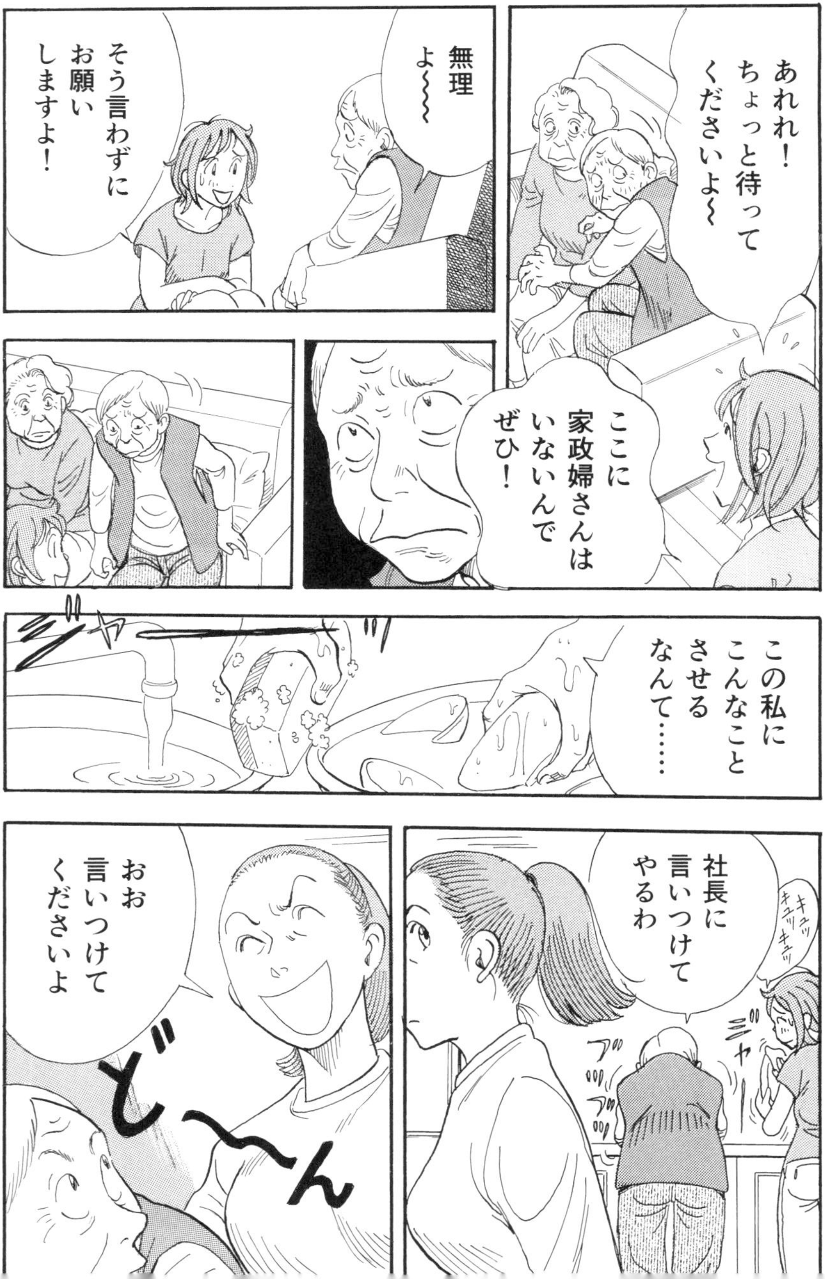
あれれ！ちょっと待ってくださいよ〜
無理よ〜〜〜
そう言わずにお願いしますよ！
ここに家政婦さんはいないんでぜひ！
ジャーーーッ
この私にこんなことさせるなんて……
社長に言いつけてやるわ
キュッキュッキュッ
ジャ
おお言いつけてくださいよ
ど〜〜ん

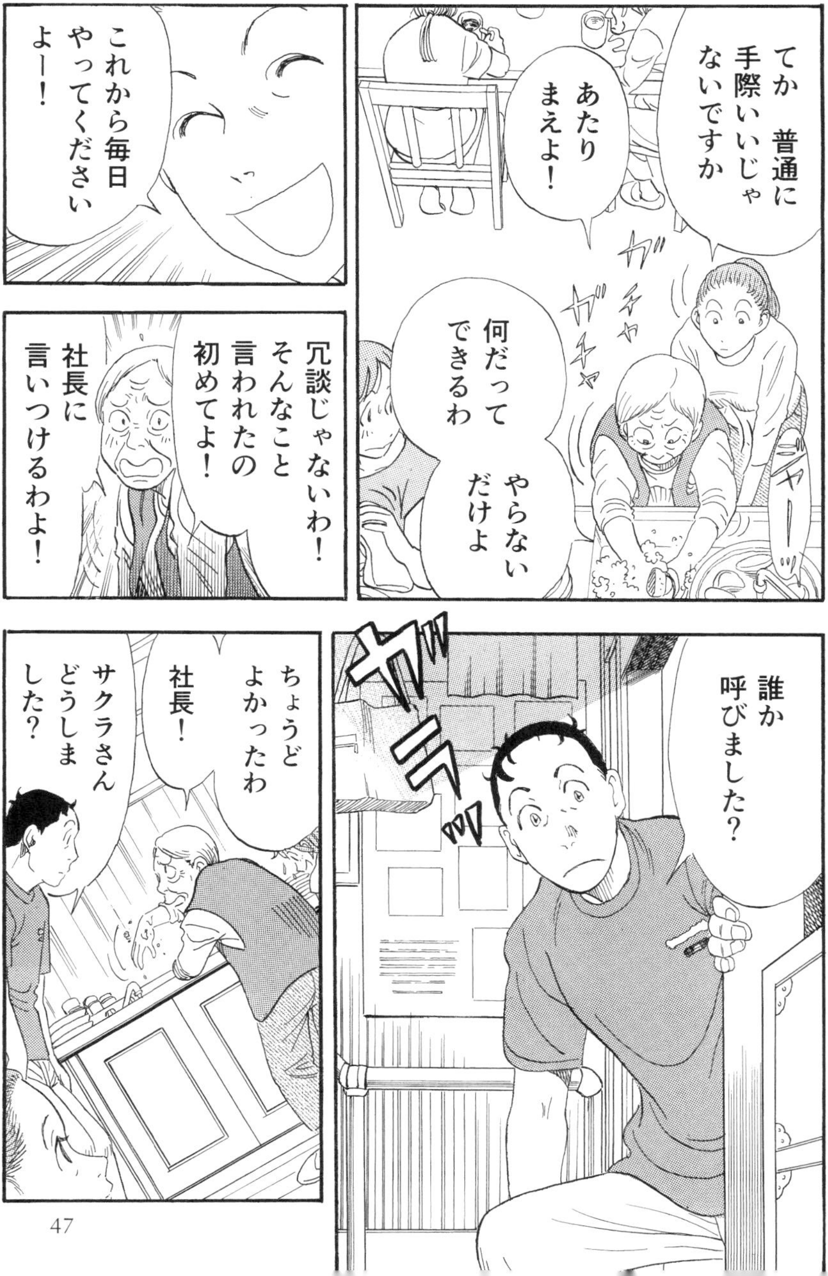
てか 普通に手際いいじゃないですか
あたりまえよ!
ガチャガチャ
何だってできるわ
やらないだけよ
ジャーー!
これから毎日やってくださいよー!
冗談じゃないわ! そんなこと言われたの初めてよ!
社長に言いつけるわよ!
ガラッ
誰か呼びました?
ちょうどよかったわ
社長!
サクラさんどうしました?

あのねー
この子
私に
食器洗い
させるのよ
えーー
そんなこと…
どんどん
お願い
しますよ！
もう！
みんなで
乗せるん
だから
みんな
上手いなぁ…
これが社長の言う
「現場で覚える」って
ことなのかな？

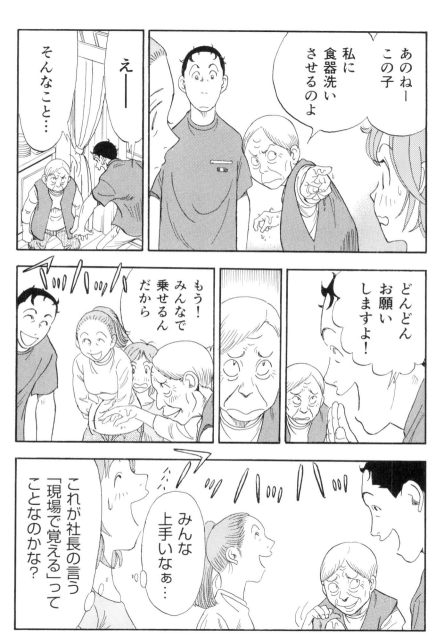

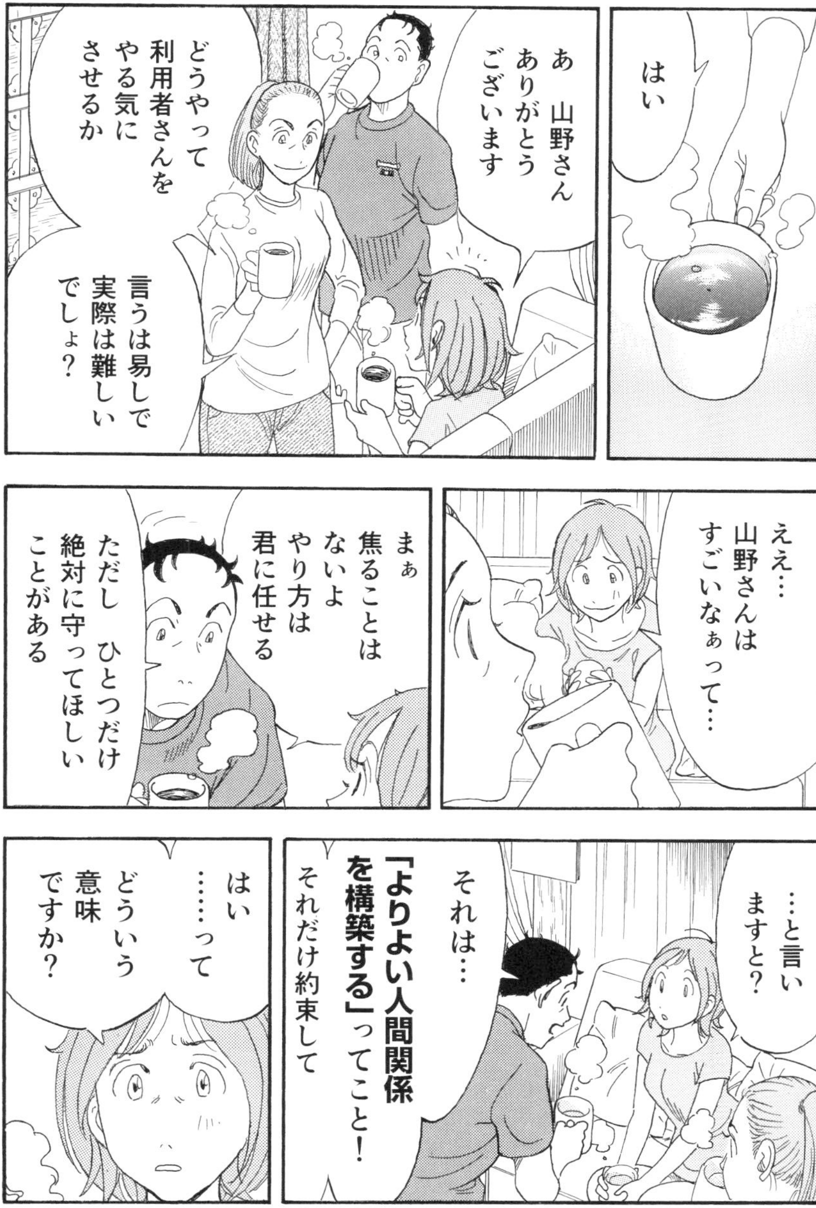
はい
あ　山野さん ありがとう ございます
どうやって 利用者さんを やる気に させるか
言うは易しで 実際は難しい でしょ？
ええ… 山野さんは すごいなぁって…
まぁ 焦ることは ないよ やり方は 君に任せる
ただし　ひとつだけ 絶対に守ってほしい ことがある
…と言い ますと？
それは…
「よりよい人間関係 を構築する」ってこと！
それだけ約束して
はい ……って どういう 意味 ですか？

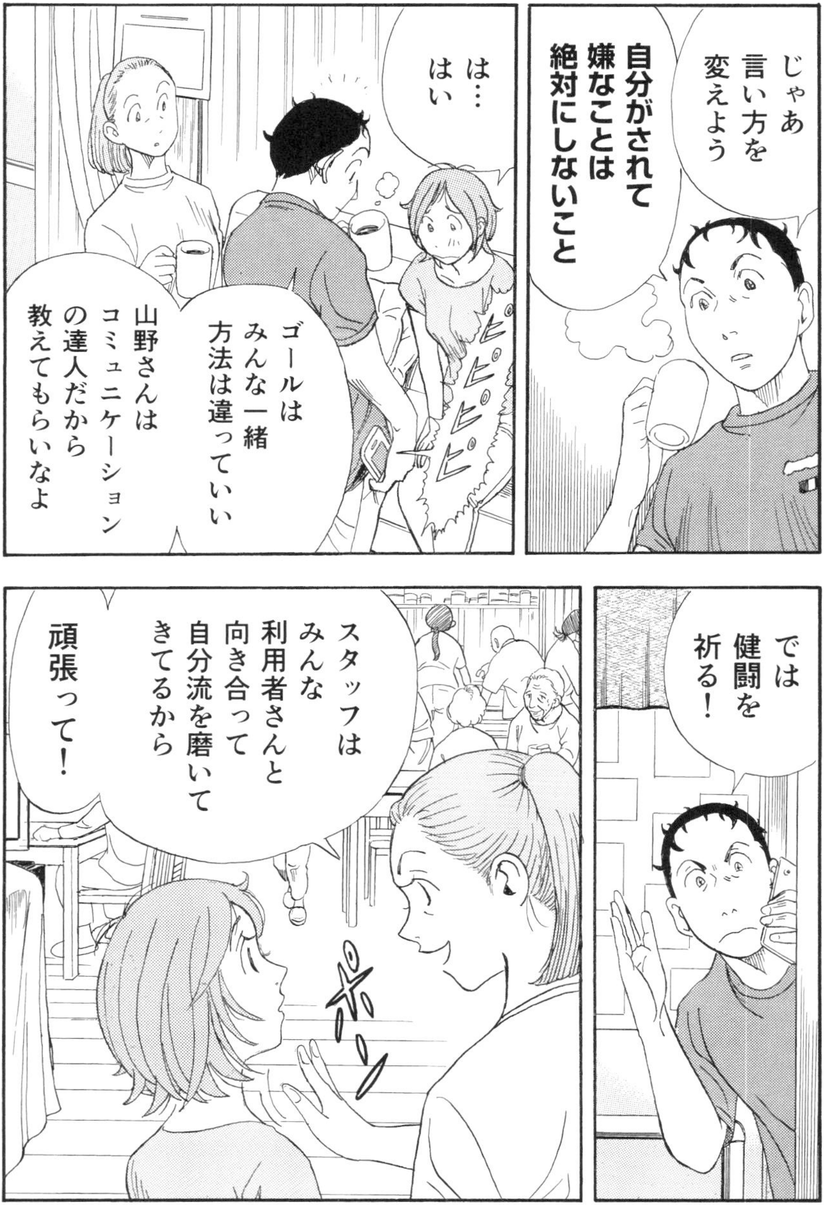

じゃあ言い方を変えよう
自分がされて嫌なことは絶対にしないこと
は…はい
ピピピピピ
ゴールはみんな一緒方法は違っていい
山野さんはコミュニケーションの達人だから教えてもらいなよ
では健闘を祈る！
スタッフはみんな利用者さんと向き合ってきてるから自分流を磨いてきてるから
頑張って！
ポーン

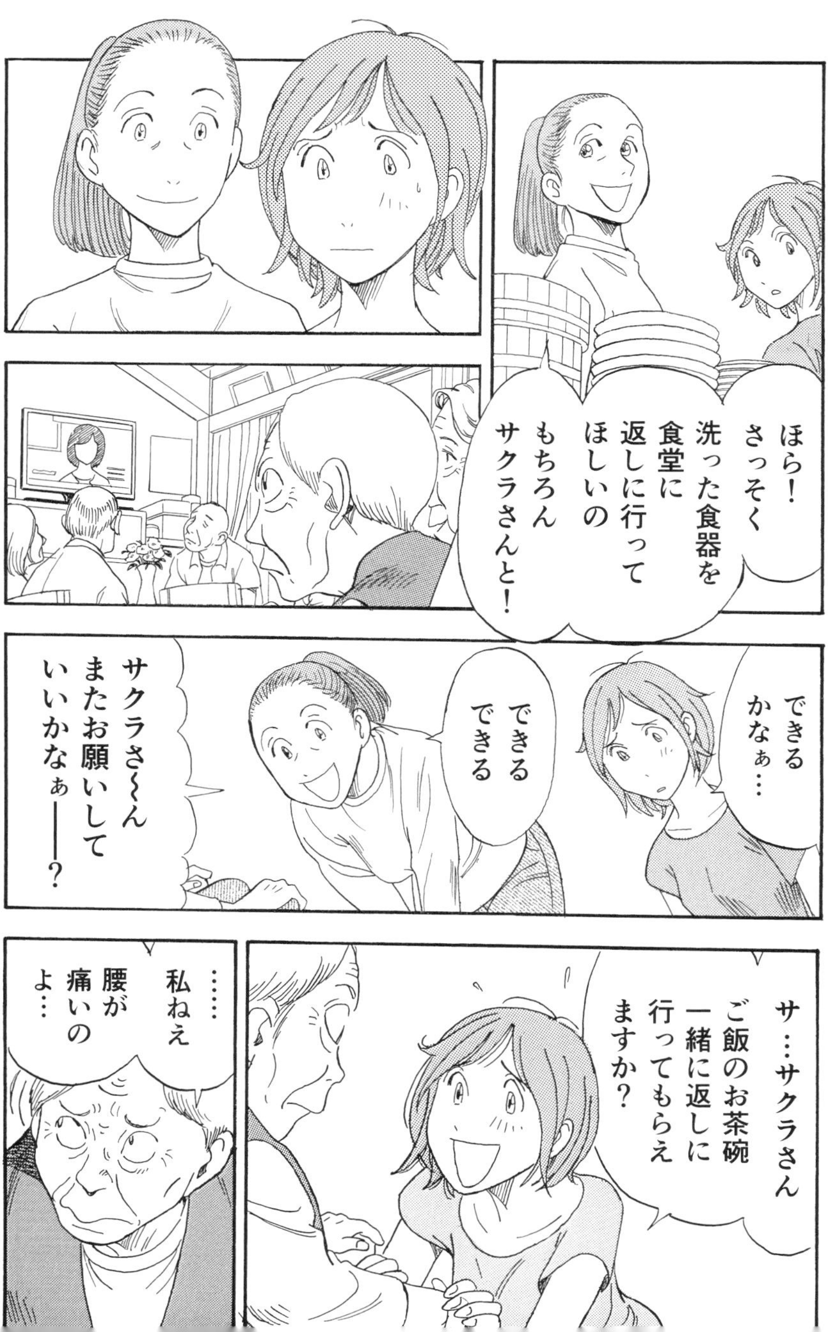
ほら！さっそく洗った食器を食堂に返しに行ってほしいのもちろんサクラさんと！
できるかなぁ…
できるできる
サクラさ〜んまたお願いしていいかなぁ——？
サ…サクラさんご飯のお茶碗一緒に返しに行ってもらえますか？
……私ねえ腰が痛いのよ…

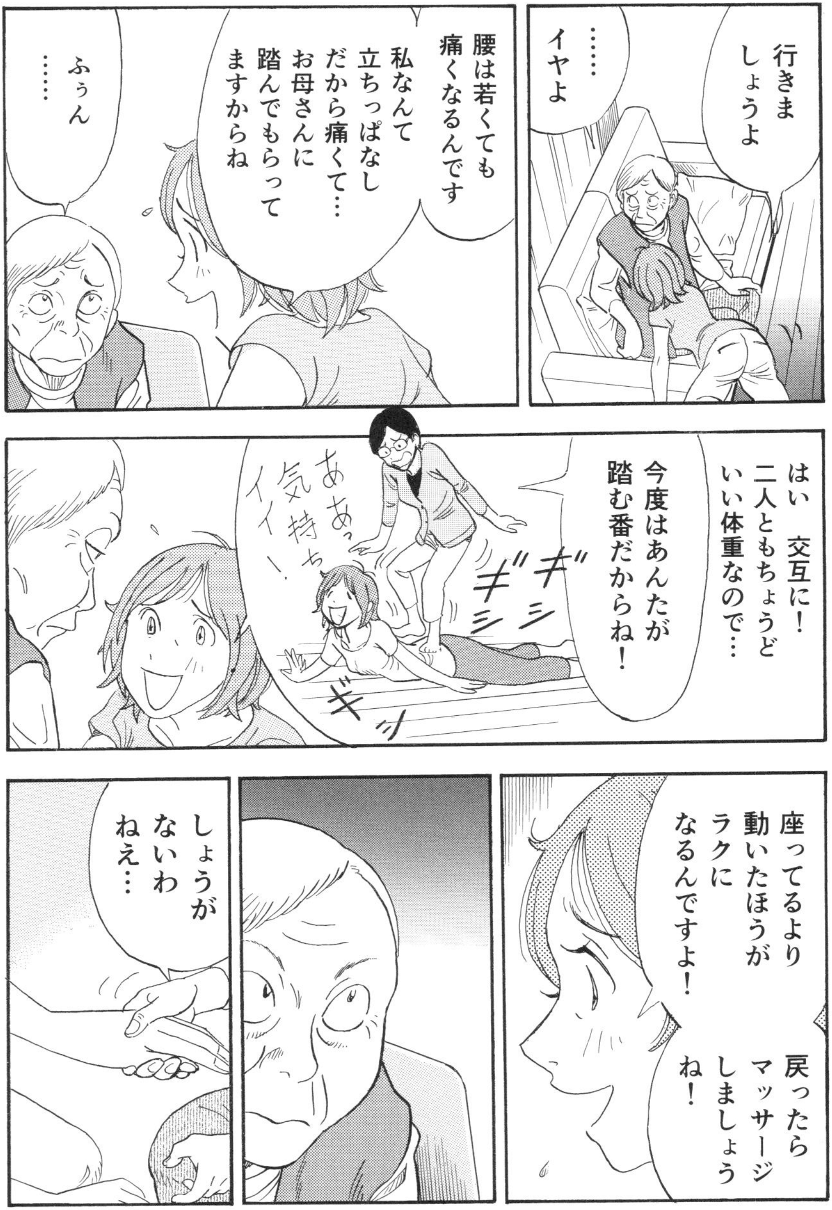

行きましょうよ
……イヤよ
腰は若くても痛くなるんです
私なんて立ちっぱなしだから痛くて…お母さんに踏んでもらってますからね
ふぅん……
はい　交互に！二人ともちょうどいい体重なので…
今度はあんたが踏む番だからね！
ギシ
ギシ
ギシ
ああっ気持ちイイ！
座ってるより動いたほうがラクになるんですよ！
戻ったらマッサージしましょうね！
しょうがないわねえ…

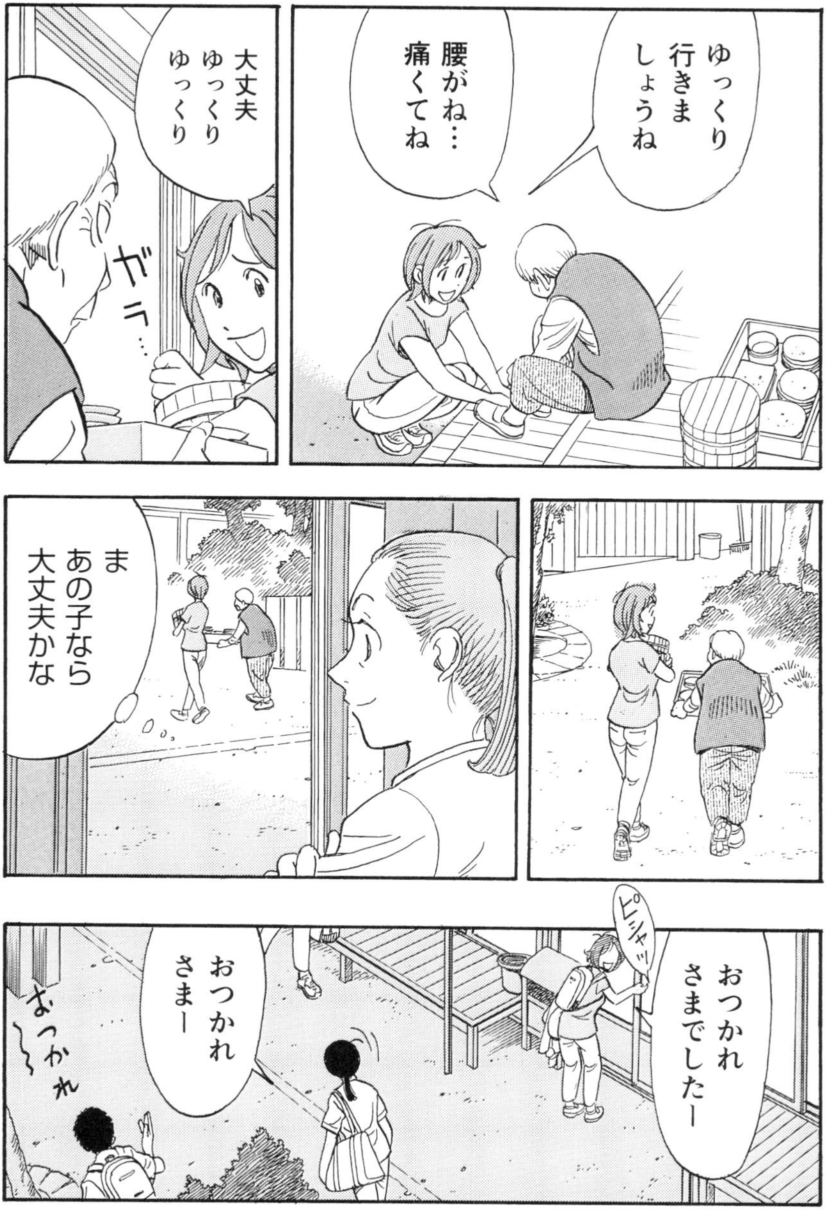
ゆっくり行きましょうね
腰がね…痛くてね
大丈夫ゆっくりゆっくり
ガラ…
まあの子なら大丈夫かな
ピシャッ
おつかれさまでしたー
おつかれさまー
おつかれ〜〜

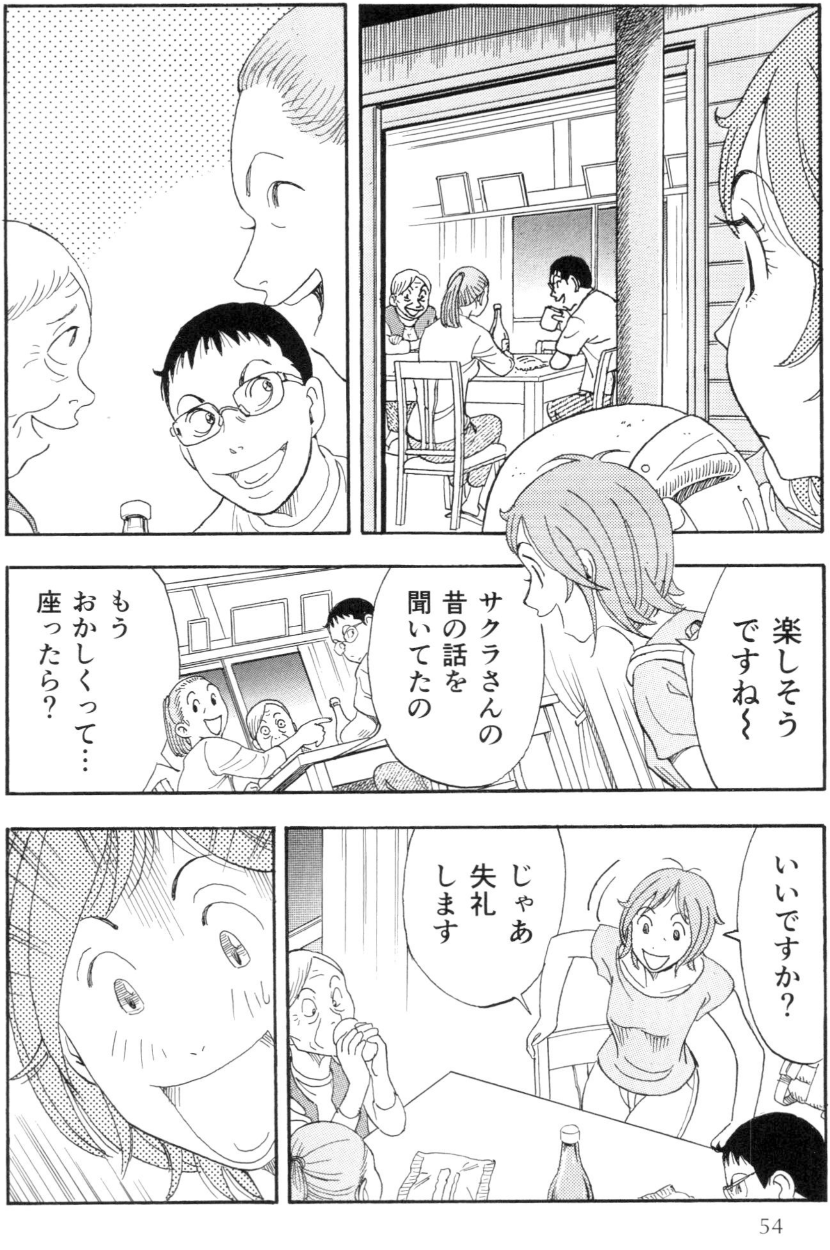
楽しそうですね〜
サクラさんの昔の話を聞いてたの
もうおかしくって…座ったら?
いいですか?
じゃあ失礼します

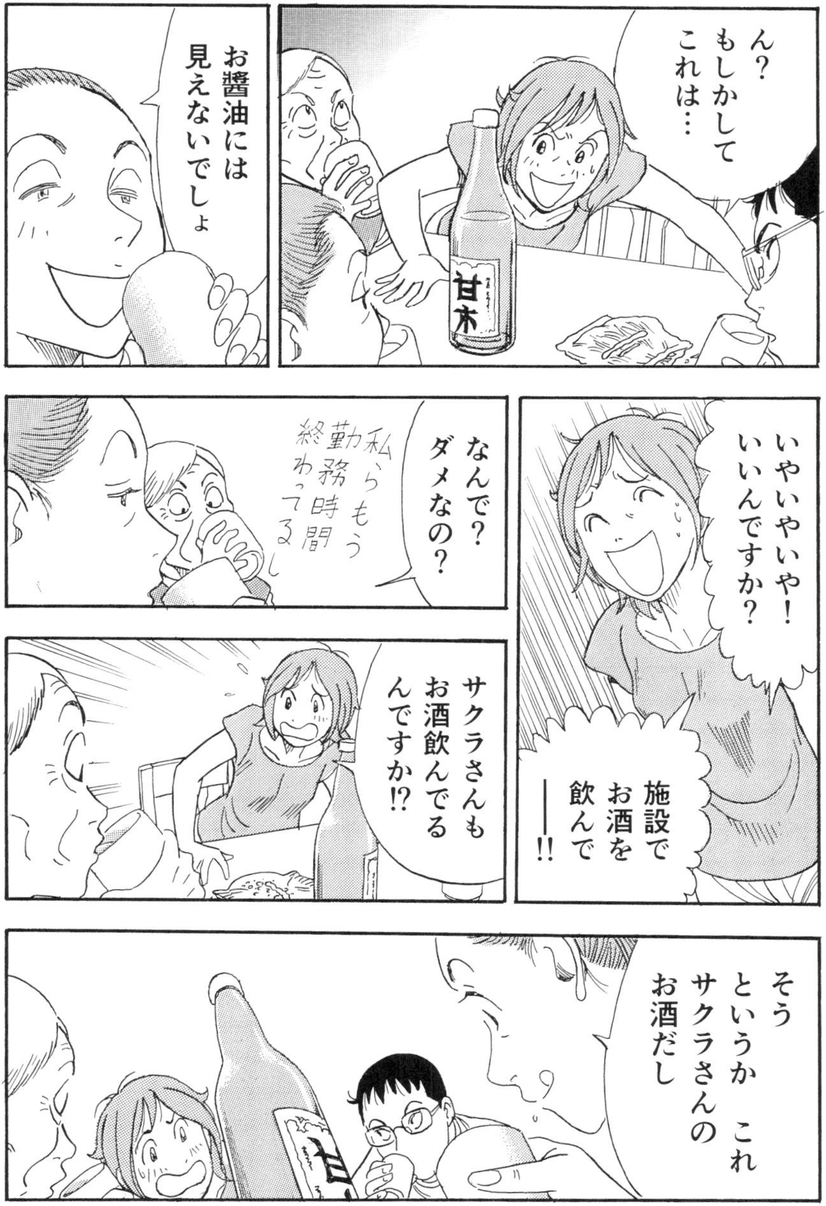
ん？
もしかして
これは…
お醤油には
見えないでしょ
甘木
いやいやいや！
いいんですか？
施設で
お酒を
飲んで
――!!
なんで？
ダメなの？
私らもう
勤務時間
終わってるし
サクラさんも
お酒飲んでる
んですか⁉
そう
というか　これ
サクラさんの
お酒だし

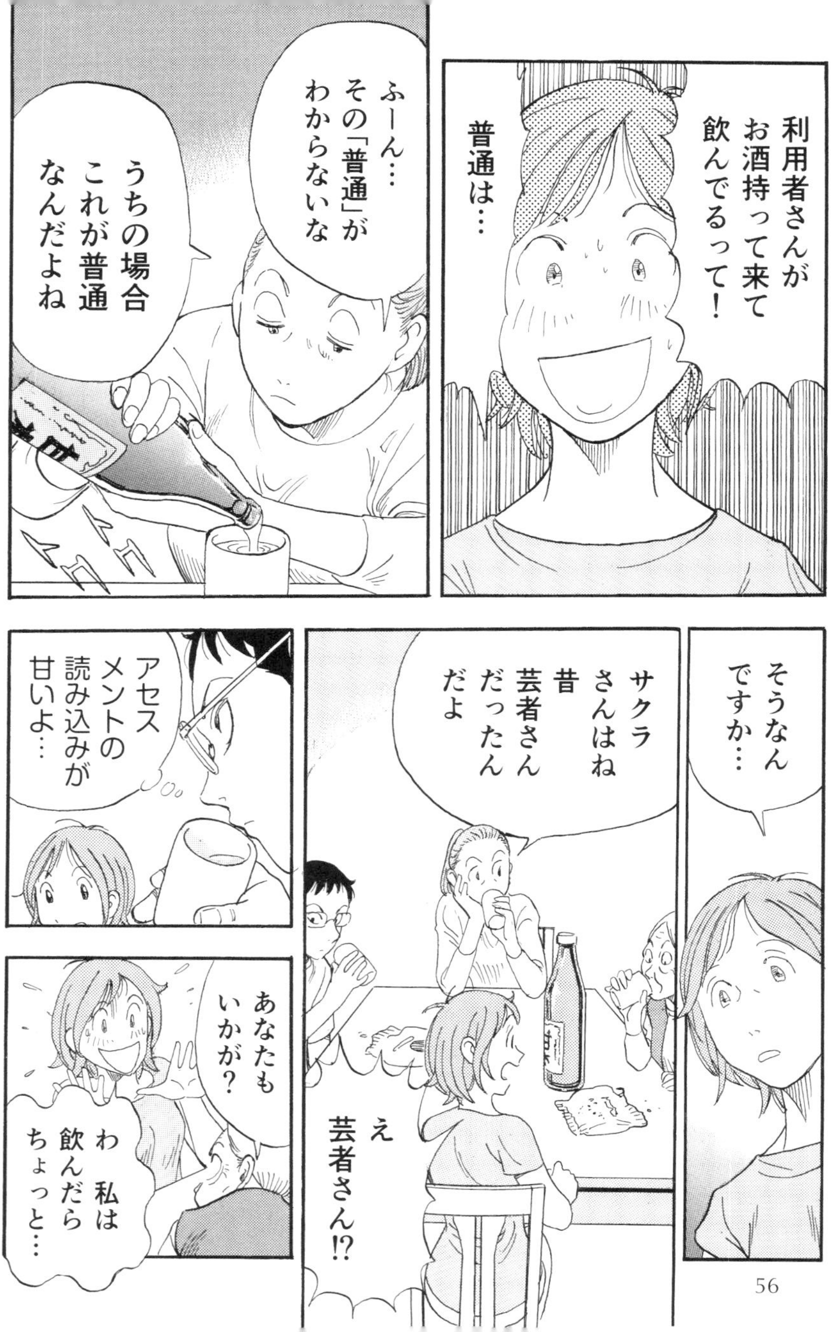
利用者さんがお酒持って来て飲んでるって！
普通は…
ふーん…その「普通」がわからないな
うちの場合これが普通なんだよね
そうなんですか…
サクラさんはね昔芸者さんだったんだよ
え 芸者さん!?
アセスメントの読み込みが甘いよ…
あなたもいかが？
わ 私は飲んだらちょっと…

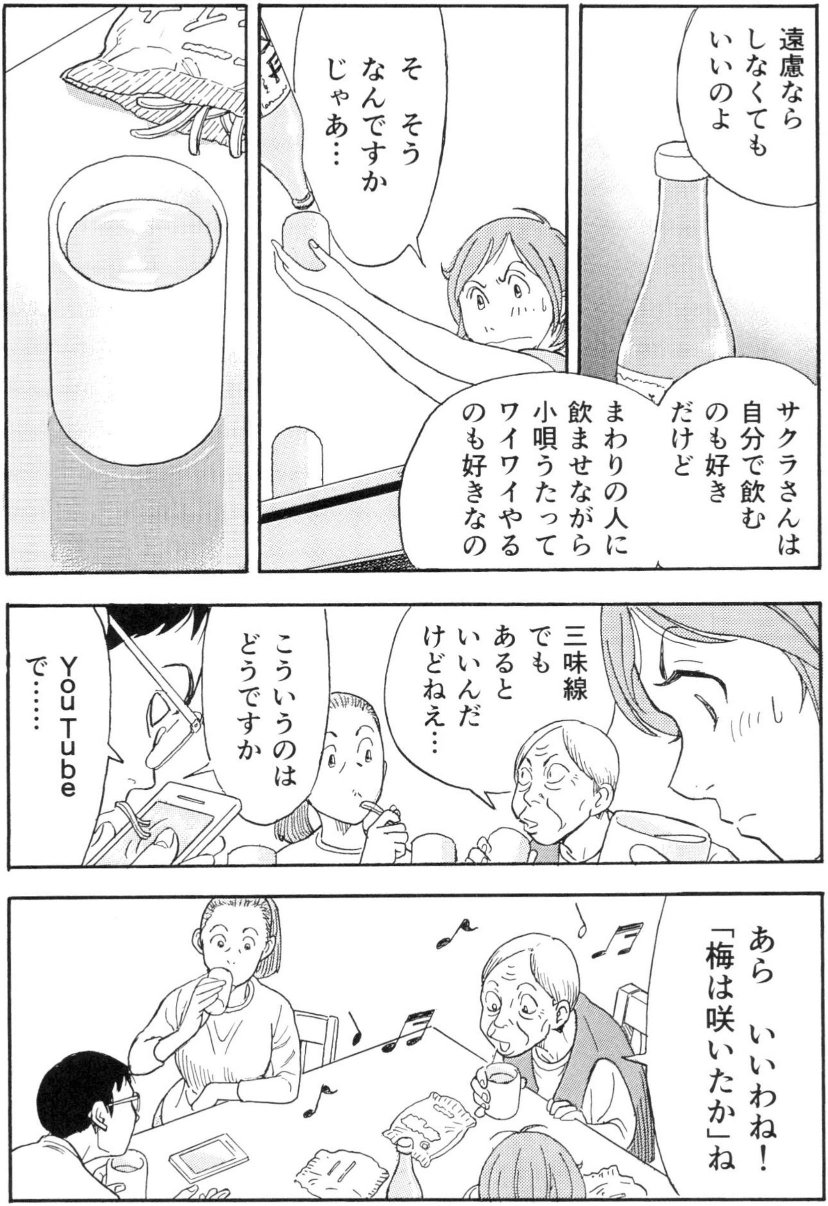

遠慮なら しなくても いいのよ
サクラさんは 自分で飲むのも好きだけど
まわりの人に飲ませながら 小唄うたって ワイワイやるのも好きなの
そ そう なんですか じゃあ…
三味線でも あると いいんだ けどねえ…
こういうのは どうですか
YouTubeで……
あら いいわね! 「梅は咲いたか」ね

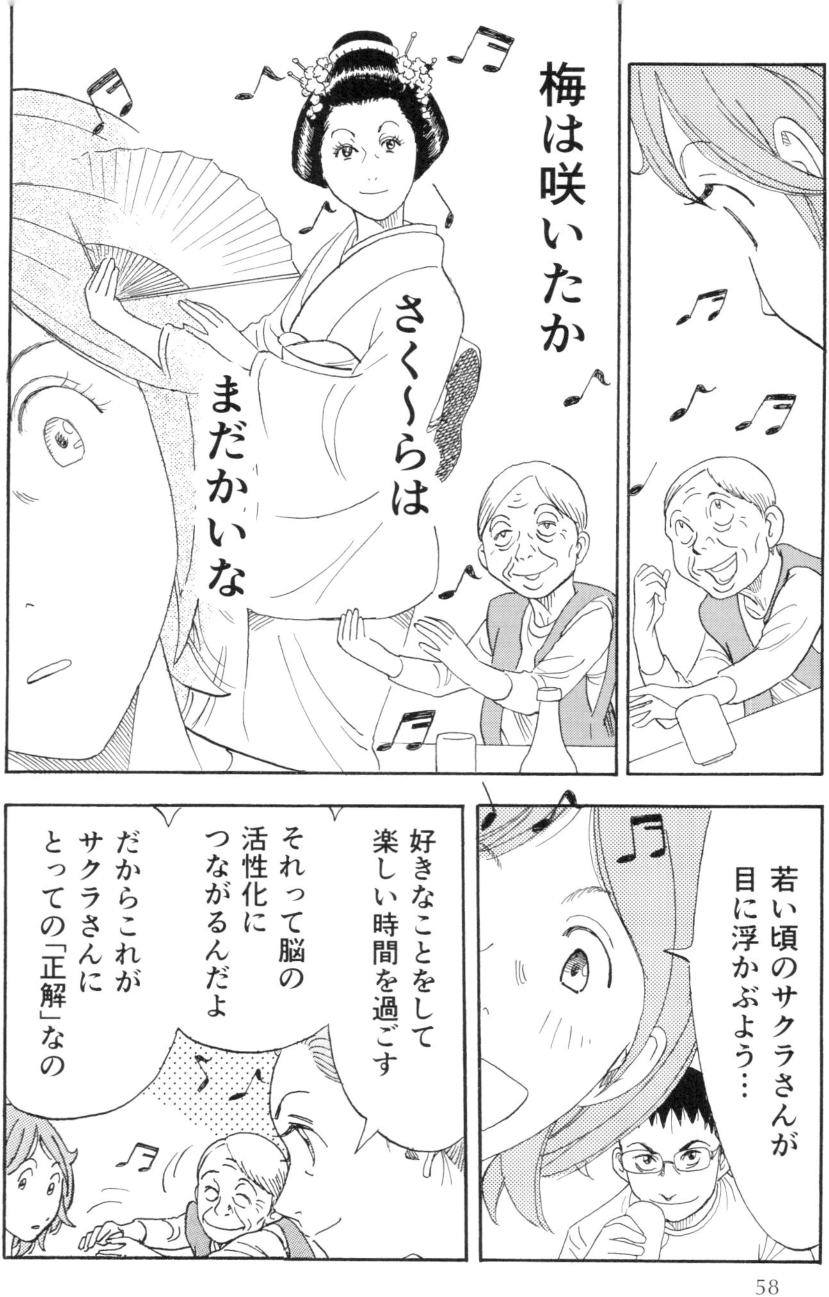
梅は咲いたか
さく〜らは
まだかいな
若い頃のサクラさんが目に浮かぶよう…
好きなことをして楽しい時間を過ごす
それって脳の活性化につながるんだよ
だからこれがサクラさんにとっての「正解」なの

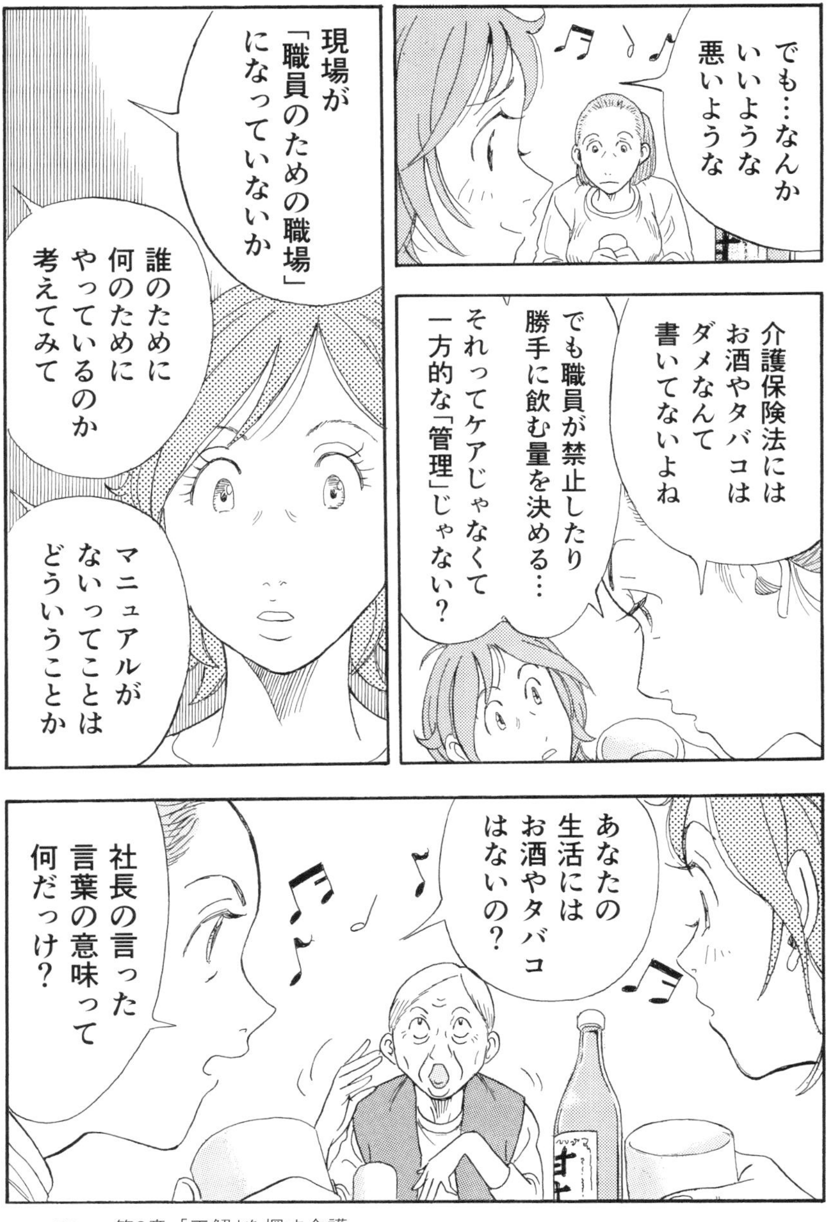
でも…なんか
いいような
悪いような
介護保険法には
お酒やタバコは
ダメなんて
書いてないよね
でも職員が禁止したり
勝手に飲む量を決める…
それってケアじゃなくて
一方的な「管理」じゃない？
現場が
「職員のための職場」
になっていないか
誰のために
何のために
やっているのか
考えてみて
マニュアルが
ないってことは
どういうことか
あなたの
生活には
お酒やタバコ
はないの？
社長の言った
言葉の意味って
何だっけ？

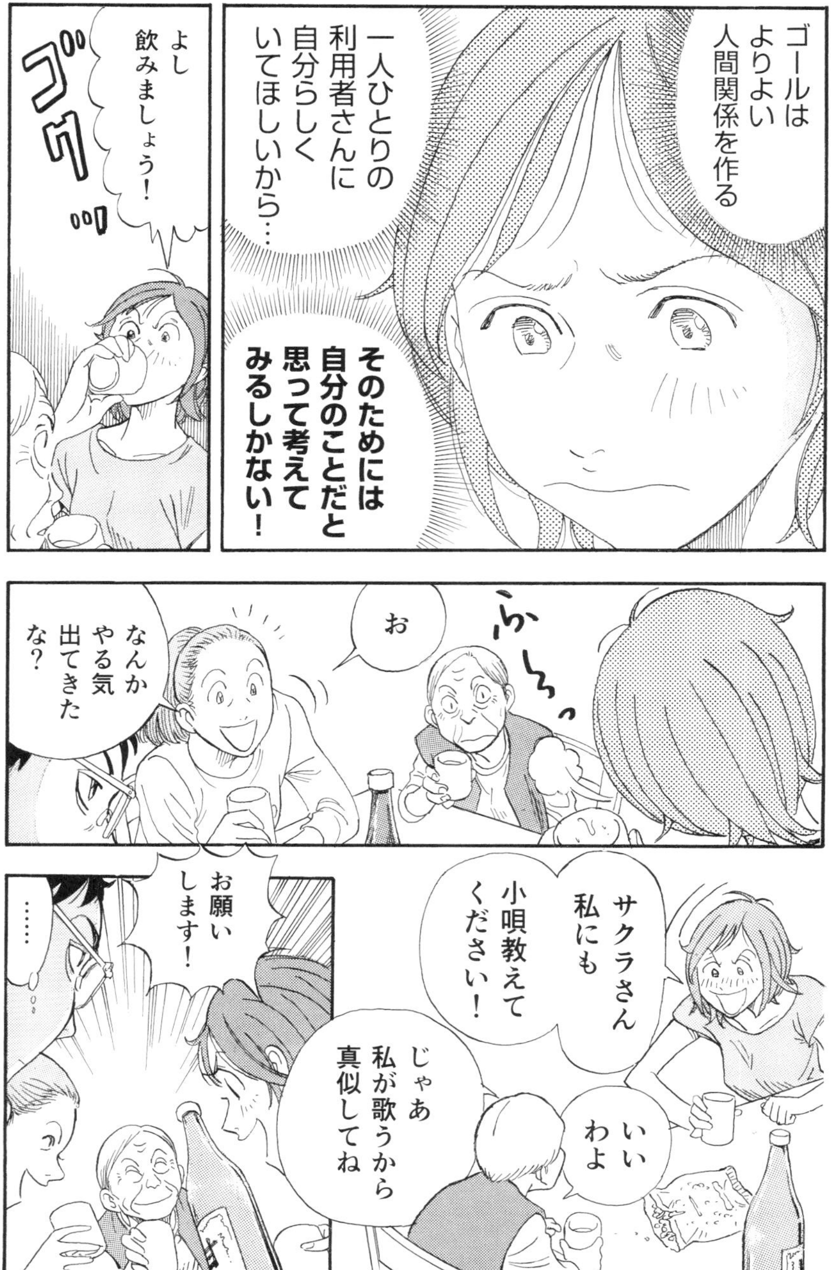
ゴールはよりよい人間関係を作る
一人ひとりの利用者さんに自分らしくいてほしいから…
そのためには自分のことだと思って考えてみるしかない！
よし飲みましょう！
ゴクッ
お
ふー
なんかやる気出てきたな？
サクラさん私にも小唄教えてください！
いいわよ
じゃあ私が歌うから真似してね
お願いします！
……

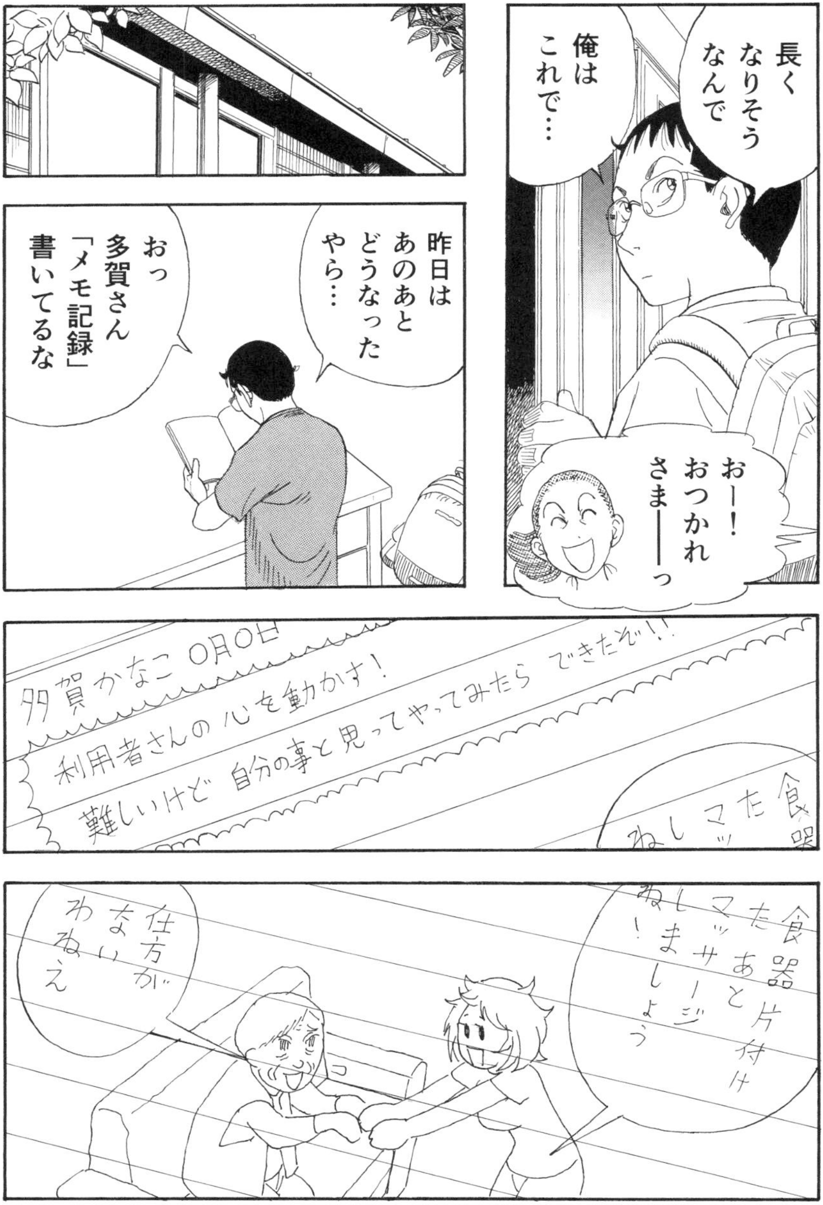
長くなりそうなんで
俺はこれで…
おー！おつかれさまーーっ
昨日はあのあとどうなったやら…
おっ多賀さん「メモ記録」書いてるな
多賀かなこ 0月0日
利用者さんの心を動かす！
難しいけど 自分の事と見てやってみたら できたぞ!!
食器片付けたあとマッサージしましょうね！
仕方がないわねえ

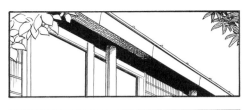

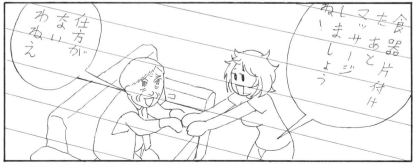

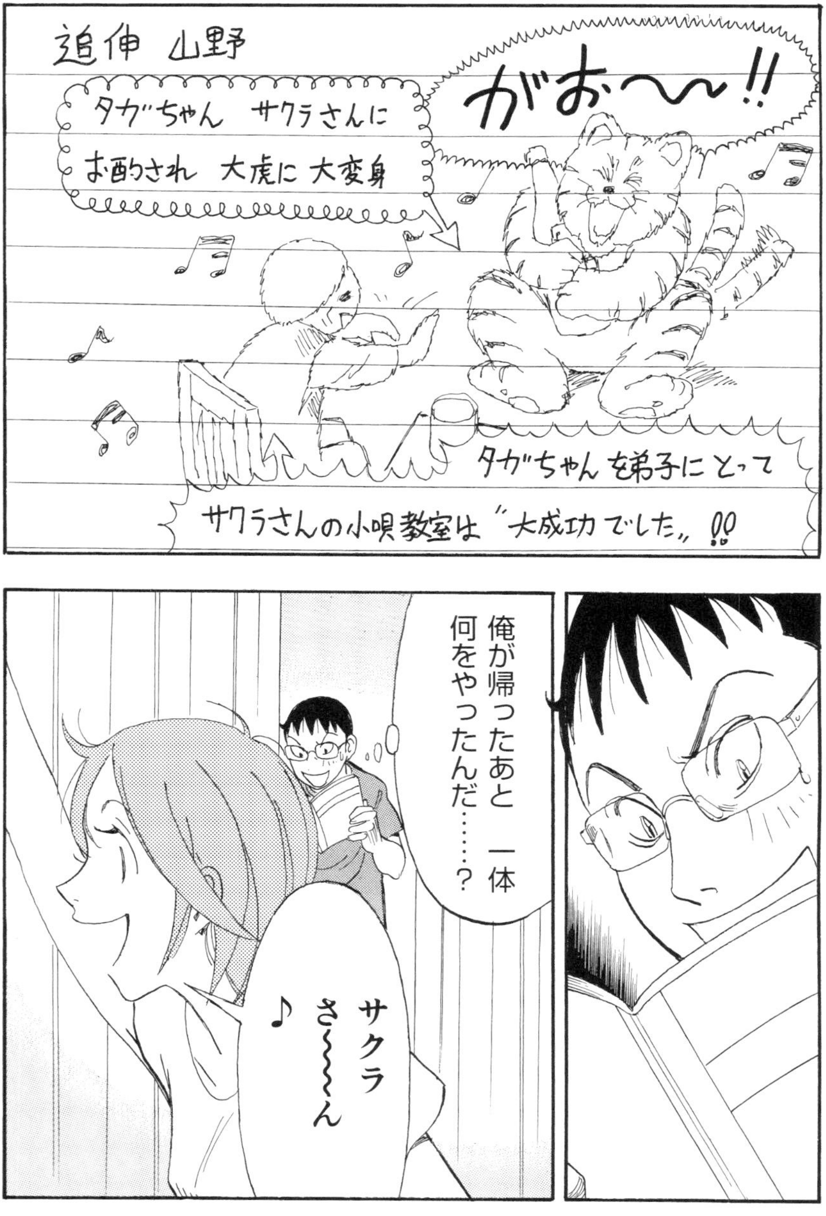

追伸 山野
タガちゃん サクラさんに
お酌され 大虎に 大変身
がお〜〜!!
タガちゃんを弟子にとって
サクラさんの小唄教室は"大成功でした"!!
俺が帰ったあと 一体
何をやったんだ……?
サクラさ〜〜〜ん♪

声かけの前に「人間関係づくり」を！

第2章では「コミュニケーションの達人」山野さんが登場し、声かけひとつでお年寄りを「動かす」様子が描かれています。ただ、彼女がじいちゃん・ばあちゃんの心を動かすのを見て、「言葉かけって大事なんだ」と気づくだけでは、ちょっと物足りません。

もっと大事なことがあります。それは人間関係です。

ここでひとつ、事例を紹介しましょう。「おたがいさん」を利用している80代のケイコさん。認知症のため生活力が落ちた結果、家がゴミ屋敷と化し、食事や入浴も満足にできないような状態になっていました。

民生委員や地域包括支援センターの職員が何度か訪問し、介護サービスにつなげようとしましたが、追い返されたそうです。「なんとか『あおいけあ』で食事を摂らせ、お風呂に入れてほしい」と相談されました。

スタッフはさっそくケイコさんを訪ねましたが、いきなり「うちに来てください」「お風呂に入りましょう」などとは言いません。まずは何度もご自宅に通って、笑顔で楽しくおしゃべりするだけ。そんな他愛もないことをくり返しているうちに、ケイコさんのほうから、

「あんた、また来てくれたのね」

とスタッフに声をかけてくれるようになりました。そこでスタッフが、「地域の清掃活動をするのですが、一緒に手伝ってもらえませんか」とお誘いしたところ、「あんたのお願いなら、手伝おう」

とケイコさんが重い腰を上げます。そのあとは実際に清掃活動をしていただき、お礼ついでに、「汗をかいたでしょうから、どうぞお風呂に入っていってください」と誘ったところ、見事、1年ぶりの入浴につなげることができました。

人間関係がなければ介護そのものが成り立たない

なぜケイコさんは、スタッフの誘いに応じたのか？　それは、人間関係ができたからに他なりません。ケイコさんに自分たちを認識してもらい、〈この人はいい人だな〉という「いい感情」を積み重ねてもらって信頼関係ができたから、なのです。

認知症の人は、脳の「海馬」という記憶を司る部位が萎縮して、忘れっぽくなっています。しかし、感情を司る「扁桃体」の機能は強く残ると言われています。つまり、**記憶が障害される代わりに感情面では鋭敏になるので、その「感情」に上手にアプローチする必要がある**わけです。

介護をしている人は、つい、「おばあちゃん、お風呂に入ってよ！」などと、上から目線で指示をしがちです。介護職員のほうは、

〈デイでは△時〜×時の間しかお風呂は入れないから、なんとか誘導しないと〉

と考えて、ウソをついたり、おだてたりして入浴させようとしてしまいます。

でも、指示されると誰だって不愉快になりますし、「素直に聞き入れよう」と思えなくなりますよね。「ウソ」「おだて」にしても、一度くらいはだまされるかもしれませんが、そんなごまかしを続けていていいのでしょうか？

だまされたこと自体は忘れてしまっても、〈不愉快だ〉〈信用できないやつ〉といった「悪い感情」がお年寄りに残ったら、そのあとは話すら聞いてもらえなくなるでしょう。コミュニケーションも介助も、成立しなくなってしまうのです。

よりよい人間関係こそトップゴール

たとえば入浴の場合、私は「お年寄りが風呂に入りさえすればＯＫ」とは考えていません。日常会話から始め、だんだん入浴の話にもっていって提案し、風呂から出た後は「気持ちよかったねえ！」と確認する——このようにして初めて成功事例になると思っています。

つまり、入浴という「介助」をゴールにしてはいけないのです。トップゴールは人間関係、それも「よりよい人間関係」にあります。入浴やコミュニケーションといった介助は、あくまでも、そこに至るための手段です。

山野さんが「コミュニケーションの達人」になれたのは、日頃からじいちゃん・ばあちゃんといい関係を築き、信頼されていたからでした。

一緒にお酒を飲んで楽しんでいる場面を、マンガのなかでついさっき見たでしょう？　もちろん、お酒を飲めばいい、ということではありませんよ。普段から雑談などをして、いい関係を築けているかどうか、が大切なのです。

ちなみに、「あおいけあ」にマニュアルがないのも、人間関係をトップゴールにしているからです。

マニュアルがあると、「○時に入浴」というルールに縛られるので、「その時間にお風呂に入る」がトップゴールになってしまいませんか？　逆にマニュアルがなければ、「午前中は拒否されたけど、午後にまた、こうやって誘ってみよう」といった具合に、相手との信頼関係を壊さない誘い方を模索できます。

マニュアル通りのサービスで、人の心を動かすことなどできません。「決まり」ではなく、あくまで「人」に合わせること。そこがポイントです。

第3章
アセスメントの活用方法

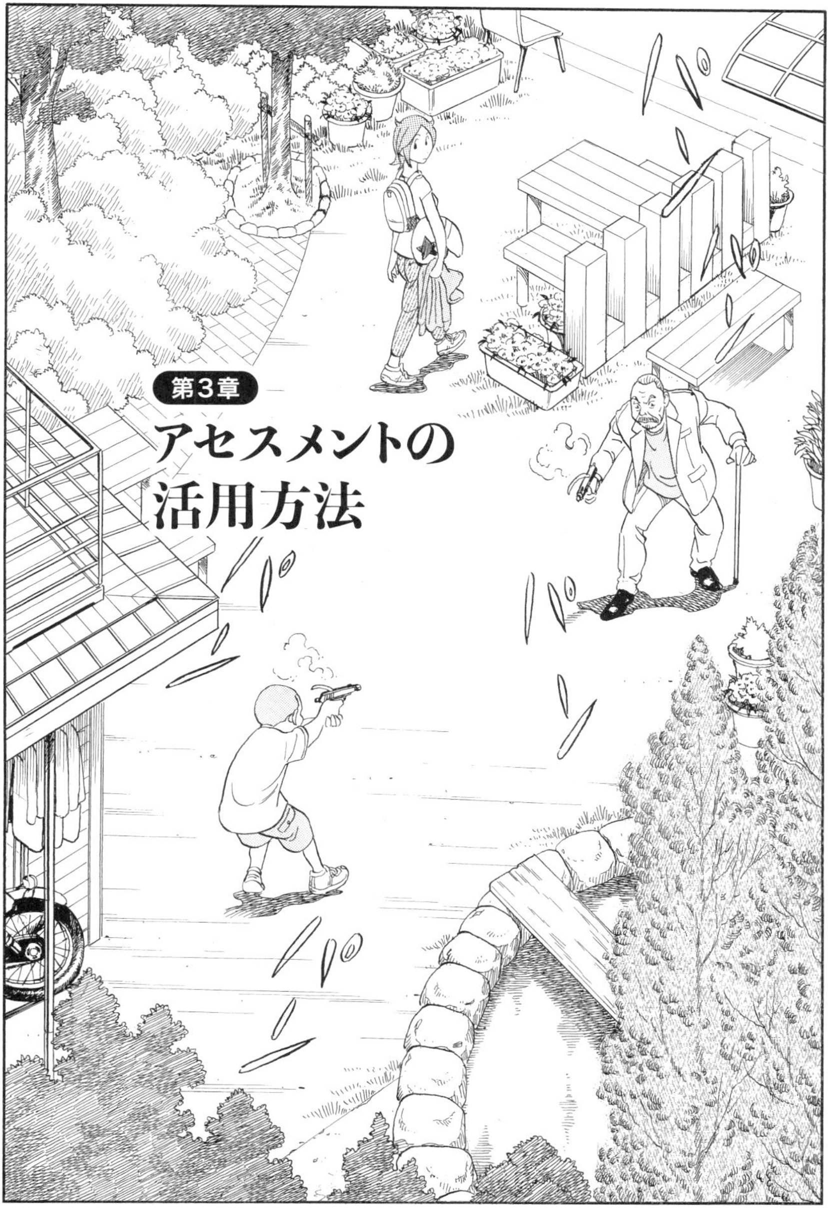

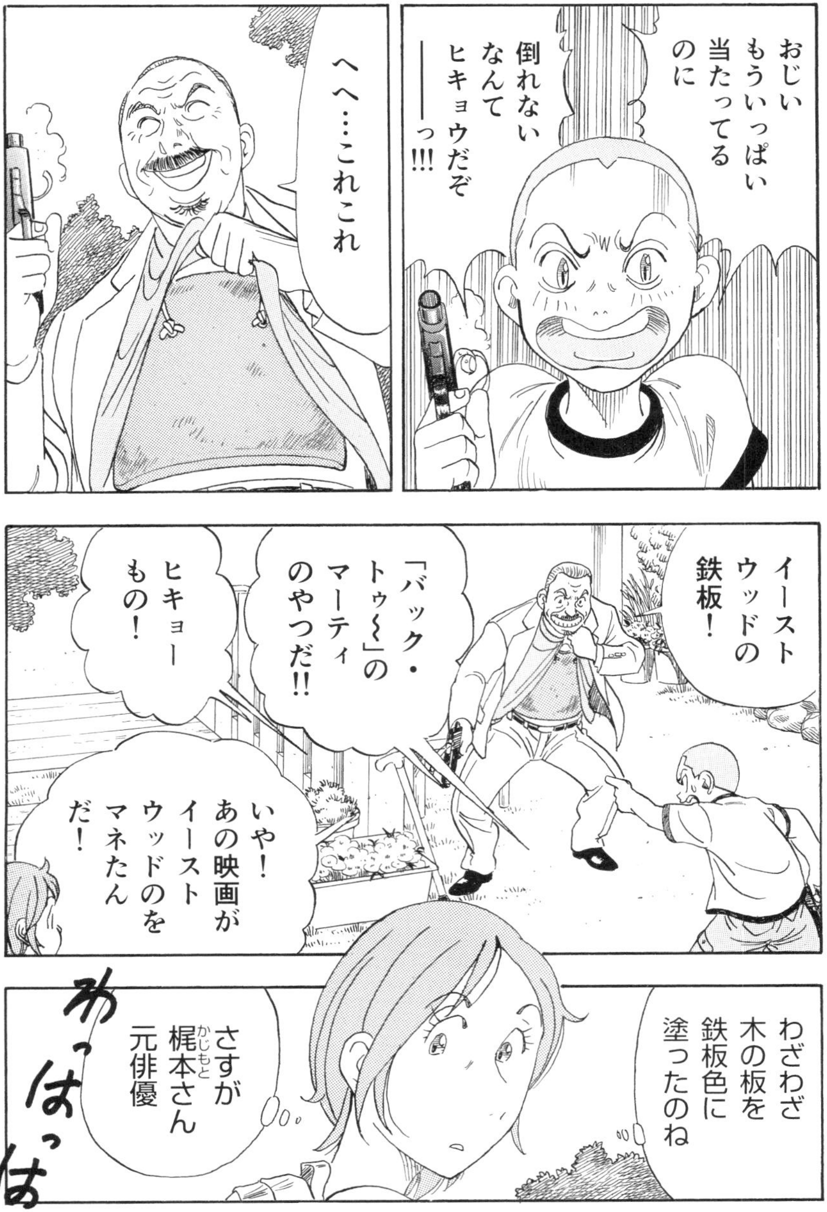
おじい
もういっぱい
当たってる
のに
倒れない
なんて
ヒキョウだぞ
――っ!!!
へへ…これこれ
イースト
ウッドの
鉄板！
「バック・
トゥ～」の
マーティ
のやつだ!!
ヒキョー
もの！
いや！
あの映画が
イースト
ウッドのを
マネたん
だ！
わざわざ
木の板を
鉄板色に
塗ったのね
さすが
梶本《かじもと》さん
元俳優
わっはっは

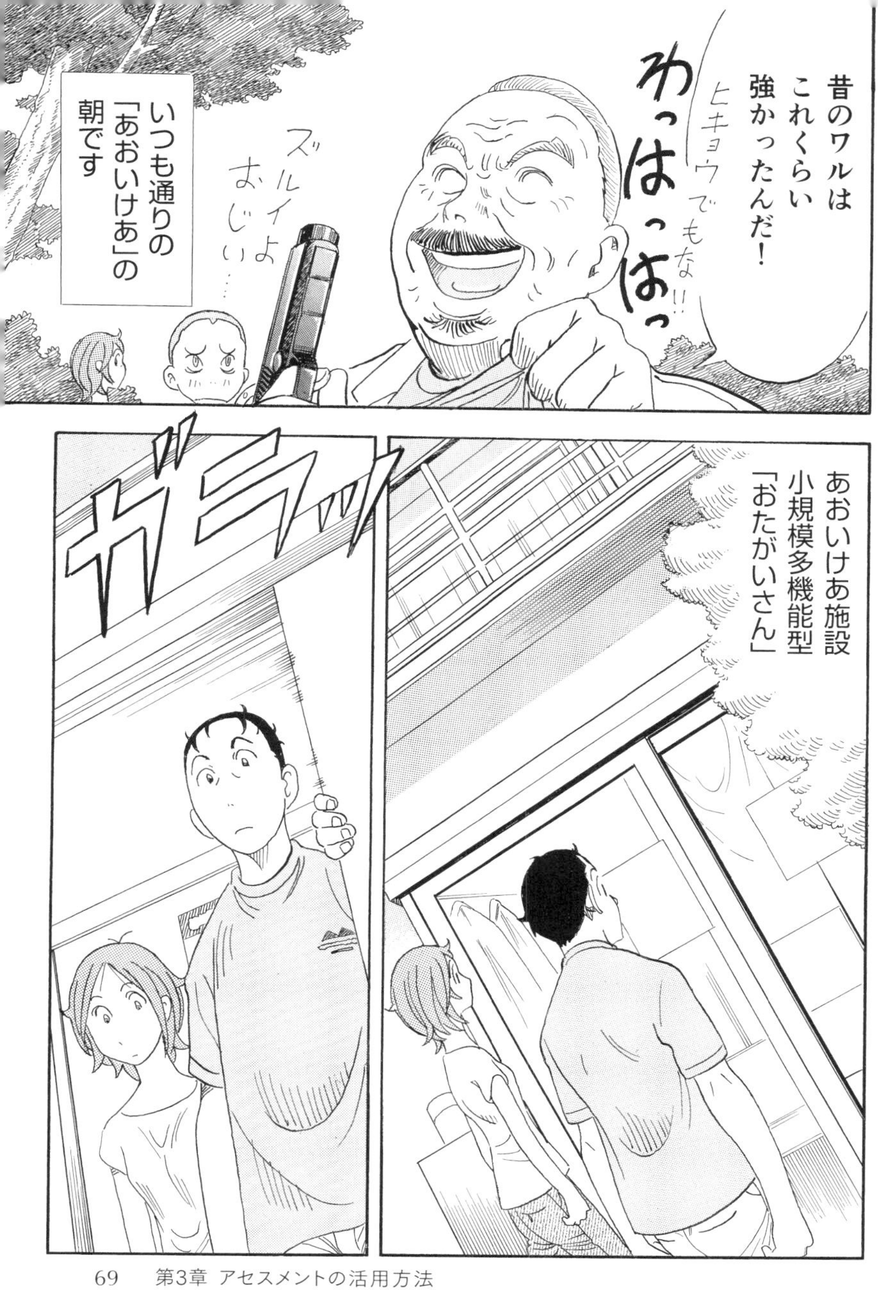
わっはっはっ
昔のワルはこれくらい強かったんだ!
ヒキョウでもな!!
ズルイよおじい…
いつも通りの「あおいけあ」の朝です
ガラッ
あおいけあ施設
小規模多機能型
「おたがいさん」

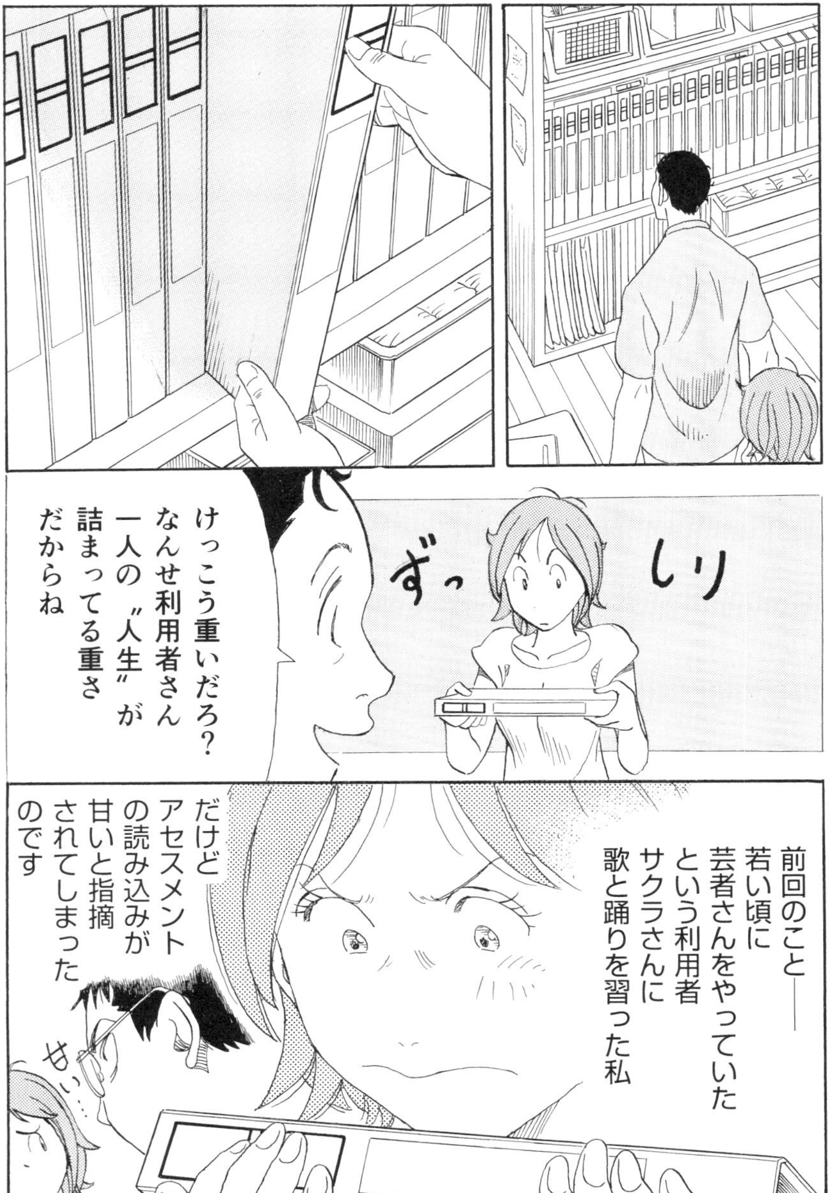
ずっしり
けっこう重いだろ？
なんせ利用者さん
一人の〝人生〟が
詰まってる重さ
だからね
前回のこと——
若い頃に
芸者さんをやっていた
という利用者
サクラさんに
歌と踊りを習った私
だけど
アセスメント
の読み込みが
甘いと指摘
されてしまった
のです
甘い…

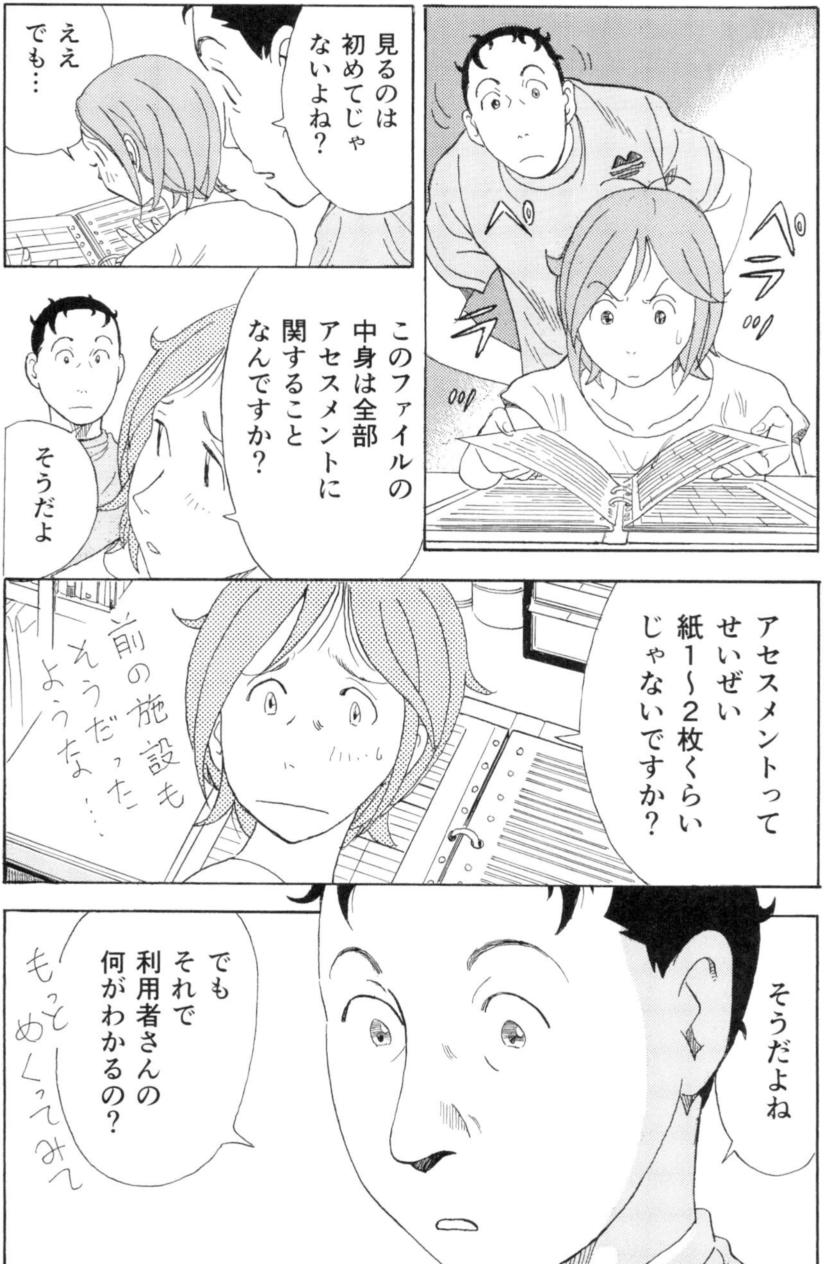
ペラ
見るのは初めてじゃないよね？
ええ でも…
このファイルの中身は全部アセスメントに関することなんですか？
そうだよ
アセスメントってせいぜい紙1～2枚くらいじゃないですか？
前の施設もそうだったような…
そうだよね
でもそれで利用者さんの何がわかるの？
もっとめくってみて

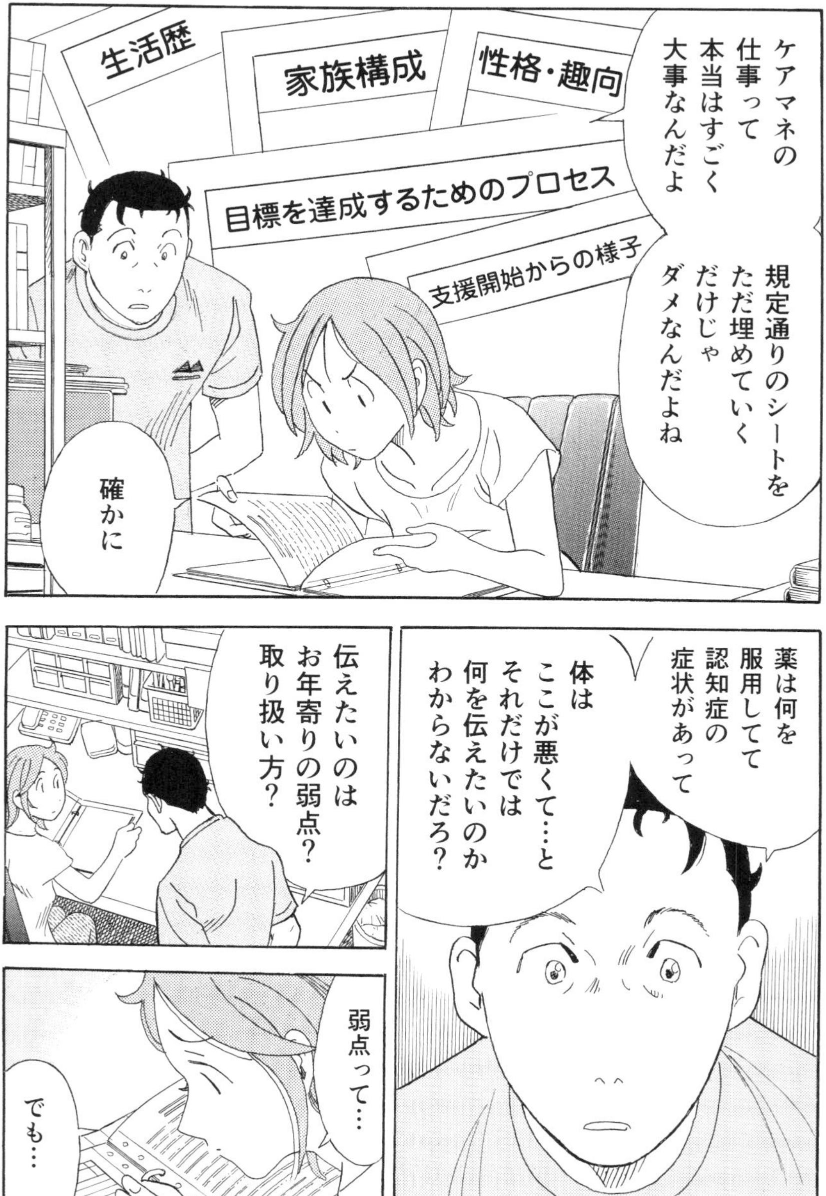
ケアマネの仕事って本当はすごく大事なんだよ
生活歴
家族構成
性格・趣向
目標を達成するためのプロセス
支援開始からの様子
規定通りのシートをただ埋めていくだけじゃダメなんだよね
確かに
薬は何を服用してて認知症の症状があって
体はここが悪くて…とそれだけでは何を伝えたいのかわからないだろ?
伝えたいのはお年寄りの弱点?取り扱い方?
弱点って…
でも…

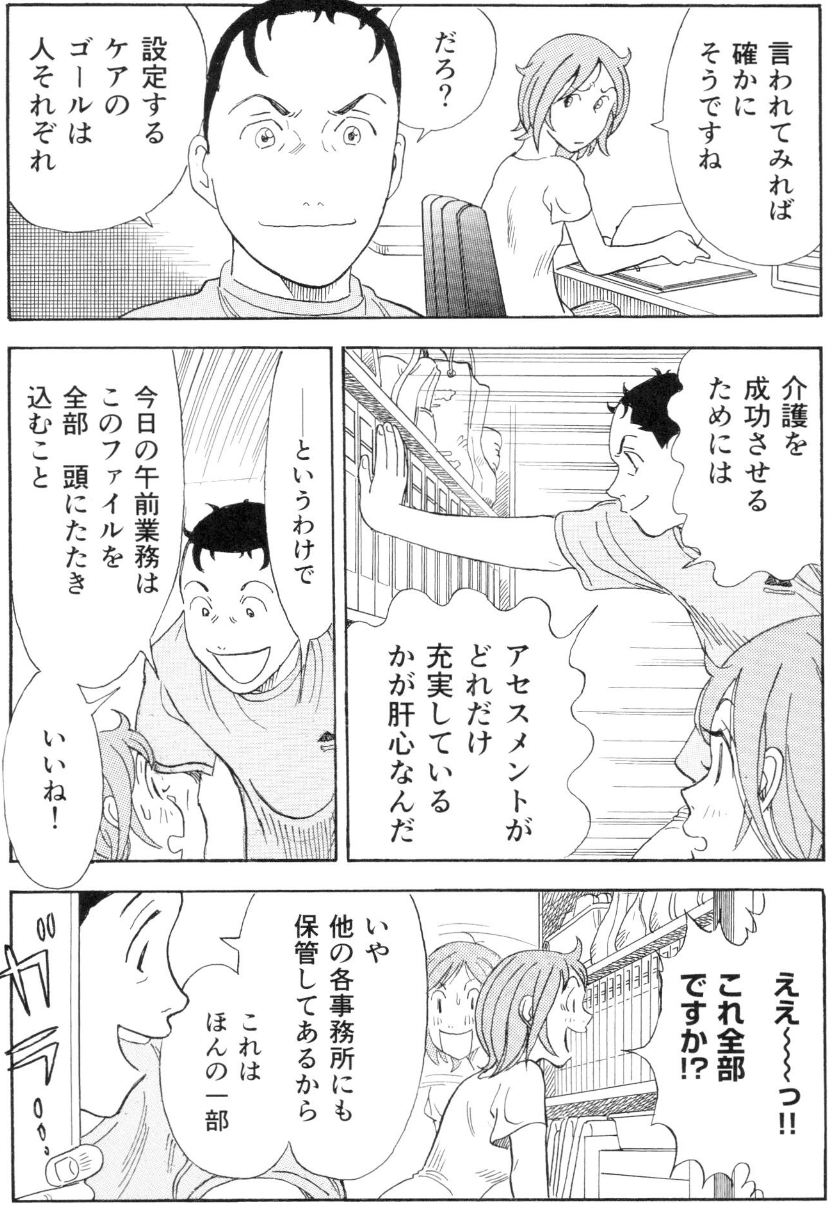
言われてみれば確かにそうですね
だろ?
設定するケアのゴールは人それぞれ
介護を成功させるためには
アセスメントがどれだけ充実しているかが肝心なんだ
——というわけで
今日の午前業務はこのファイルを全部　頭にたたき込むこと
いいね!
ええ〜〜っ!! これ全部ですか!?
いや他の各事務所にも保管してあるから
これはほんの一部

全部頭に入れてもらうからね～
頑張ってね！
ピシャーッ
そんなぁ～～～～～!!
ジジジ
ミーンミーンミーン
ミーン
ガラッ…
ヨロヨロ…
はあああ～
…てなわけで午前中に30人分のアセスメントを頭にたたき込んだわけです…
ハァァ…

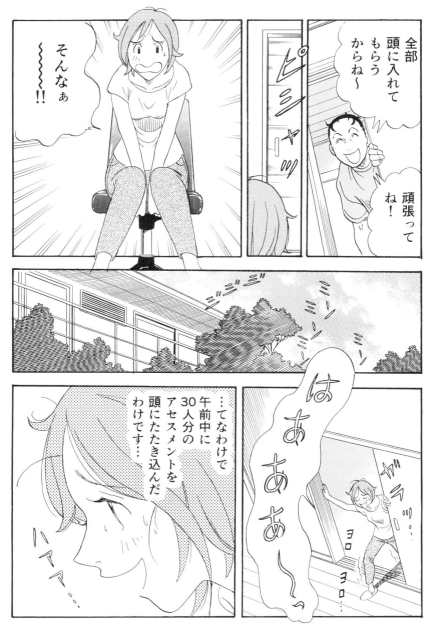

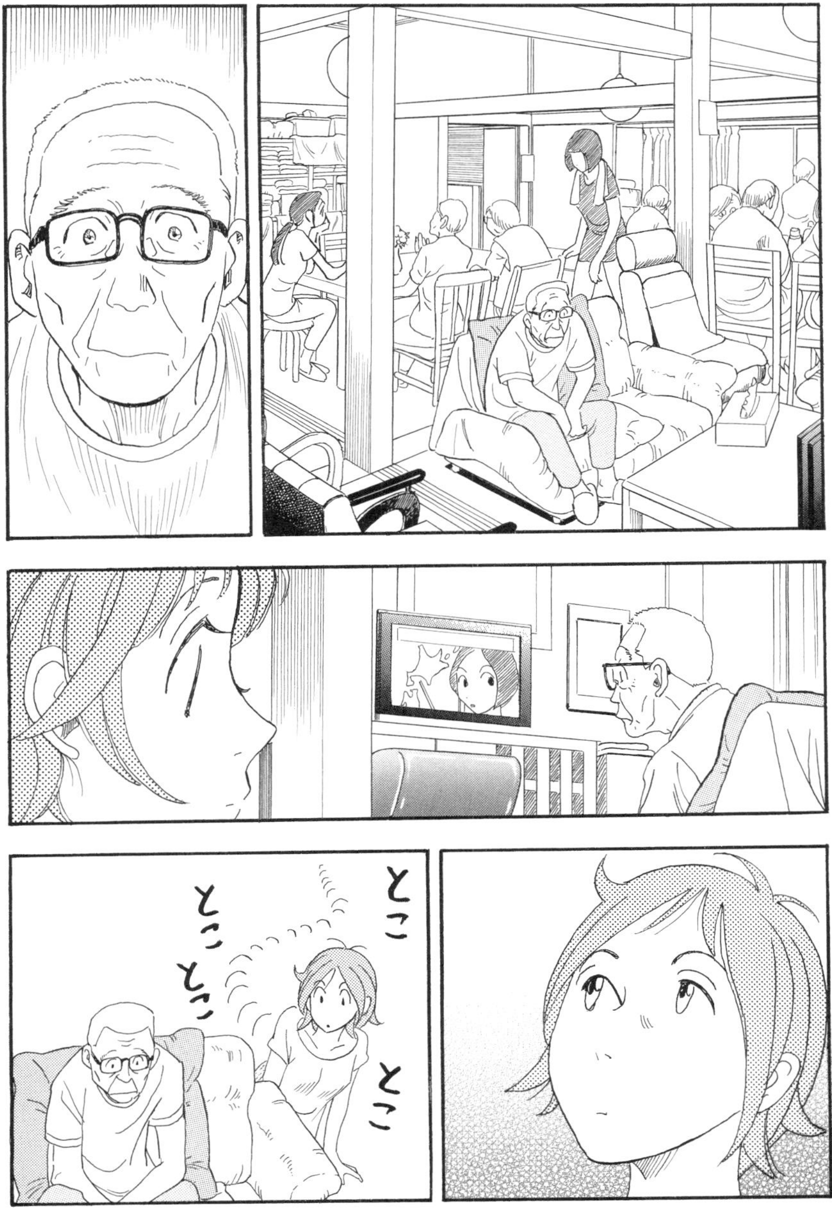
とこ
とこ
とこ
とこ

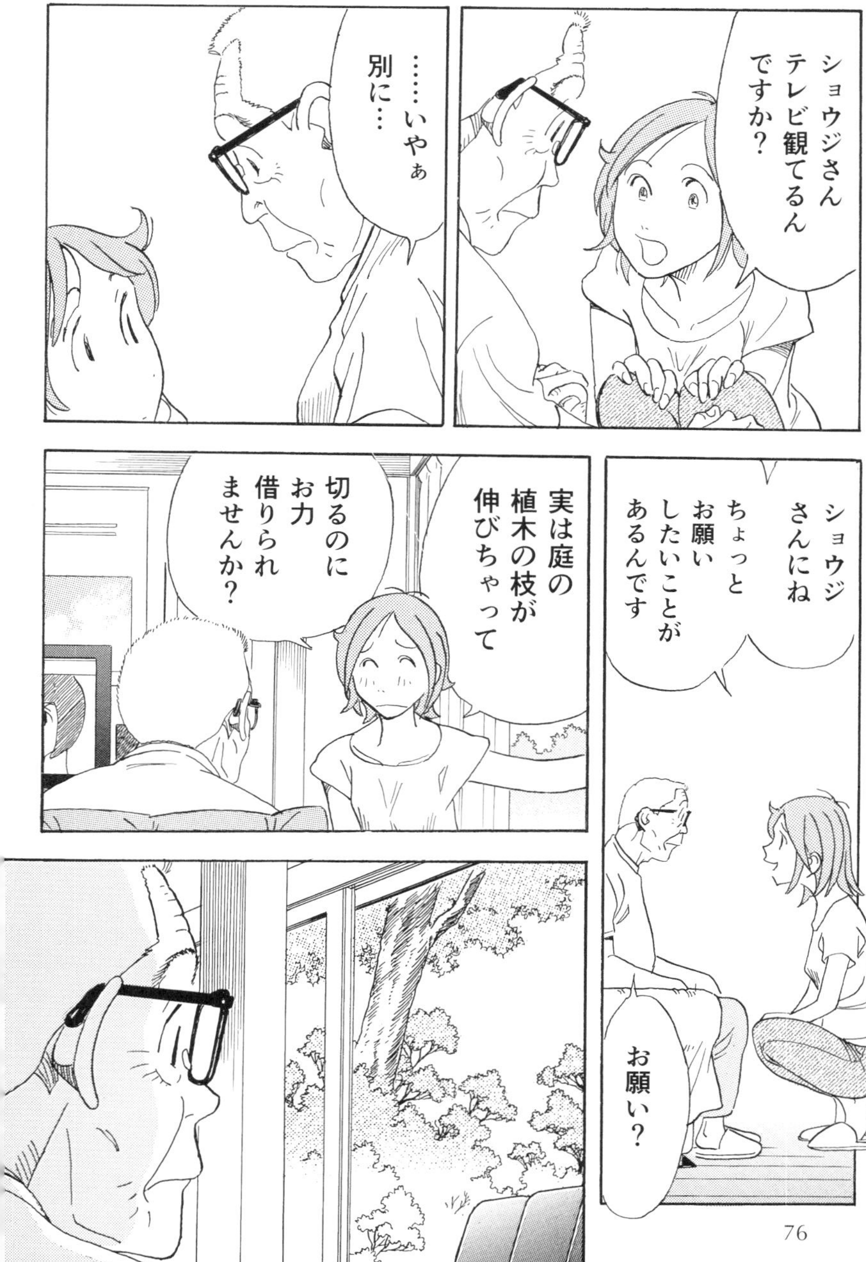
ショウジさん テレビ観てるんですか？
……いやぁ 別に…
ショウジさんにね ちょっとお願いしたいことがあるんです
お願い？
実は庭の植木の枝が伸びちゃって
切るのにお力借りられませんか？

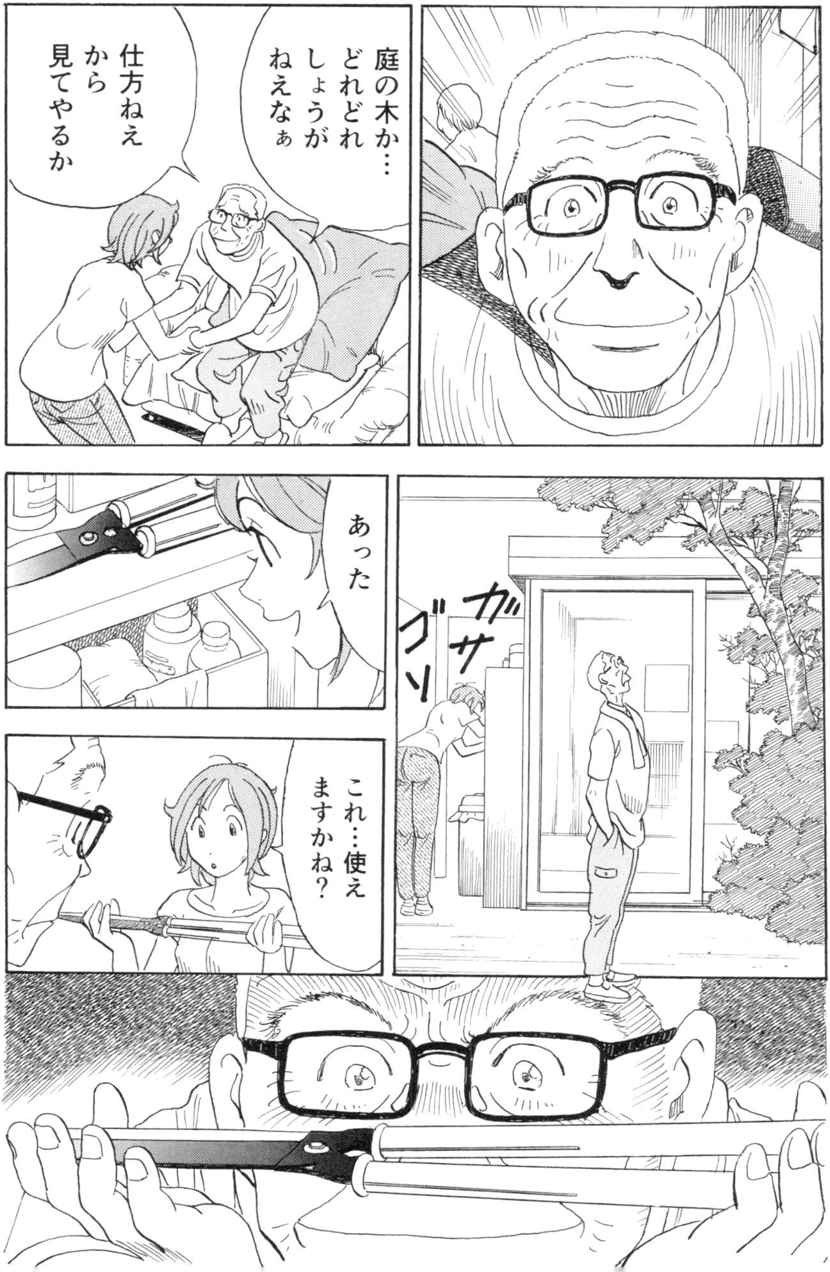
庭の木か…どれどれしょうがねえなぁ
仕方ねえから見てやるか
ガサゴソ
あった
これ…使えますかね？

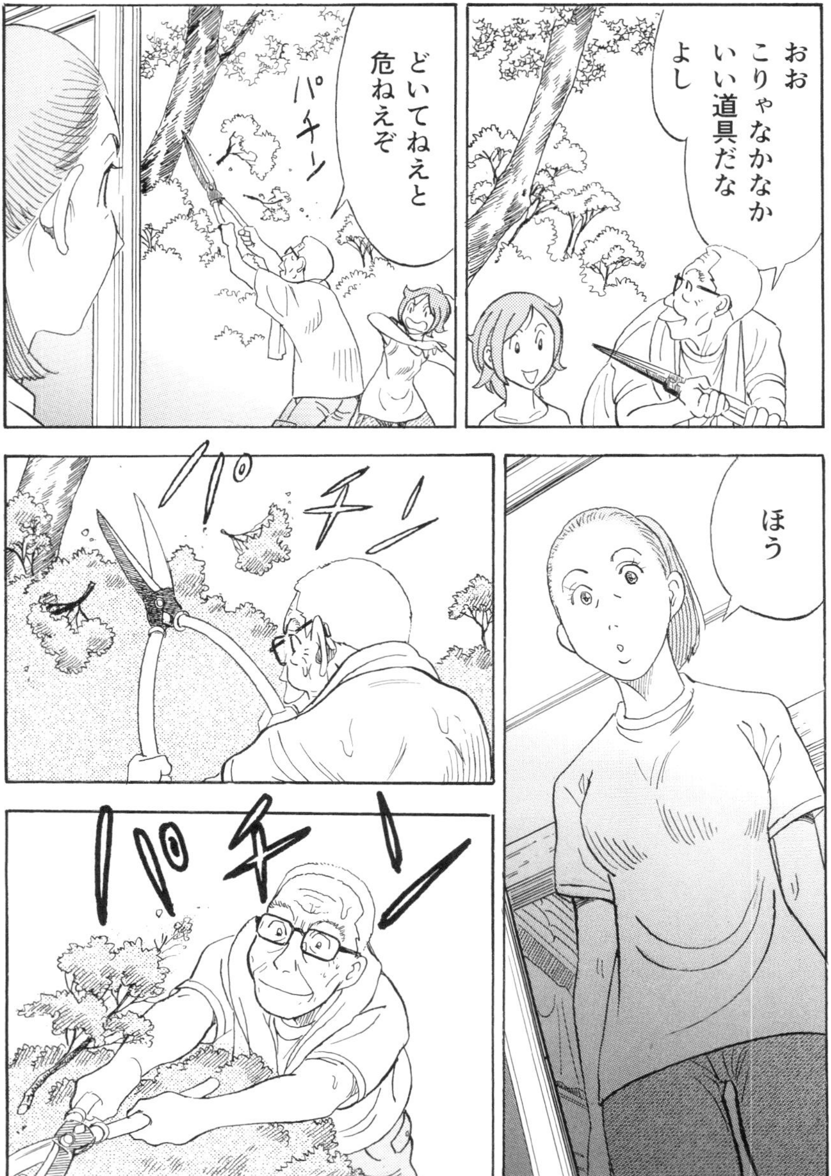
おお
こりゃなかなか
いい道具だな
よし
どいてねえと
危ねえぞ
パチーン
ほう
パチン
パチン

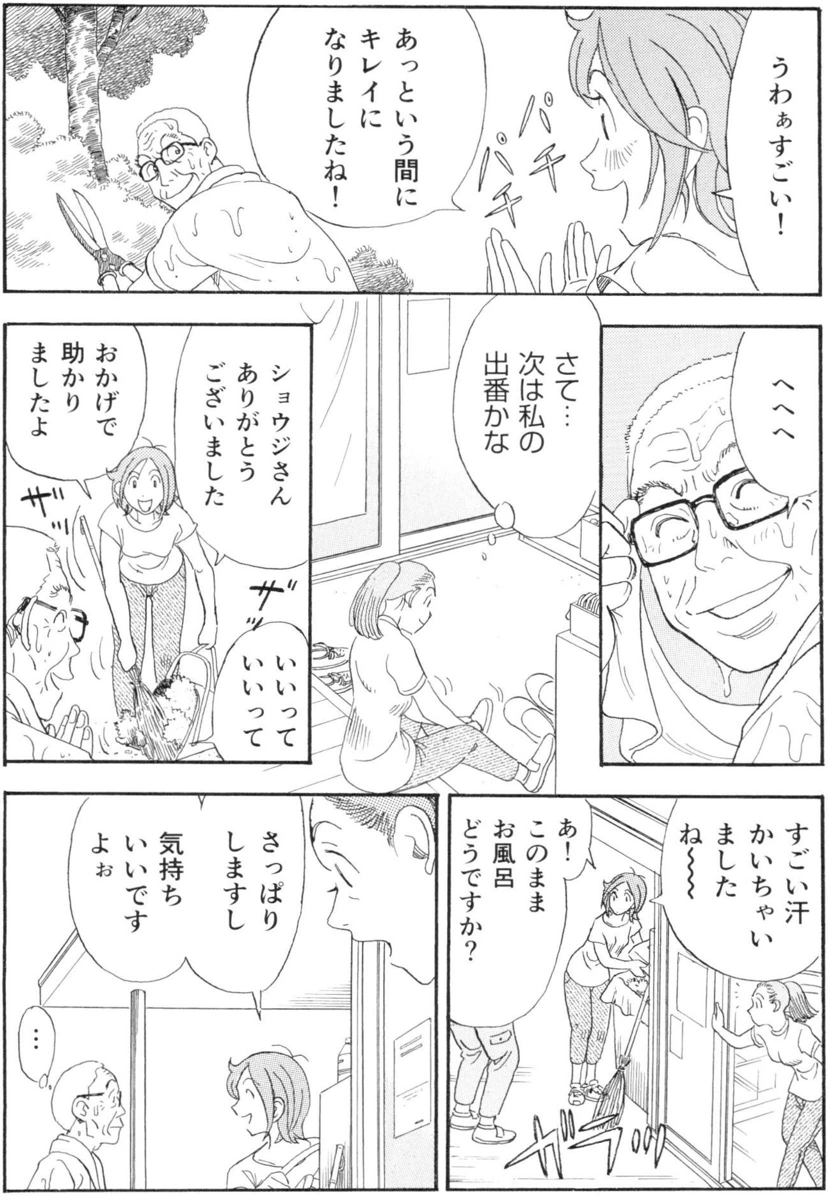
うわぁすごい！
パチパチ
あっという間にキレイになりましたね！
へへへ
さて…次は私の出番かな
ショウジさんありがとうございました
おかげで助かりましたよ
ザッ
いいっていいって
ザッ
すごい汗かいちゃいましたね〜〜〜
あ！このままお風呂どうですか？
ガラッ
さっぱりしますし気持ちいいですよぉ
…

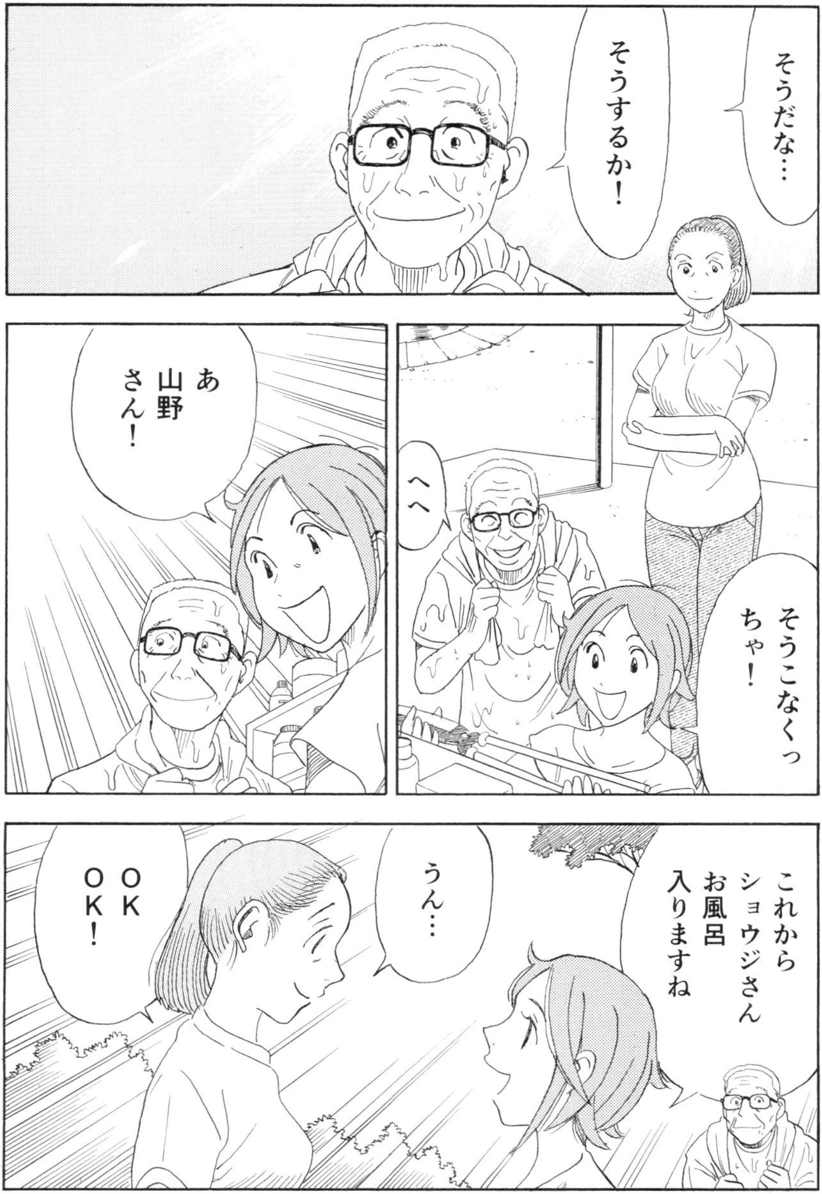

そうだな…
そうするか！
そうこなくっちゃ！
へへ
あ山野さん！
これからショウジさんお風呂入りますね
うん…
OK OK！

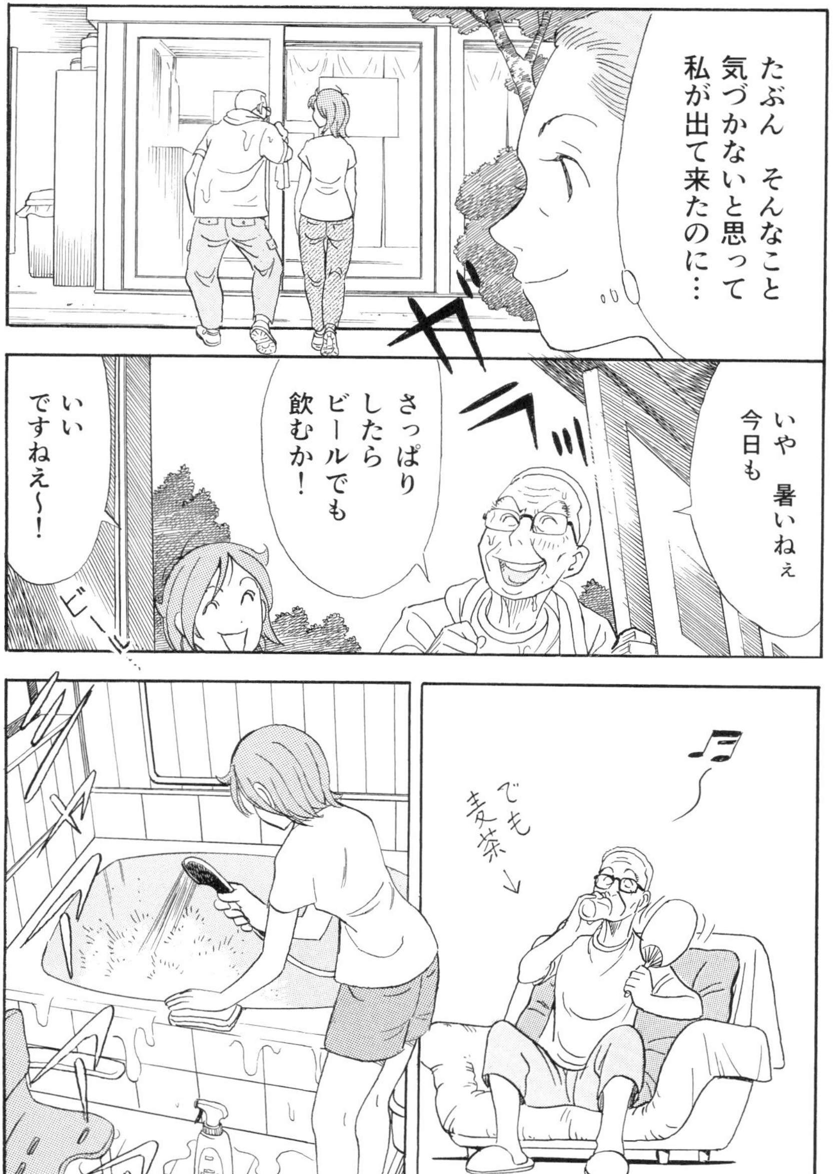
たぶん　そんなこと
気づかないと思って
私が出て来たのに…
ガラッ
いや　暑いねぇ
今日も
さっぱりしたらビールでも飲むか！
いいですねぇ～！
ビール…
シャ
でも麦茶→

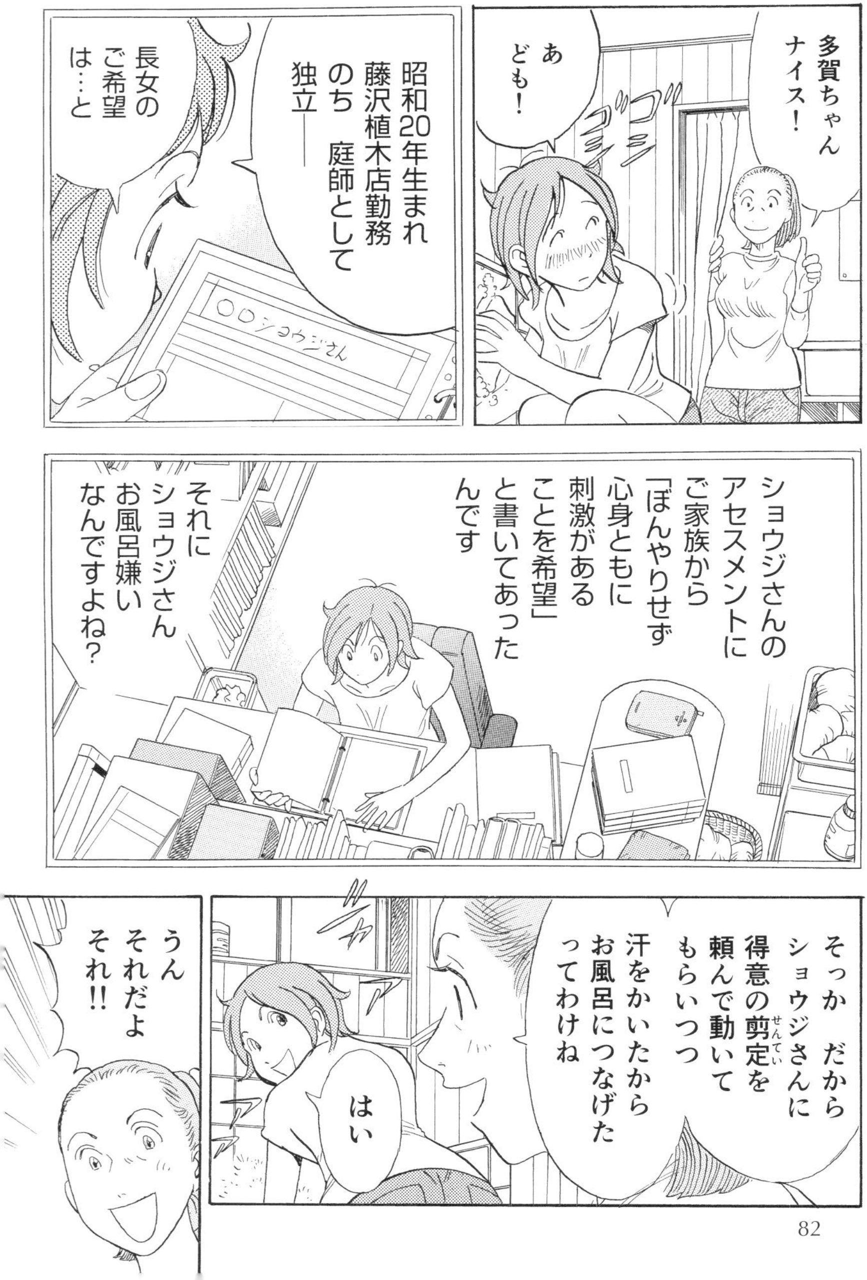
多賀ちゃん
ナイス!
あ
ども!
昭和20年生まれ
藤沢植木店勤務
のち　庭師として
独立――
長女の
ご希望
は…と
ショウジさんの
アセスメントに
ご家族から
「ぼんやりせず
心身ともに
刺激がある
ことを希望」
と書いてあった
んです
それに
ショウジさん
お風呂嫌い
なんですよね?
そっか　だから
ショウジさんに
得意の剪定《せんてい》を
頼んで動いて
もらいつつ
汗をかいたから
お風呂につなげた
ってわけね
はい
うん
それだよ
それ!!

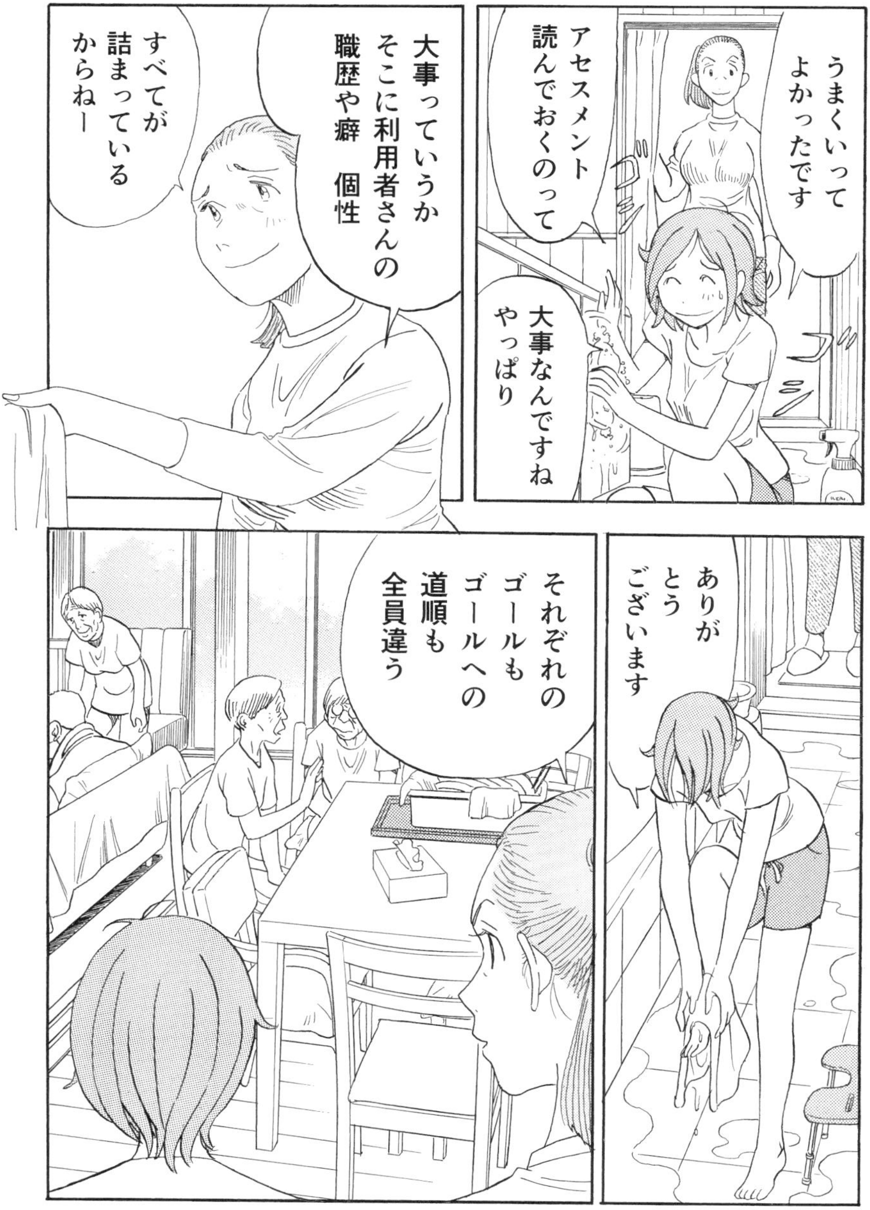
うまくいって
よかったです
アセスメント
読んでおくのって
大事なんですね
やっぱり
大事っていうか
そこに利用者さんの
職歴や癖　個性
すべてが
詰まっている
からねー
ありが
とう
ございます
それぞれの
ゴールも
ゴールへの
道順も
全員違う

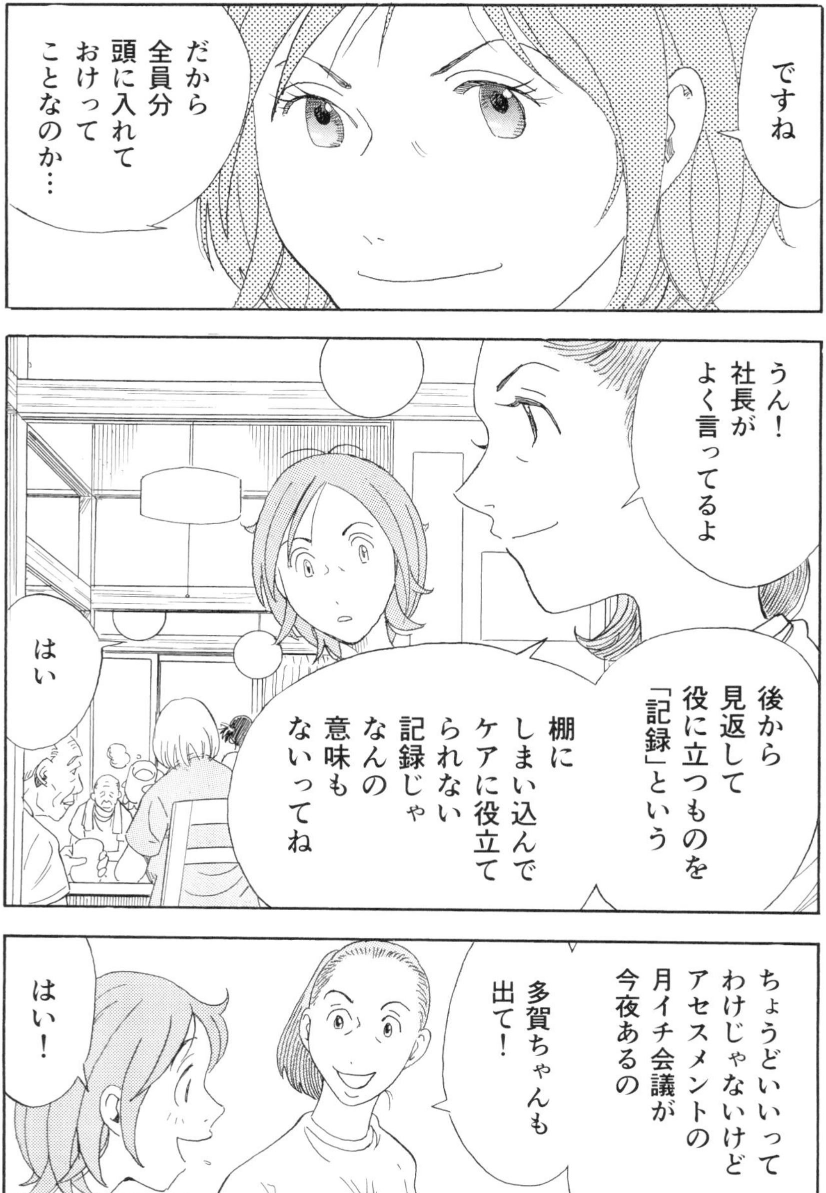
ですね
だから全員分頭に入れておけってことなのか…
うん！社長がよく言ってるよ
後から見返して役に立つものを「記録」という
棚にしまい込んでケアに役立てられない記録じゃなんの意味もないってね
はい
ちょうどいいってわけじゃないけどアセスメントの月イチ会議が今夜あるの
多賀ちゃんも出て！
はい！

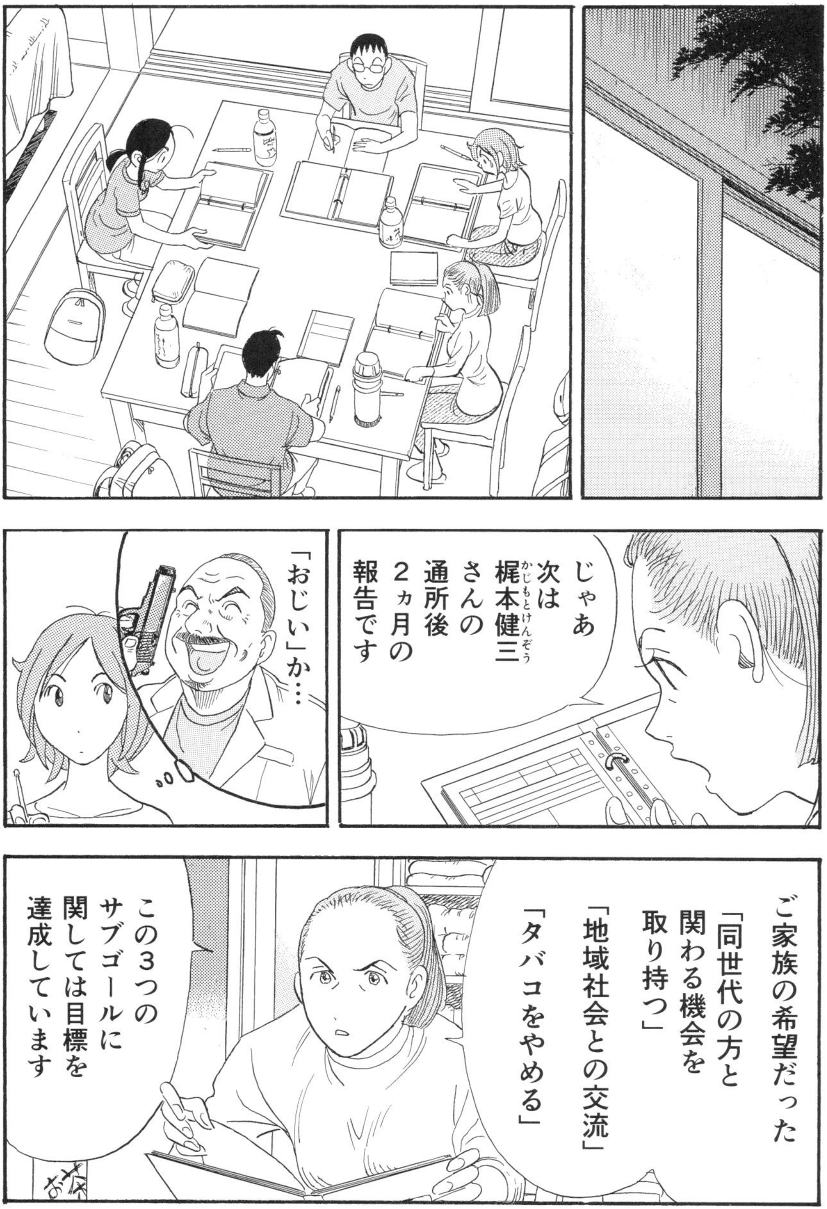
じゃあ次は梶本《かじもと》健三《けんぞう》さんの通所後2ヵ月の報告です
「おじい」か…
ご家族の希望だった「同世代の方と関わる機会を取り持つ」「地域社会との交流」「タバコをやめる」
この3つのサブゴールに関しては目標を達成しています

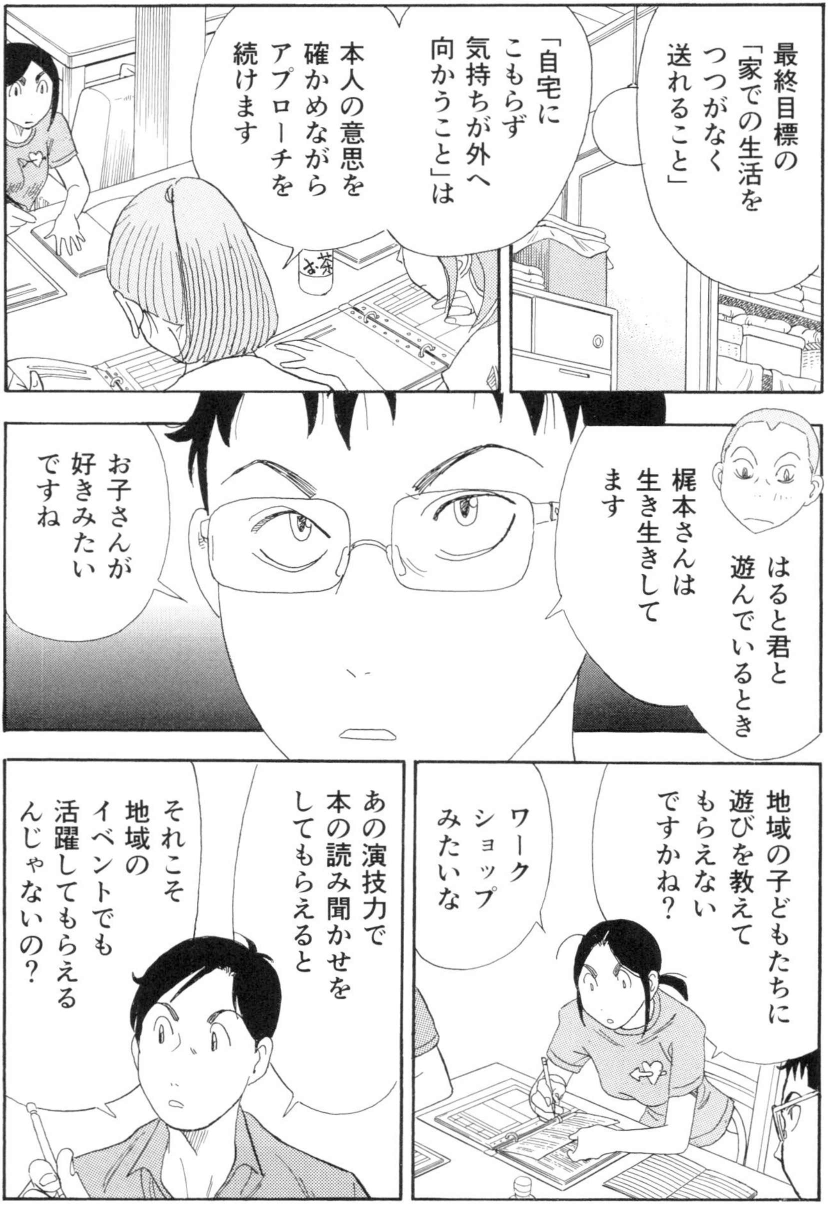
最終目標の「家での生活をつつがなく送れること」
「自宅にこもらず気持ちが外へ向かうこと」は本人の意思を確かめながらアプローチを続けます
お茶
はると君と遊んでいるとき梶本さんは生き生きしてます
お子さんが好きみたいですね
地域の子どもたちに遊びを教えてもらえないですかね？
ワークショップみたいな
あの演技力で本の読み聞かせをしてもらえると
それこそ地域のイベントでも活躍してもらえるんじゃないの？

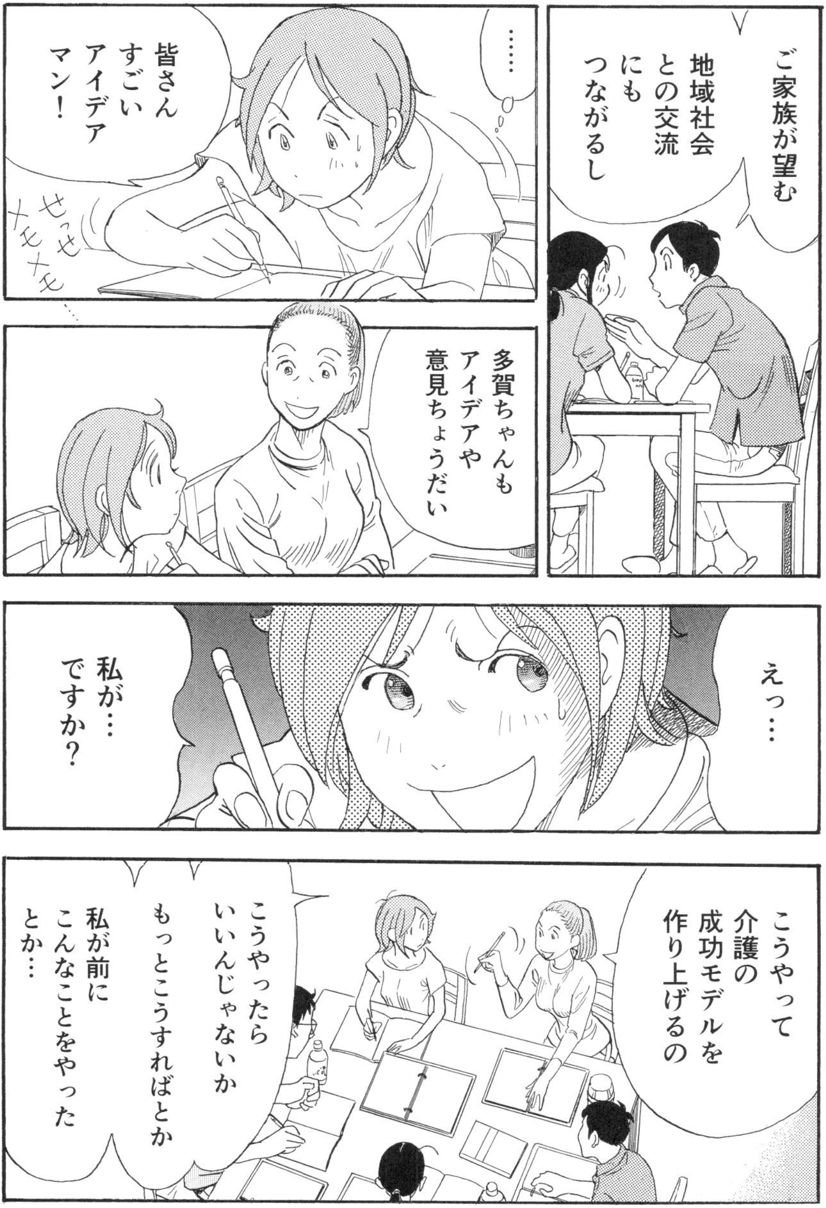
ご家族が望む地域社会との交流にもつながるし
……
皆さんすごいアイデアマン！
せっせ
メモメモ…
多賀ちゃんもアイデアや意見ちょうだい
えっ…
私が…ですか？
こうやって介護の成功モデルを作り上げるの
こうやったらいいんじゃないか
もっとこうすればとか
私が前にこんなことをやったとか…

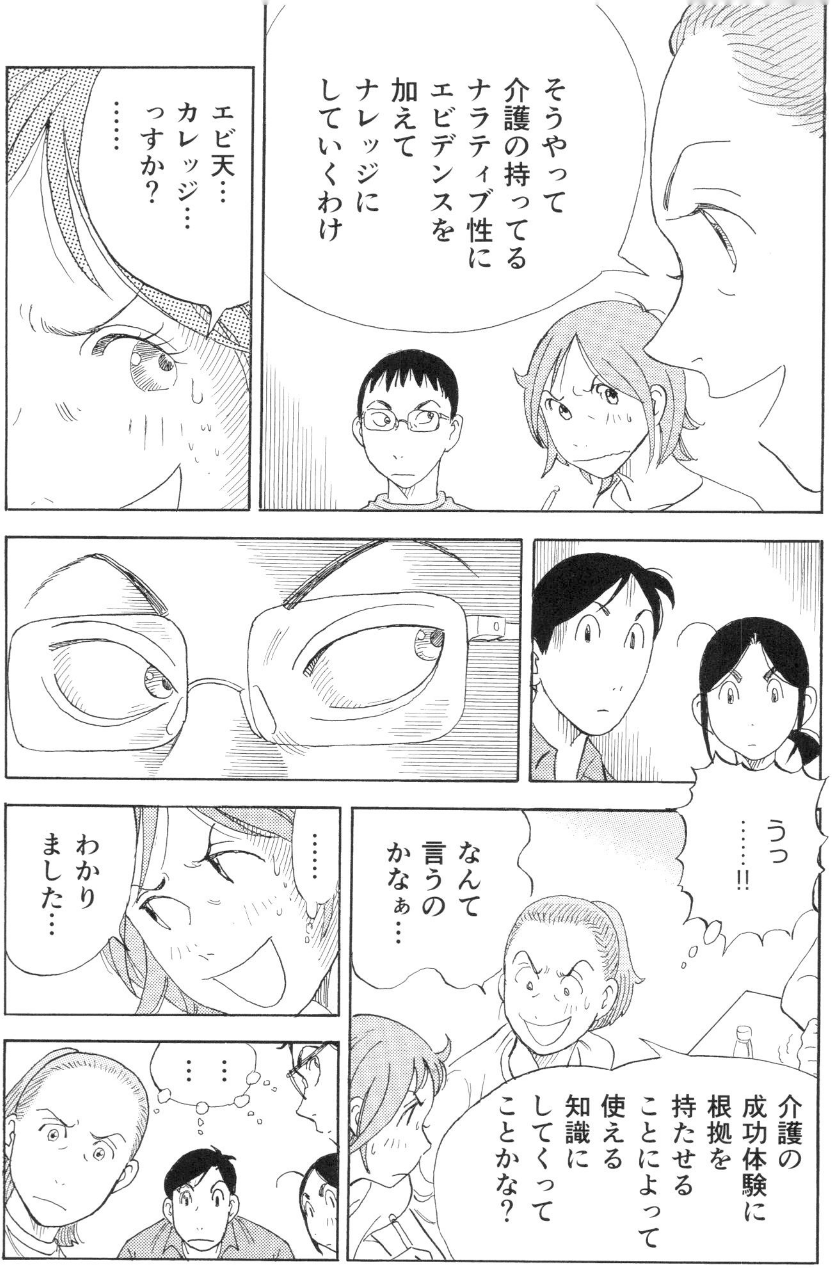
そうやって介護の持ってるナラティブ性にエビデンスを加えてナレッジにしていくわけ
エビ天…カレッジ…っすか？
……
うっ……!!
なんて言うのかなぁ…
介護の成功体験に根拠を持たせることによって使える知識にしてくってことかな？
……
わかりました…
… …

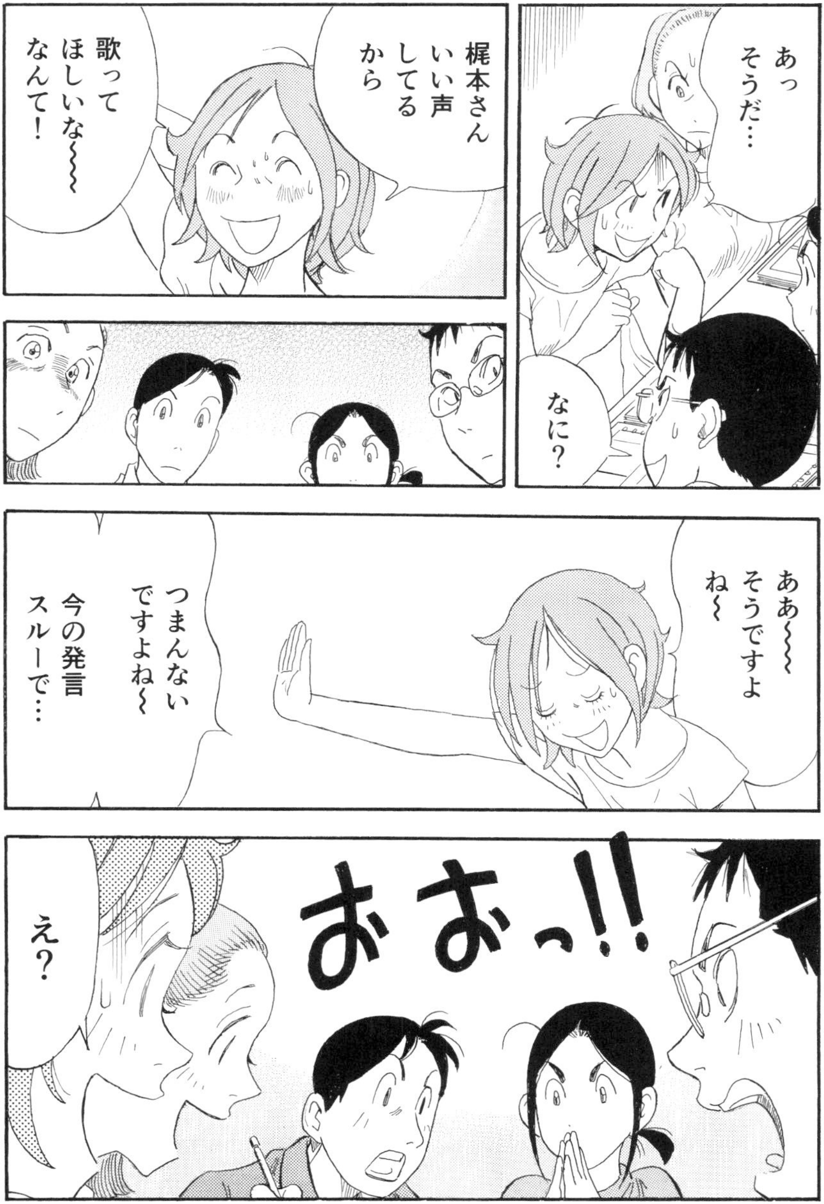
あっ そうだ…
梶本さん いい声してるから
歌ってほしいな〜〜〜なんて！
なに？
ああ〜〜〜そうですよね〜
つまんないですよね〜
今の発言スルーで…
おおっ!!
え？

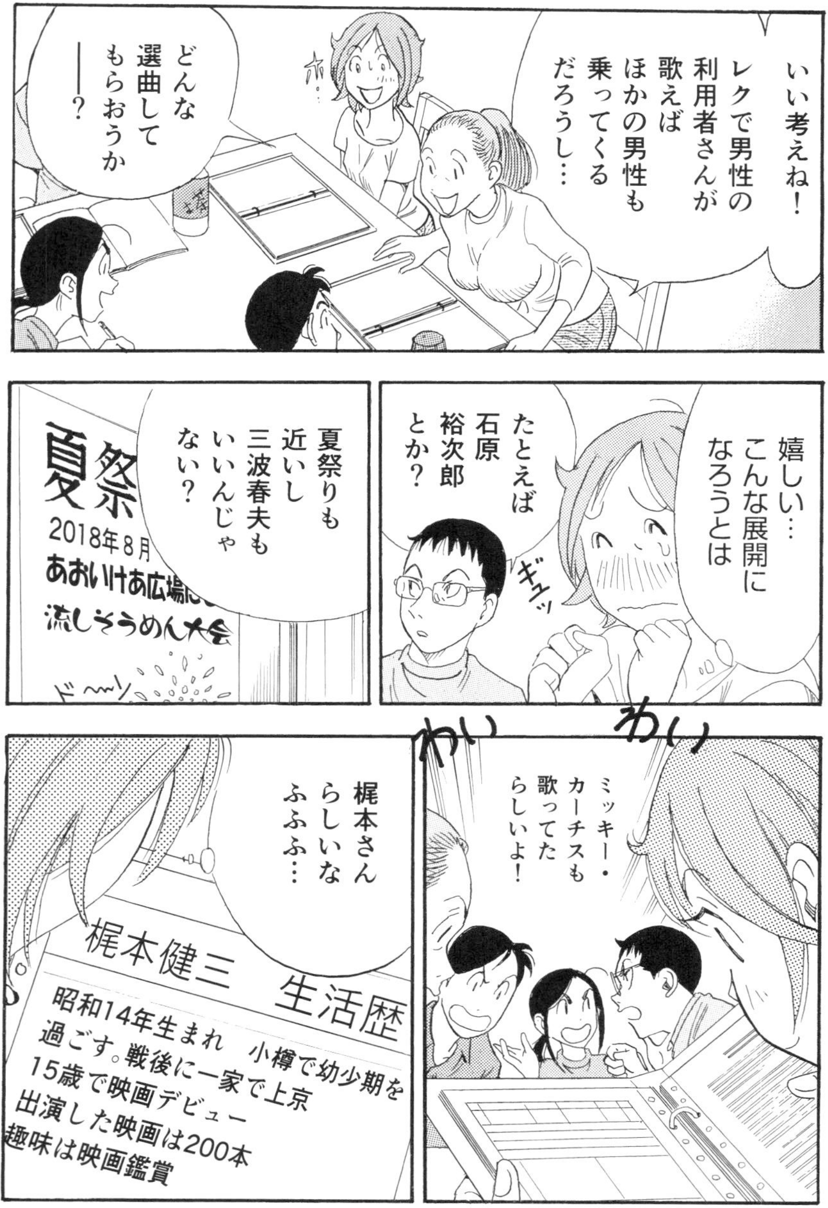
いい考えね！レクで男性の利用者さんが歌えばほかの男性も乗ってくるだろうし…
どんな選曲してもらおうか——？
嬉しい…こんな展開になろうとは
ギュッ
たとえば石原裕次郎とか？
夏祭りも近いし三波春夫もいいんじゃない？
夏祭
2018年8月
あおいけあ広場に
流しそうめん大会
ド〜ン
わい わい
ミッキー・カーチスも歌ってたらしいよ！
梶本さんらしいなふふふ…
梶本健三　生活歴
昭和14年生まれ　小樽で幼少期を
過ごす。戦後に一家で上京
15歳で映画デビュー
出演した映画は200本
趣味は映画鑑賞

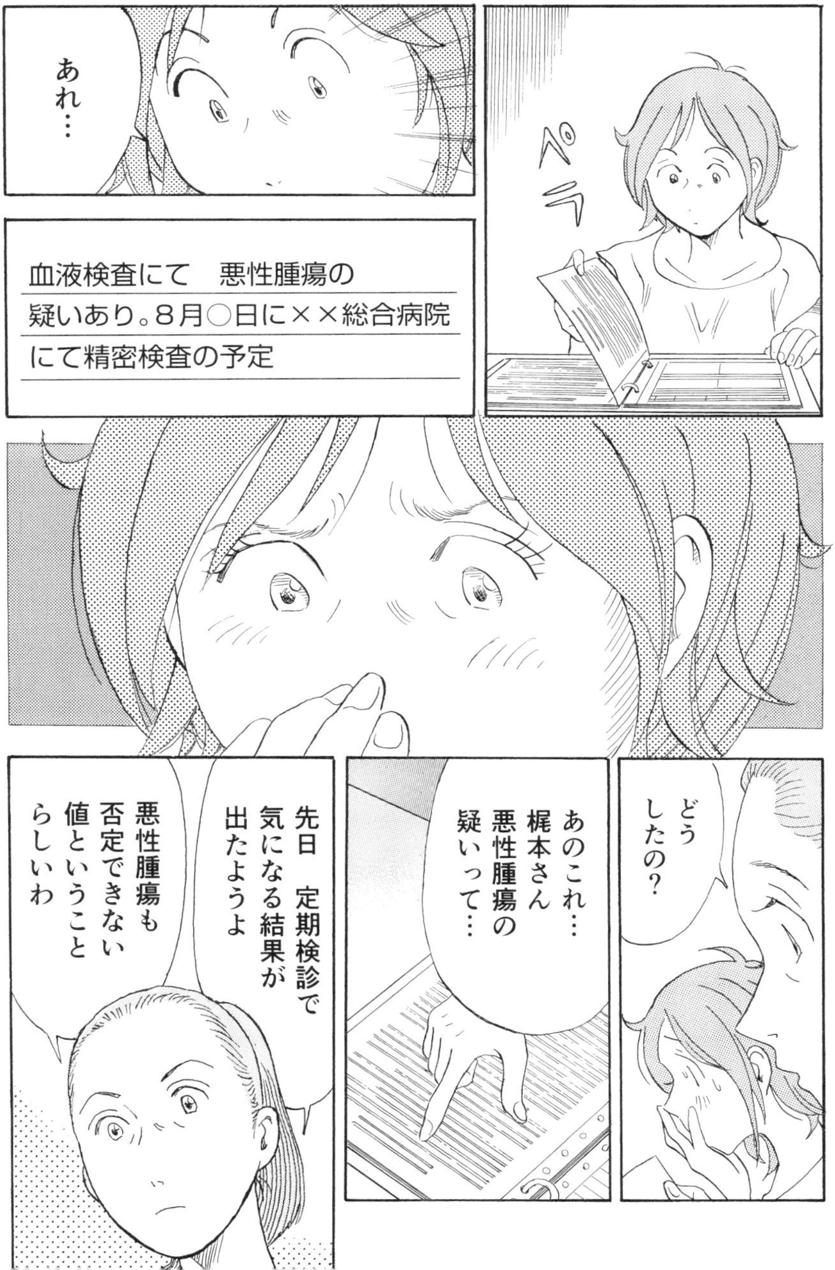
ペラ
あれ…
血液検査にて　悪性腫瘍の
疑いあり。8月○日に××総合病院
にて精密検査の予定
どうしたの？
あのこれ…梶本さん悪性腫瘍の疑いって…
先日　定期検診で気になる結果が出たようよ
悪性腫瘍も否定できない値ということらしいわ

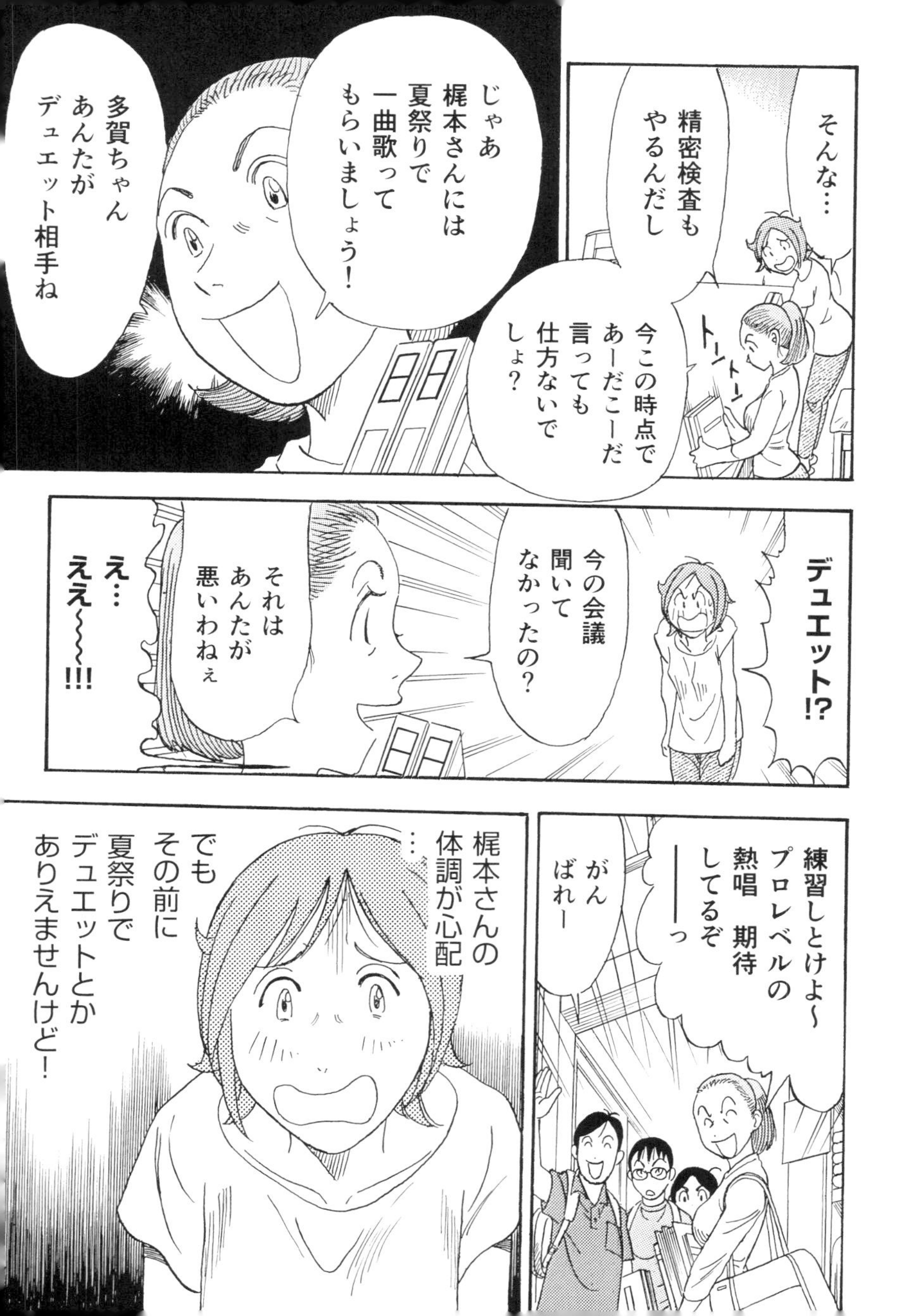
そんな…
精密検査もやるんだし
今この時点であーだこーだ言っても仕方ないでしょ？
トーントーン
じゃあ梶本さんには夏祭りで一曲歌ってもらいましょう！
多賀ちゃんあんたがデュエット相手ね
デュエット!?
今の会議聞いてなかったの？
それはあんたが悪いわねぇ
え…ええ〜〜〜!!!
練習しとけよ〜
プロレベルの熱唱期待してるぞ——っ
がんばれー
梶本さんの体調が心配…
でもその前に夏祭りでデュエットとかありえませんけど！

アイデンティティと
ストレングスに目を向ける

「アセスメント」とは、要するに要介護のお年寄り個人に関する情報を集めた記録のことです。この章では、多賀さんがアセスメントシートをどう扱うかで四苦八苦してましたね。

お年寄りを前にすると、私たちは、その人の「弱み」に目を向けがちです。「認知症と診断されています」「物盗られ妄想があります」「左半身に麻痺《まひ》があります」――こんな具合に、気がつけば高齢者の欠点ばかりを探してたりしますよね。

でも、本当に必要なのは、そんな情報じゃありません。目の前にお年寄りがいたとして、私が知りたいと思うのは、その人の生活歴です。具体的には、

「この人はどこで生まれて、何を食べて生きてきたのか」
「どんな仕事をしてきて、何に誇りを持っていたのか」
「家庭や家族の状況はどうか。最期のときをどこで過ごしたいと思っているか」
「趣味は何か。車が好きなら、トヨタが好きか、それともホンダか日産か」
「酒好きなら、どんな種類の酒が好きなのか。焼酎なら芋か、麦か」

などが挙げられます。本人の口癖なんかもいいですね。

「おじいちゃんは、『俺は死ぬまで自分の足で歩く』といつも言ってます」

っていうのも、有益な情報です。とにかく広く・深く知りたいのです。
そんな生活歴に関する情報を得るため、「あおいけあ」のスタッフは、わざわざ利用者の自宅にお邪魔して昔のアルバムを見たり、本人や家族と会話を重ねたりしています。
スタッフ同士も、世間話や雑談を通して、あるいはマンガで出てきたケース会議などで情報交換して、じいちゃん・ばあちゃんのことを単なる「要介護者」「認知症の人」ではなく、「○○さん」という人間として多面的に理解するよう努めているんです。

その人の「存在意義」と「強み」にこそ着目を

家族状況はともかく、なぜ趣味や嗜好・口癖など、個人の些細な情報まで必要なのか。
お年寄りの「アイデンティティ（identity）」と「ストレングス（strength）」が知りたいからです。
アイデンティティには、いろいろな訳語がありますが、ここでは「存在意義」を意味すると思ってください。お年寄りの場合は、「その人が人生のなかで大切にしてきたこと」が、アイデンティティであることが多いようです。
たとえば、マンガには元庭師のショウジさんが登場しましたが、彼のように、生き生きと剪定作業に取り組むじいちゃんが、「あおいけあ」には本当にいます。そのじいちゃんにとっては、庭師という「職業」がアイデンティティなわけです。

職業でないこともあります。女性なら「主婦として家を守った」ことかもしれないし、私みたいに吹奏楽に熱を上げている人だったら「楽器演奏」に生きがいを見出しているかもしれません。

一方、ストレングスとは「強み」のことです。「得意なこと」「できること」と言い換えてもいいでしょう。もちろんお年寄りですから、加齢や病気・障害でできなくなることだってあります。でもたとえば、「歩けなくて車イス生活だけど、手は動くので包丁を使って料理ができる」なら、その「包丁で料理ができる」ことは十分、強みだと言えます。

誰かが自分に関心を持ってくれる――これって、人間にとって最高に幸せなことですよね。**認知症があっても、自分に関心を持ってくれる人に対しては、確実に「いい感情」が芽生える**ものです。

ところが、そのときに「弱点」を探されたら、人はどう感じるでしょうか。欠点に注目されて、「困った人だ」と言われたら……、「よりよい人間関係」なんか構築できません。じいちゃん・ばあちゃんが怒ったり、落ち込んだり、不穏になっても、当然でしょう? だから弱みを探すのではなく、意識的にその人の強みを探してほしいのです。

きちんとお願いすれば動いてくれる

実際、アイデンティティとストレングスに注目すれば、自立支援につながる声かけや接し方は自《おの》ずと見つかります。

たとえば、ある男性は、認知症のためトイレの場所がわからなくなり、自宅のあちこちで排尿していました。家族は毎日、後片付けに追われて、すっかり疲弊していたそうです。

その男性には、認知症の他これといった持病はなく、身体は壮健です。元の職業を聞いてみると、車の修理工だったとのことでした。ここにアイデンティティがありそうです。

修理ができたわけですから、車の知識もあるでしょう。「強み」が見つかりそうな気がします。となれば、こんな声かけをしてみたくなりますよね。

「すみません、○○さん、車に詳しいって聞いたんですけど、うちの送迎車のタイヤ交換をお願いできませんか?」

すると、男性は驚くほど手際よくタイヤ交換をしてくれました。家族もこの一件を非常に喜び、元気だった頃を思い出して関係がよくなったそうです。

もちろん、いつもこんなにうまくいくとは限りません。なかには、アイデンティティやストレングスを簡単には見出せない高齢者もいるはずです。男性で営業系の職種、趣味もとくになし……といった人がそうですね。

でも、たとえば、女性スタッフが、「○○さーん、お願いしますよー」と笑顔&頼る感じで声をかけると、「しょうがねえなあ」と動いてくれることも多いのです。頼られると悪い気はしないし、少なくともいい感情は残ると思います。

大切なのは言葉ではなく介護者の心根

介護の世界ではよく、お年寄りの「その人らしさ」を大切にしようと言われます。

私は、**「その人らしさ」とは、「本人が得意なことをしてほめられ、楽しい時間を過ごしている」ときにこそ発揮される**と思っています。そのような時間のなかでは、お年寄りの心身はどんどん元気になっていき、欠けている部分が気にならなくなります。

また、介護する・されるという関係は、介護者に負担がかかるだけでなく、お年寄りも後ろめたさを感じるものです。しかし、自分の経験や知識を活かして役に立てるのであれば、それも解消されるでしょう。

「お義母《かあ》さん、忙しいのでジャガイモの皮をむくのを手伝ってください」

と頼まれて、ひとしきり皮むきをした後で、
「ありがとうございます、助かります」
と感謝されながら暮らしていれば、たいていの人は穏やかに過ごせると思いませんか？
誤解のないようにつけ加えますが、作業をお願いしたり、お世辞を言ったり、お礼を言いさえすれば、それがいいケアになるわけではありません。**私たちがどれだけ本気で「その人」に関心を向けているか、それがいちばん重要です。**
「認知症はこういう病気だから、こういう声かけがいい」という発想はＮＧ。他に代わりのいない主体として、じいちゃん・ばあちゃんと接する――そんな「本人主権」の考えが根っこになければ、どんなキレイな言葉も上っ面だけになってしまうでしょうね。

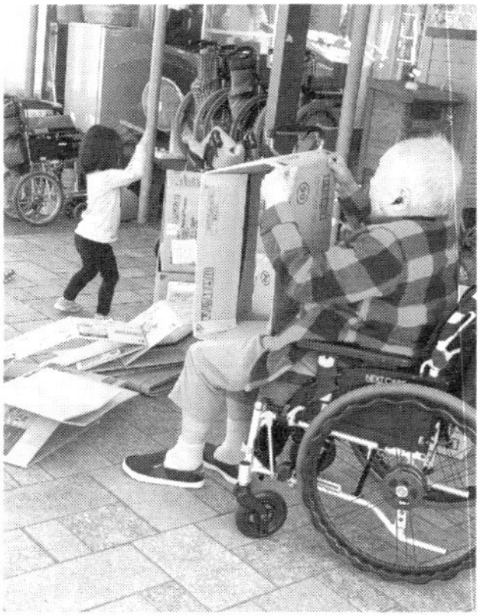
事業所の庭先で。このあと大量の段ボールがきれいに片付けられてしまいました！

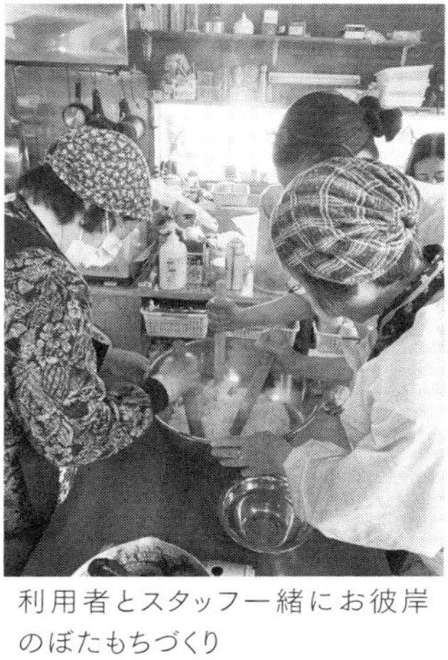
利用者とスタッフ一緒にお彼岸のぼたもちづくり

第4章

境界線をぶっ壊せ！

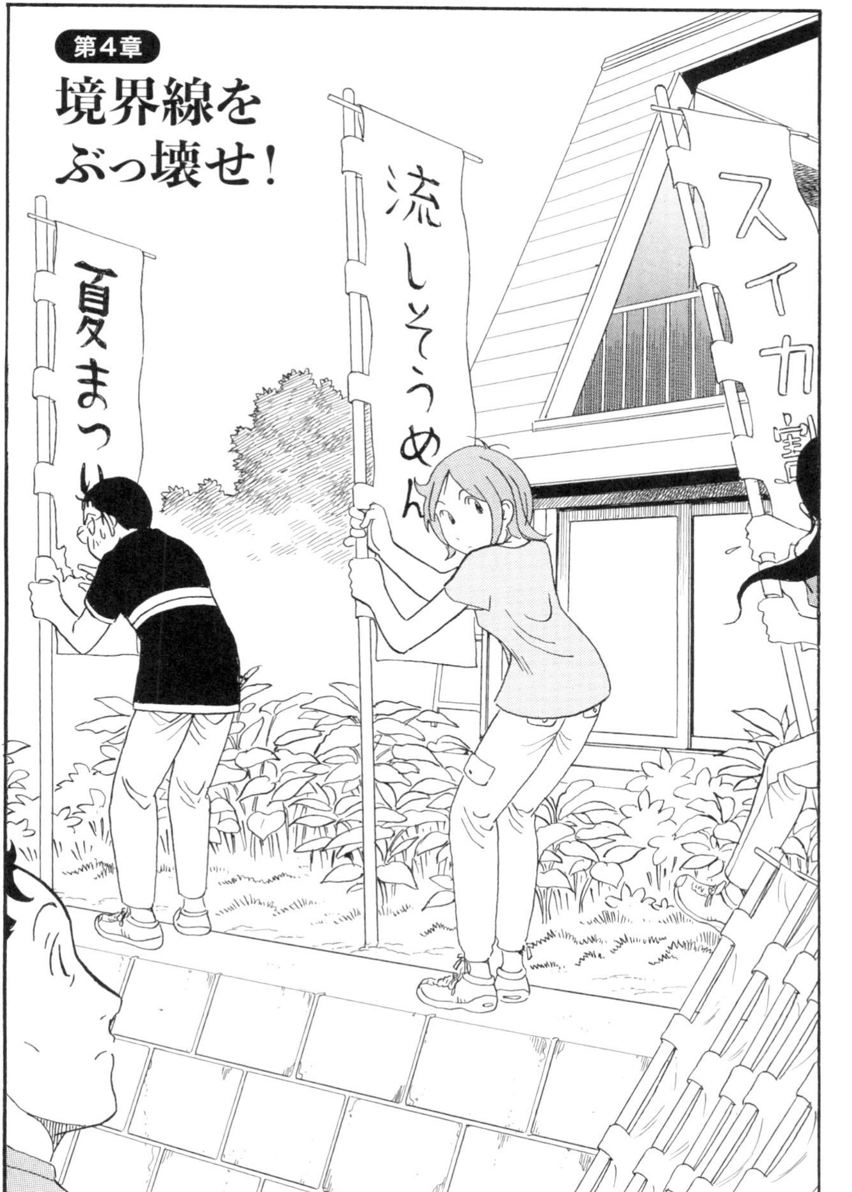

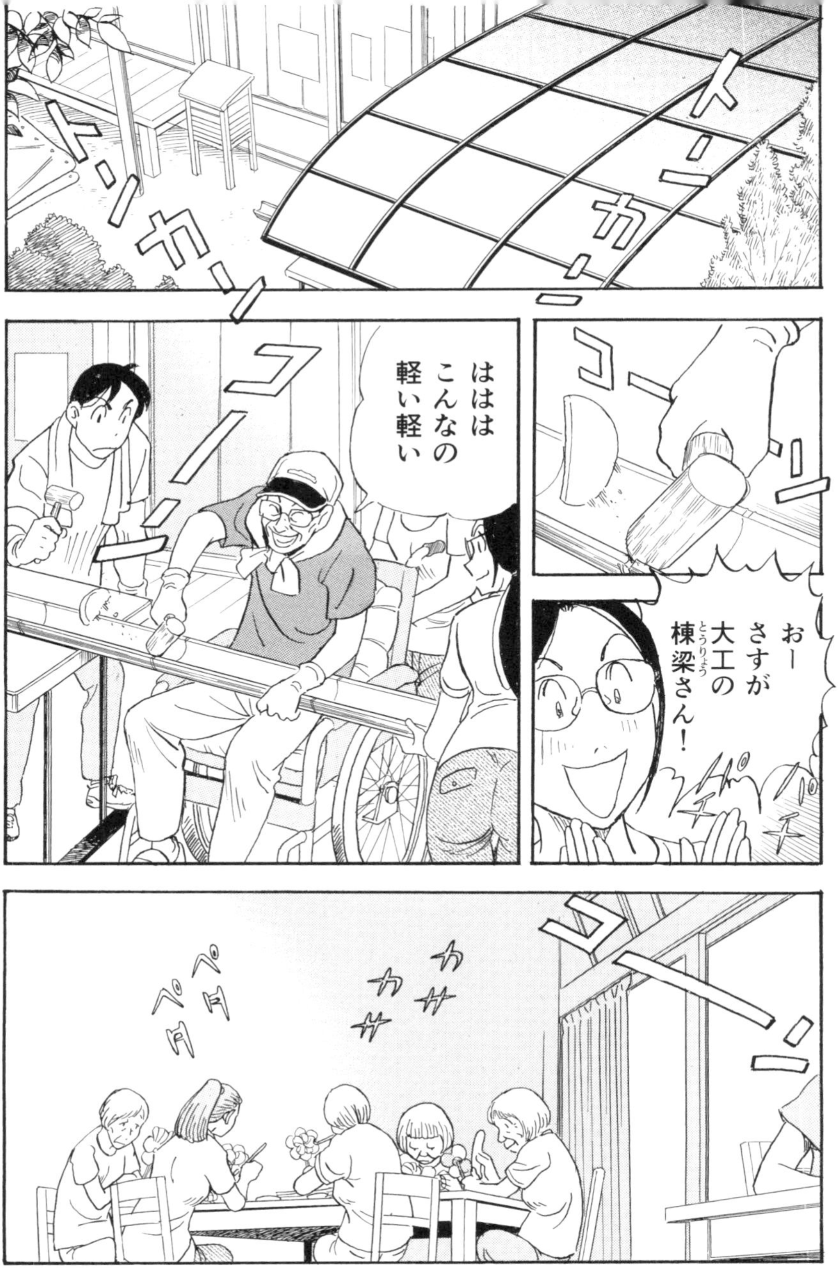
トーンカーン
トンカーン
コーン
ははは
こんなの
軽い軽い
コーン
おー
さすが
大工の
棟梁《とうりょう》さん！
パチパチ
コーン
カサカサ
ペタペタ

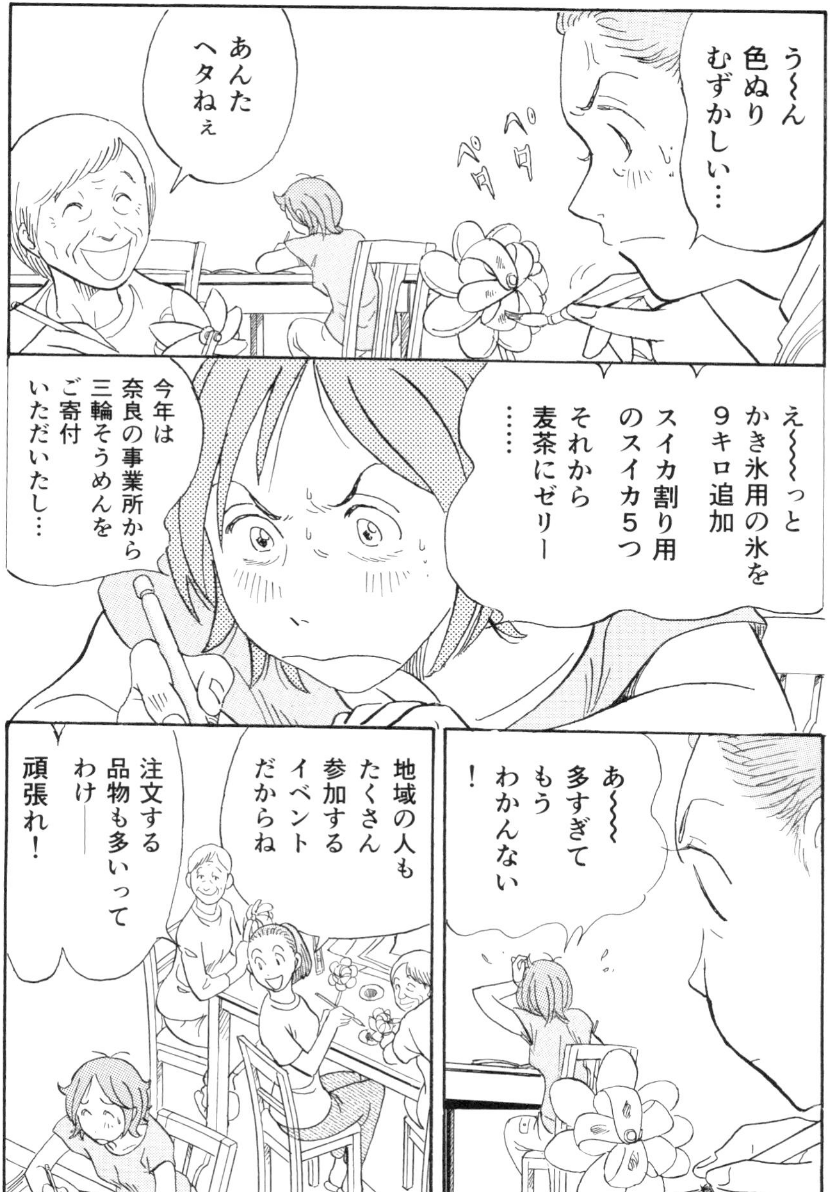
う〜ん色ぬりむずかしい…
ペロペロ
あんたヘタねぇ
え〜〜〜っとかき氷用の氷を9キロ追加スイカ割り用のスイカ5つそれから麦茶にゼリー……
今年は奈良の事業所から三輪そうめんをご寄付いただいたし…
あ〜〜〜多すぎてもうわかんない！
地域の人もたくさん参加するイベントだからね
注文する品物も多いってわけ——
頑張れ！

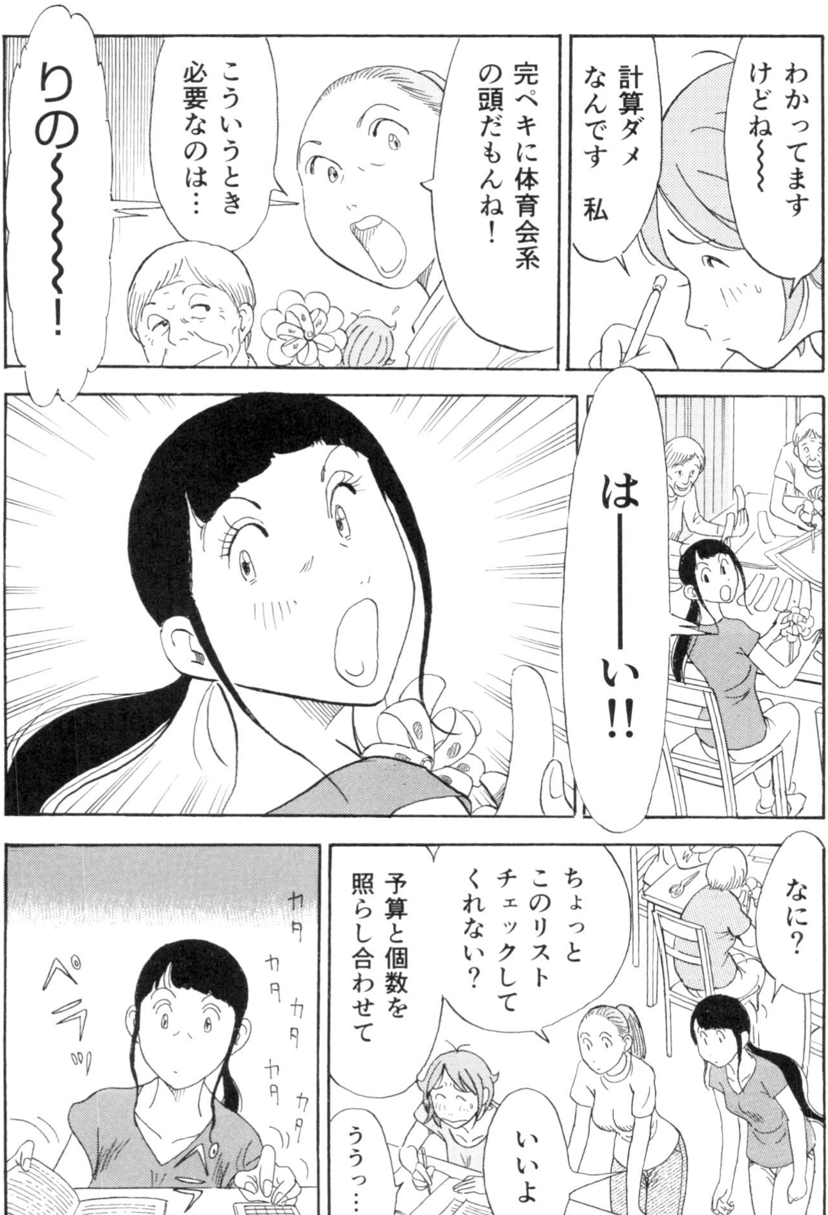
わかってます
けどね〜〜〜
計算ダメ
なんです 私
完ペキに体育会系
の頭だもんね！
こういうとき
必要なのは…
りの〜〜〜〜〜！
は──い!!
なに？
ちょっと
このリスト
チェックして
くれない？
予算と個数を
照らし合わせて
いいよ
ううっ…
ペラ
ペラ
カタ
カタ
カタ
カタ
カタ

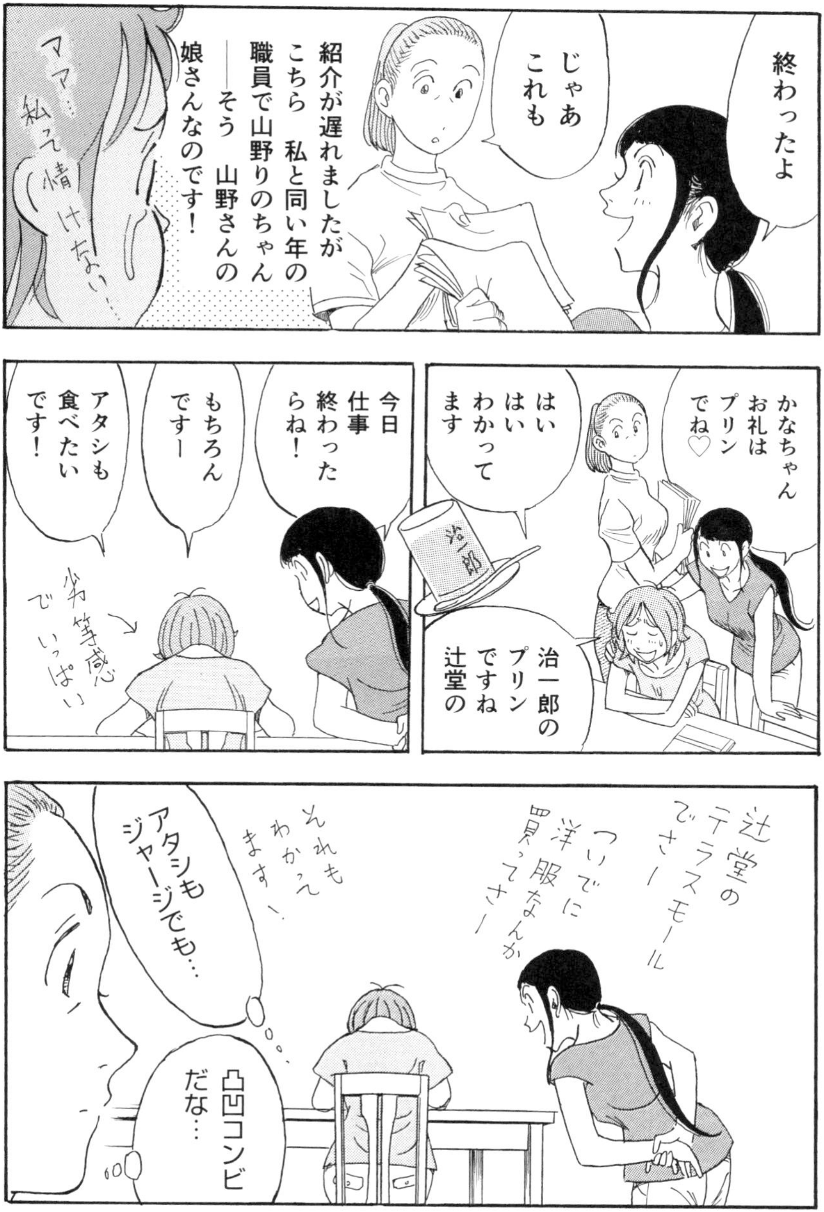

終わったよ
じゃあ これも
紹介が遅れましたが こちら 私と同い年の 職員で山野りのちゃん ——そう 山野さんの 娘さんなのです!
ママ… 私って情けない…
かなちゃん お礼は プリンでね♡
はい はい わかってます
治一郎
治一郎の プリン ですね 辻堂の
今日 仕事 終わったらね!
もちろんです—
アタシも 食べたい です!
劣等感でいっぱい
辻堂の テラスモール でさー
ついでに 洋服なんか 買ってさー
それも わかってます!
アタシも ジャージでも…
凸凹コンビ だな…

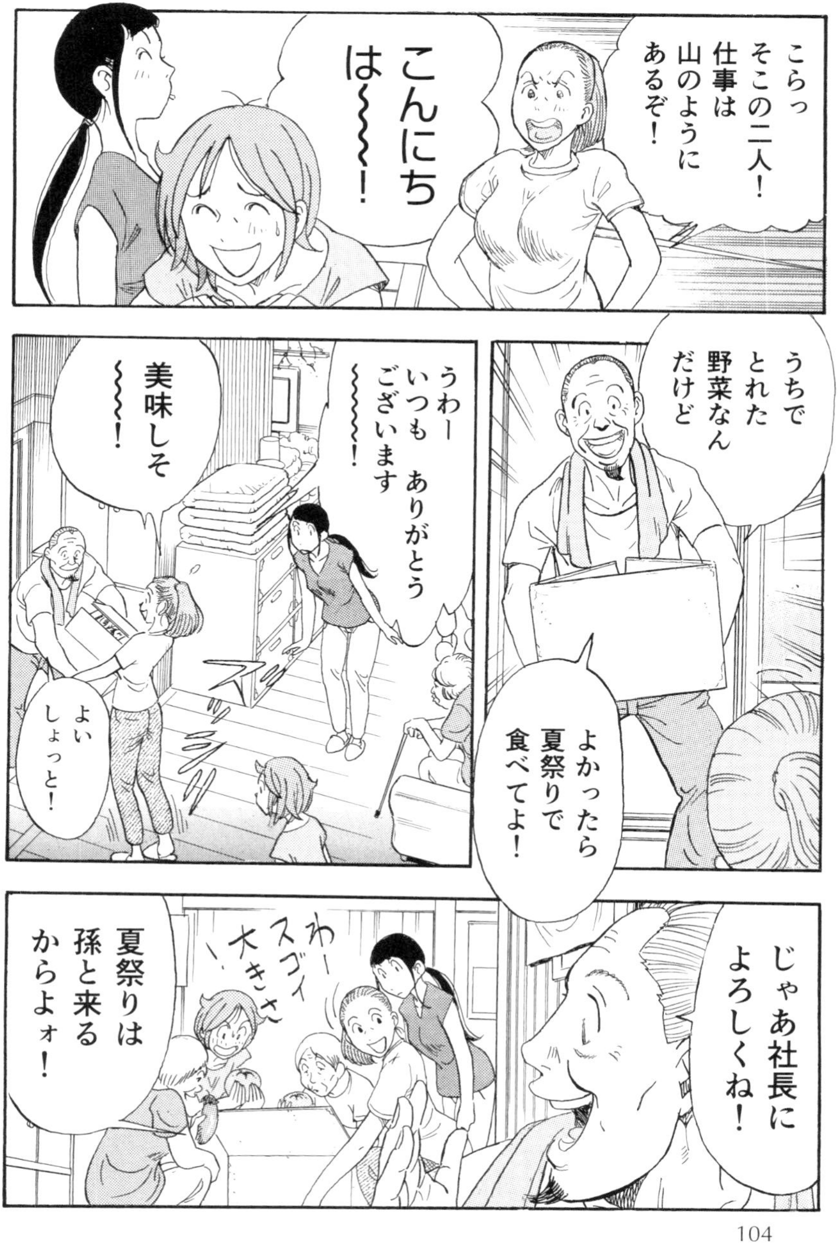
こらっ そこの二人！ 仕事は山のようにあるぞ！
こんにちは～～～！
うちでとれた野菜なんだけど
よかったら夏祭りで食べてよ！
うわー いつも ありがとうございます～～～！
美味しそ～～～！
よいしょっと！
じゃあ社長によろしくね！
夏祭りは孫と来るからよォ！
わースゴイ大きさ！

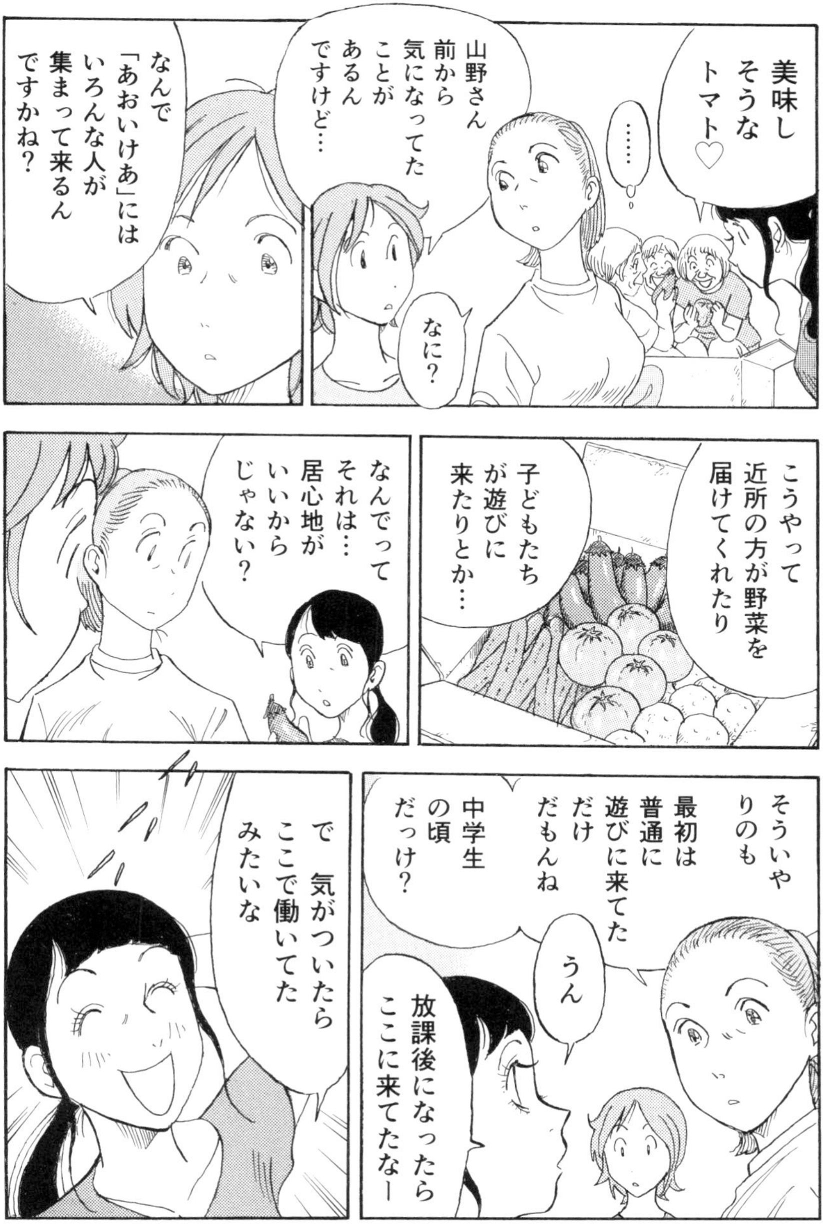
美味しそうなトマト♡
……
山野さん前から気になってたことがあるんですけど…
なに？
なんで「あおいけあ」にはいろんな人が集まって来るんですかね？
こうやって近所の方が野菜を届けてくれたり
子どもたちが遊びに来たりとか…
なんでってそれは…居心地がいいからじゃない？
そういやりのも最初は普通に遊びに来てただけだもんね
中学生の頃だっけ？
うん
放課後になったらここに来てたなー
で 気がついたらここで働いてたみたいな

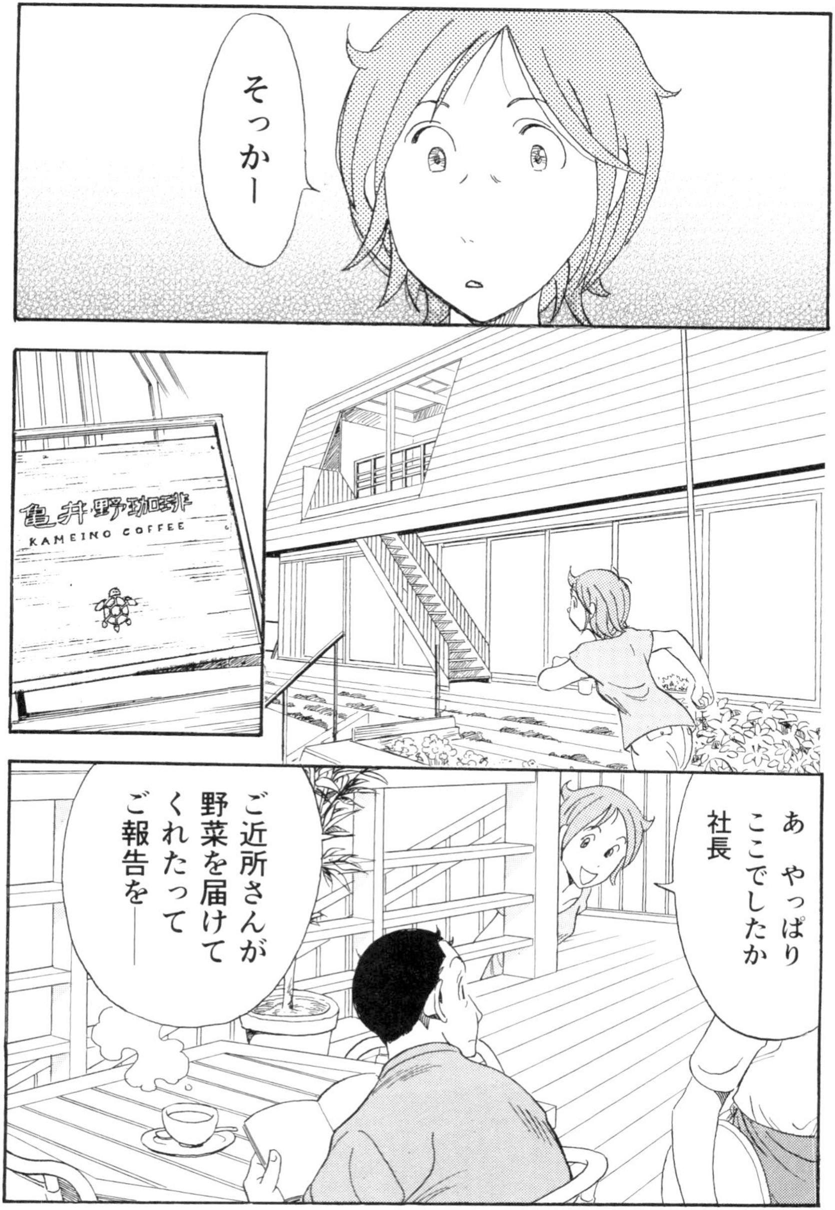
そっかー
亀井野珈琲
KAMEINO COFFEE
あ やっぱり
ここでしたか
社長
ご近所さんが
野菜を届けて
くれたって
ご報告を——

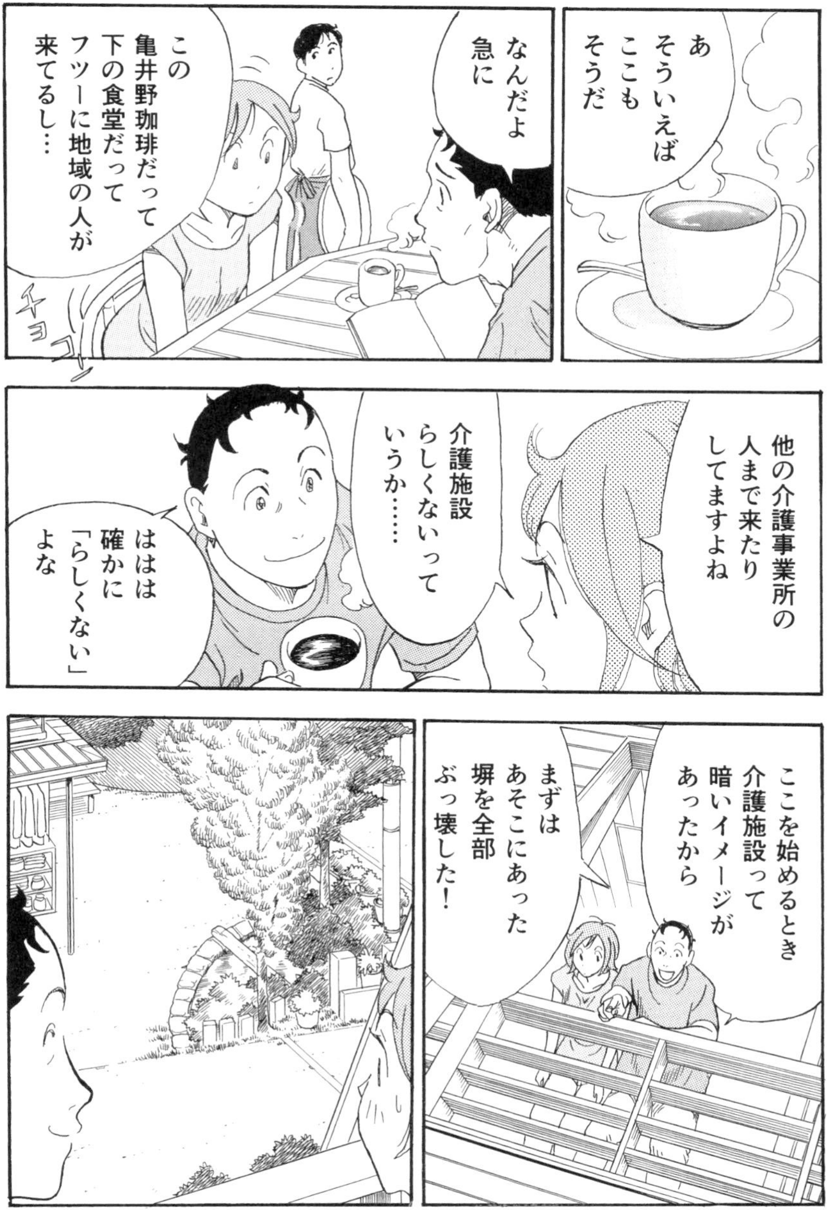
あ
そういえば
ここも
そうだ
なんだよ
急に
この
亀井野珈琲だって
下の食堂だって
フツーに地域の人が
来てるし…
チョコン
他の介護事業所の
人まで来たり
してますよね
介護施設
らしくないって
いうか……
ははは
確かに
「らしくない」
よな
ここを始めるとき
介護施設って
暗いイメージが
あったから
まずは
あそこにあった
塀を全部
ぶっ壊した!

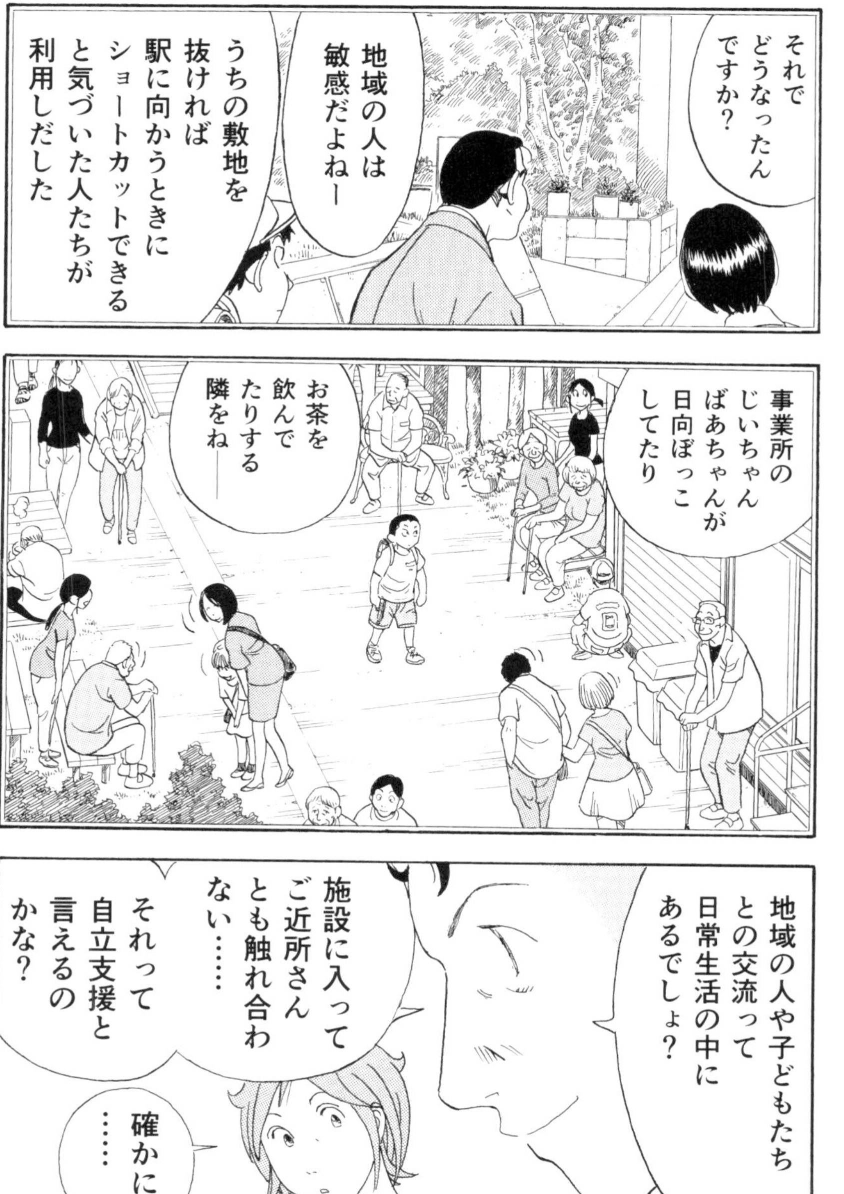
それでどうなったんですか？
地域の人は敏感だよねー
うちの敷地を抜ければ駅に向かうときにショートカットできると気づいた人たちが利用しだした
事業所のじいちゃんばあちゃんが日向ぼっこしてたり
お茶を飲んでたりする隣をね——
地域の人や子どもたちとの交流って日常生活の中にあるでしょ？
施設に入ってご近所さんとも触れ合わない……
それって自立支援と言えるのかな？
確かに……

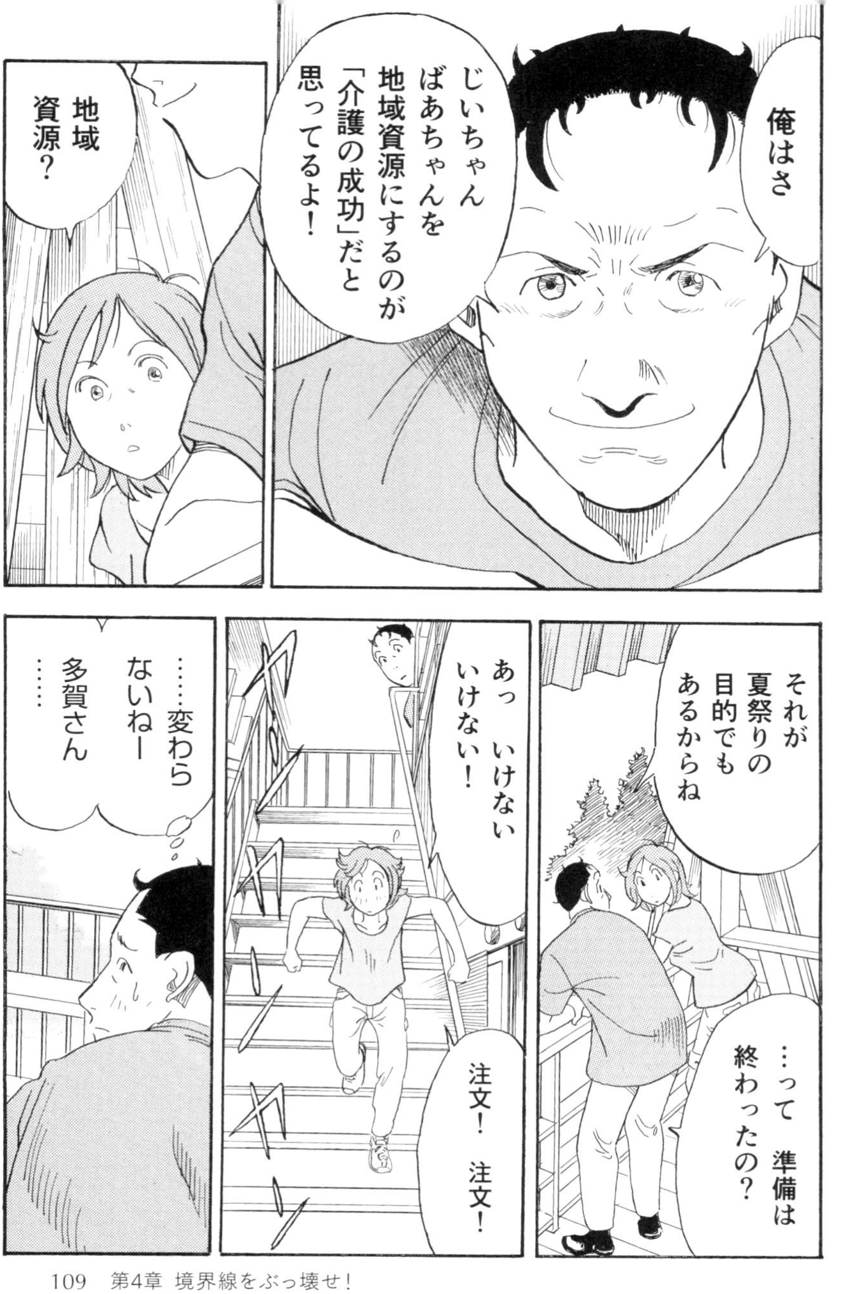
俺はさ
じいちゃん ばあちゃんを地域資源にするのが「介護の成功」だと思ってるよ!
地域資源?
それが夏祭りの目的でもあるからね
…って 準備は終わったの?
あっ いけない いけない いけない!
注文! 注文!
……変わらないねー 多賀さん ……

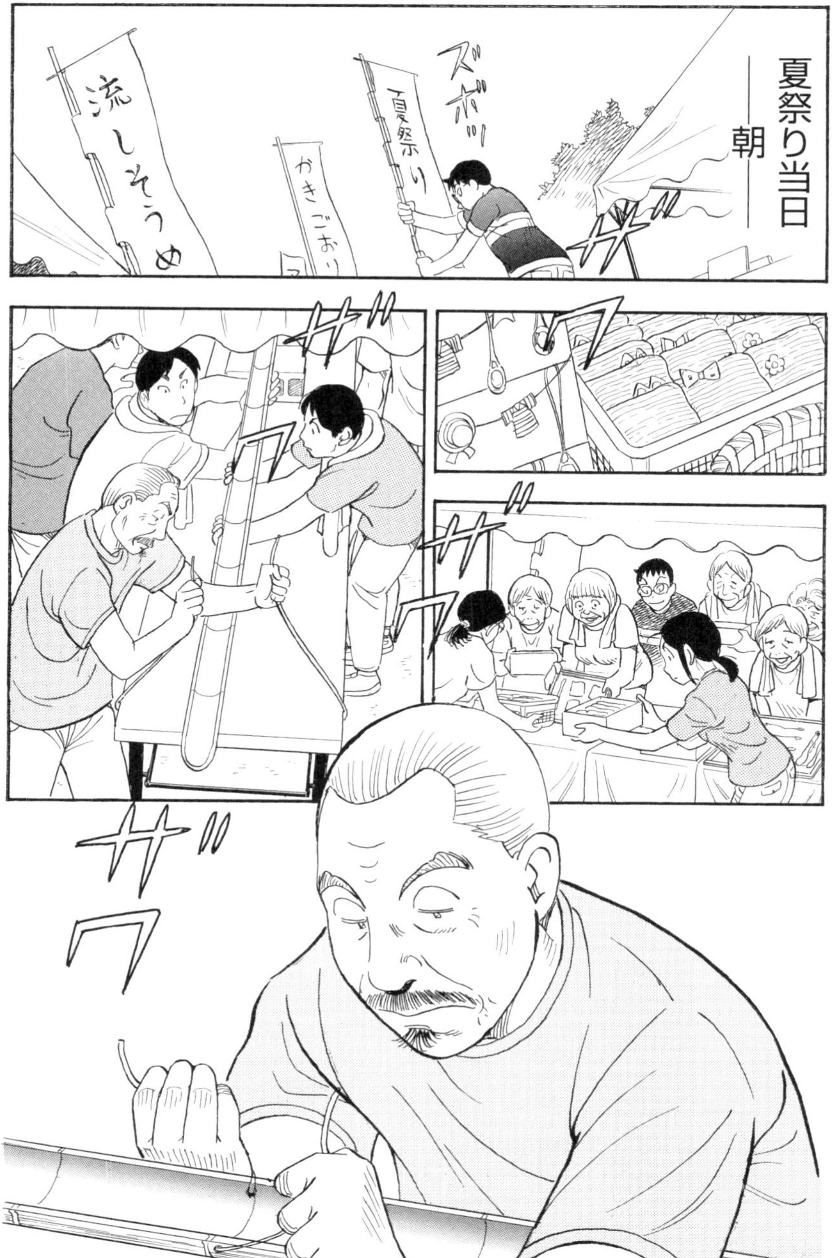
夏祭り当日
朝
ズボッ
流しそうめ
夏祭り
かきごおり
ガザッ
ザザッ
ガワ
ザワ
ザワ

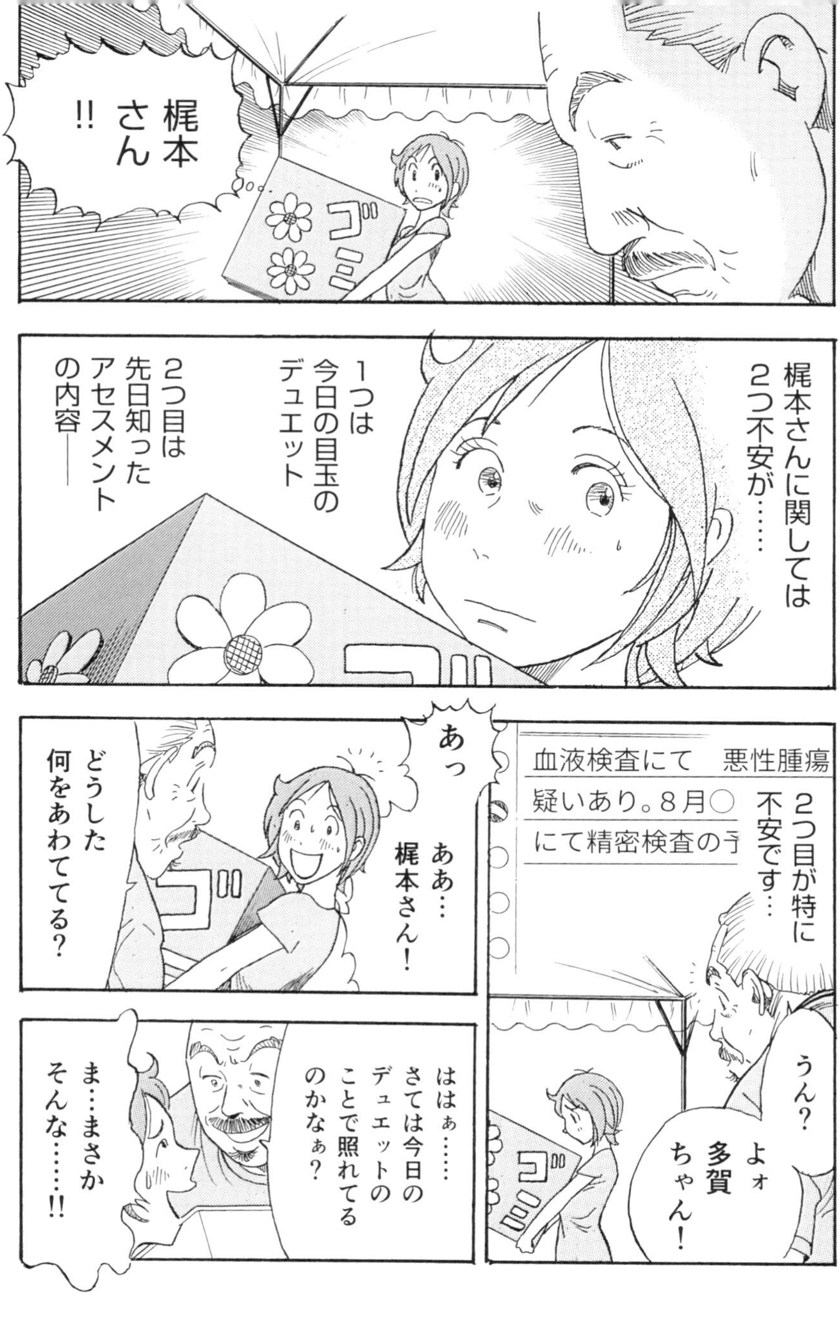

梶本さん!!
梶本さんに関しては
2つ不安が……
1つは今日の目玉のデュエット
2つ目は先日知ったアセスメントの内容——
血液検査にて　悪性腫瘍
疑いあり。8月○
にて精密検査の予
2つ目が特に不安です…
あっ
ああ…梶本さん!
どうした何をあわててる?
うん?
よォ多賀ちゃん!
ははぁ……さては今日のデュエットのことで照れてるのかなぁ?
ま…まさかそんな……!!

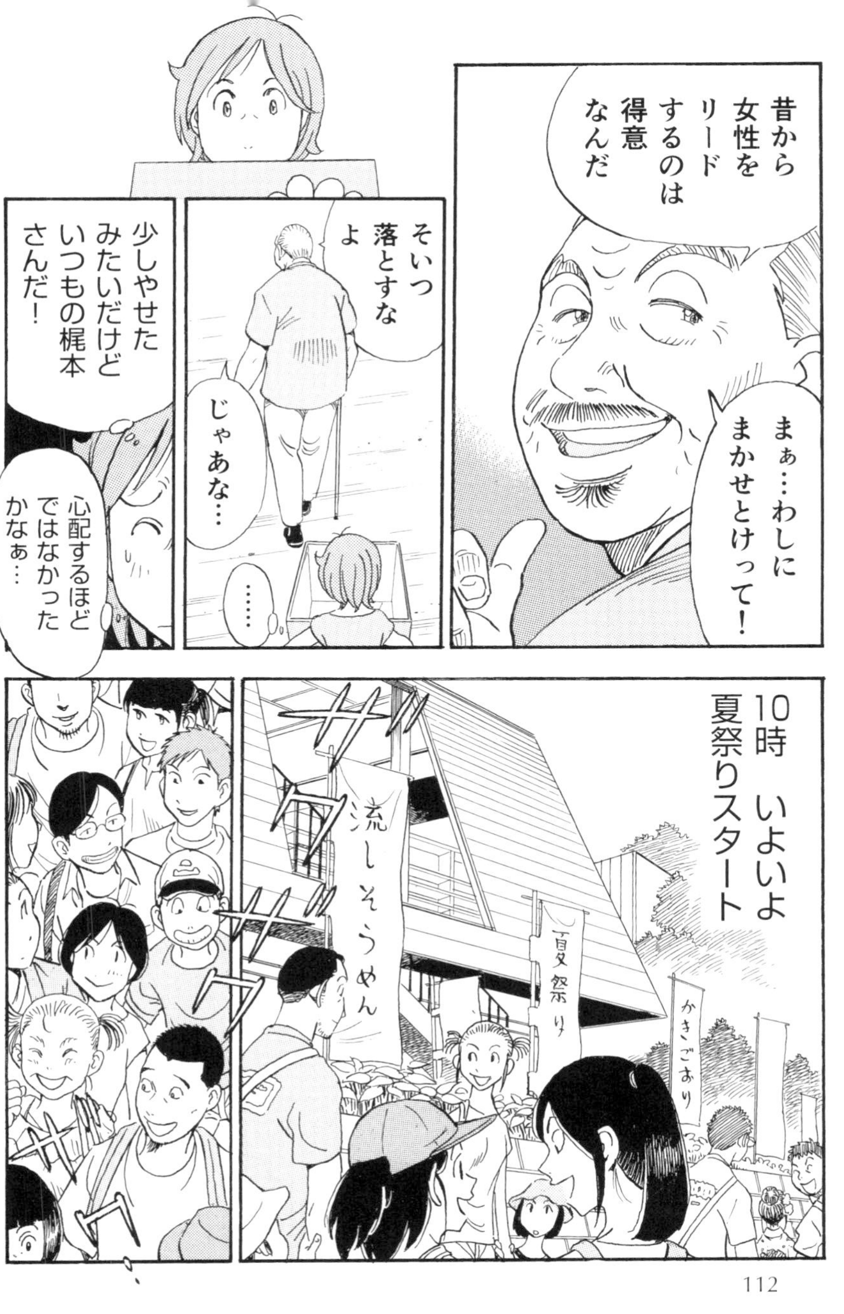

昔から女性をリードするのは得意なんだ
まぁ…わしにまかせとけって!
そいつ落とすなよ
じゃあな…
……
少しやせたみたいだけどいつもの梶本さんだ!
心配するほどではなかったかなぁ…
10時 いよいよ夏祭りスタート
流しそうめん
夏祭り
かきごおり

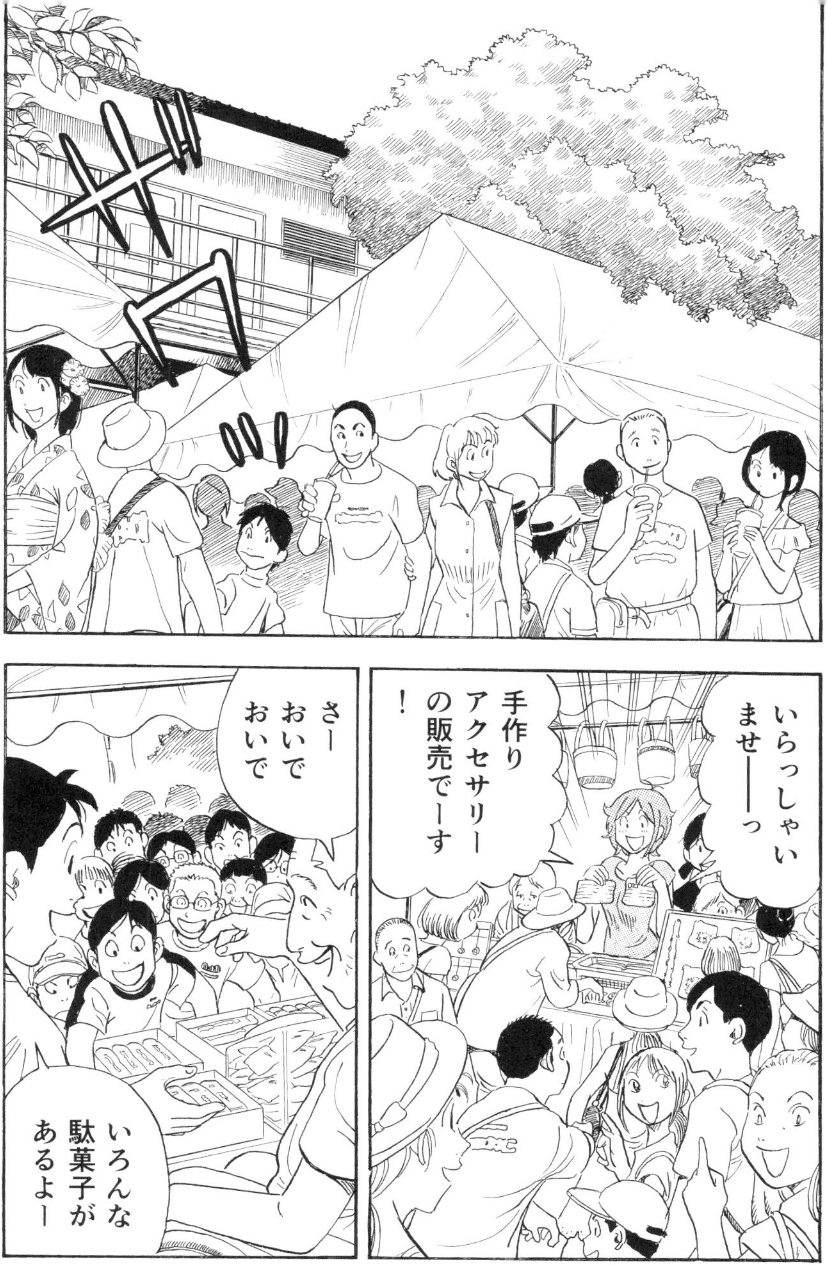

いらっしゃいませ——っ
手作りアクセサリーの販売でーす!
さーおいでおいで
いろんな駄菓子があるよー

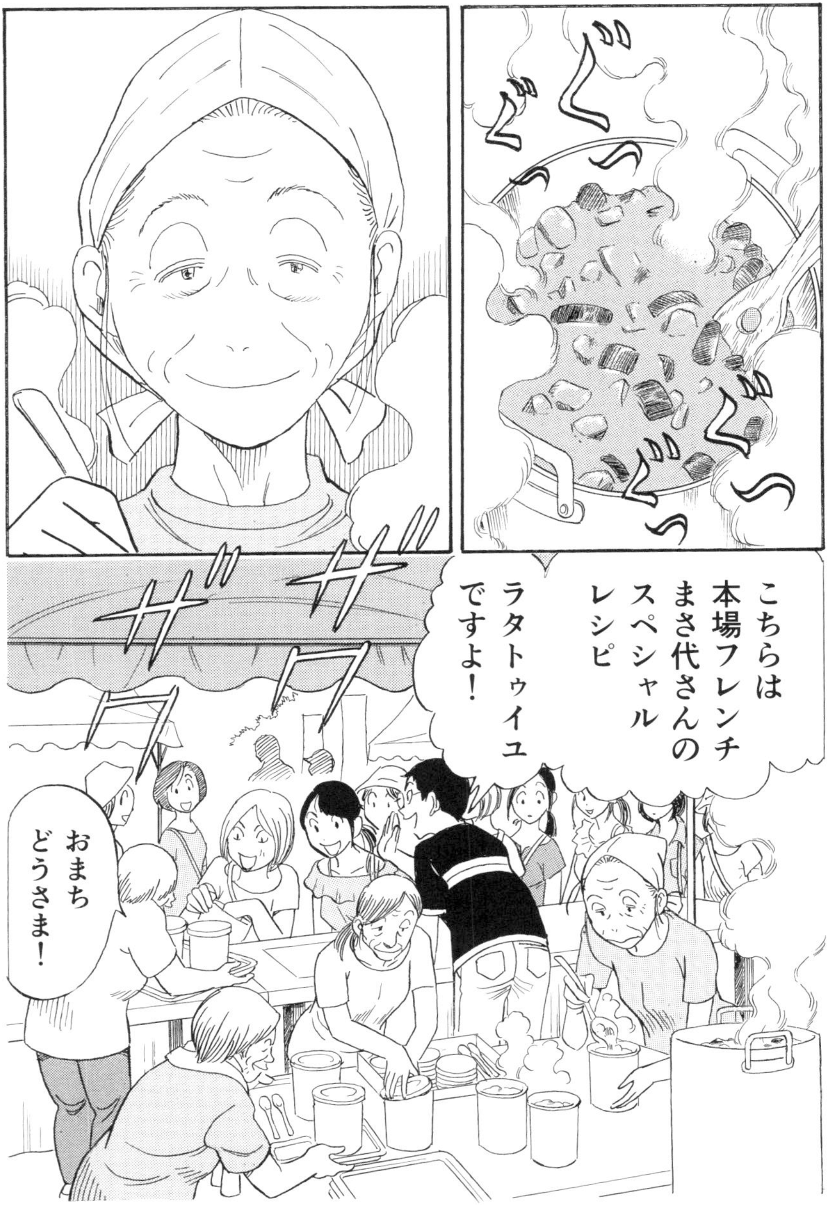
ぐつ
ぐつ
ぐつ
ぐつ
ザワ
ザワ
こちらは本場フレンチまさ代さんのスペシャルレシピ
ラタトゥイユですよ！
おまちどうさま！

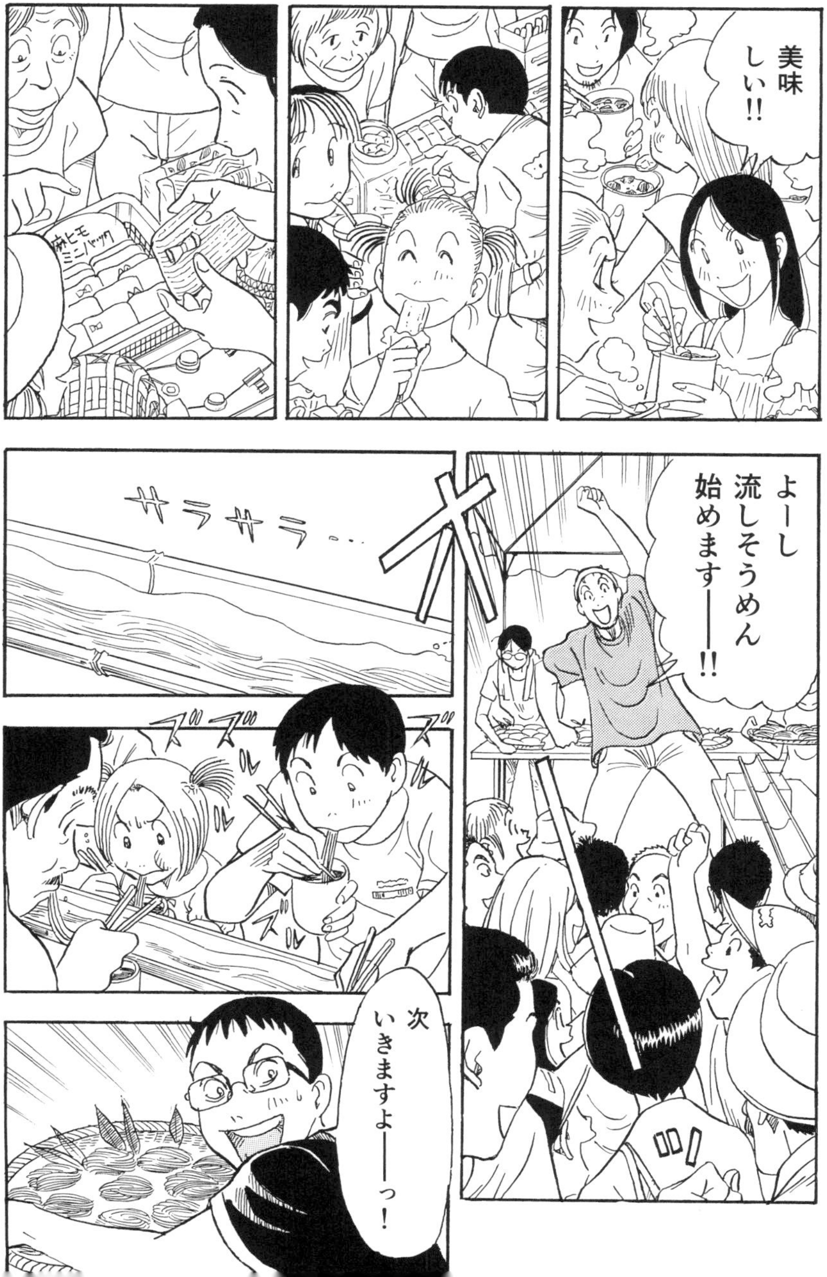
美味しい!!
麻ヒモ ミニバッグ
よーし流しそうめん始めます――!!
サラサラ…
次いきますよ――っ!

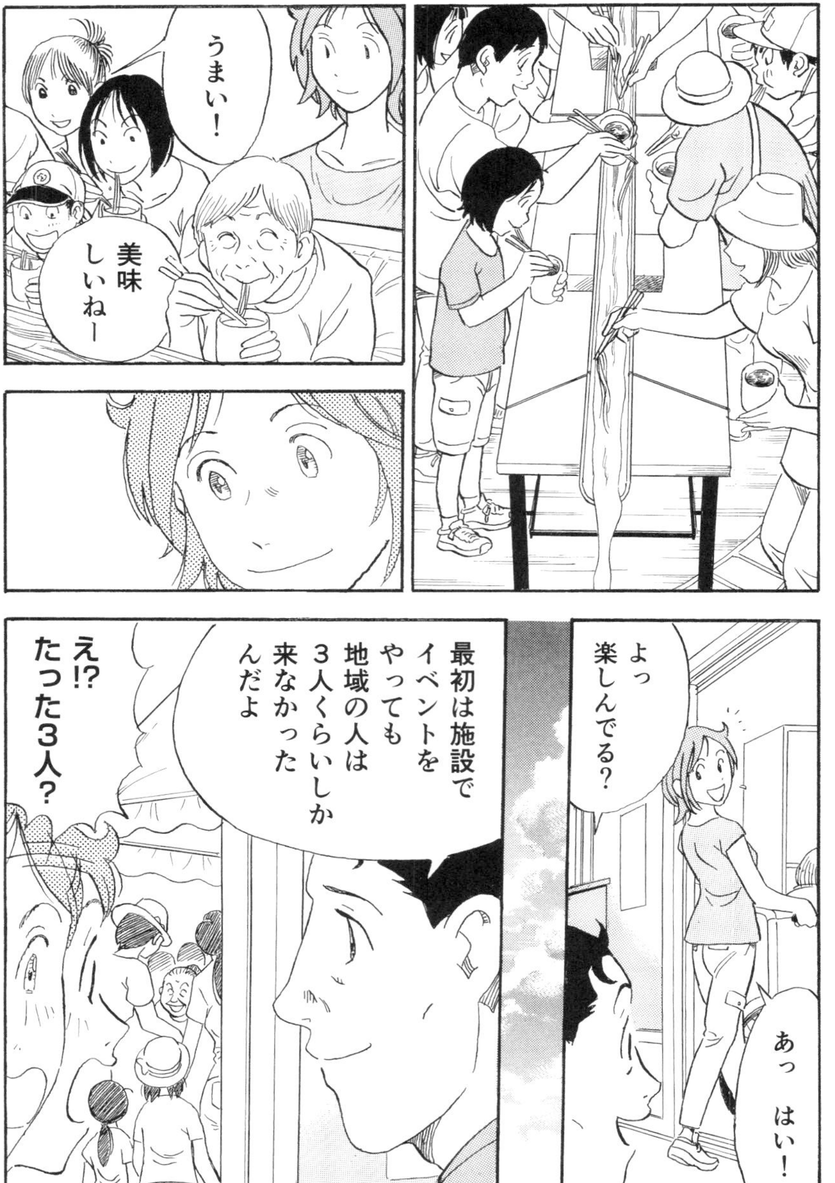
うまい！
美味しいねー
よっ
楽しんでる？
あっ　はい！
最初は施設でイベントをやっても地域の人は3人くらいしか来なかったんだよ
え!?
たった3人？

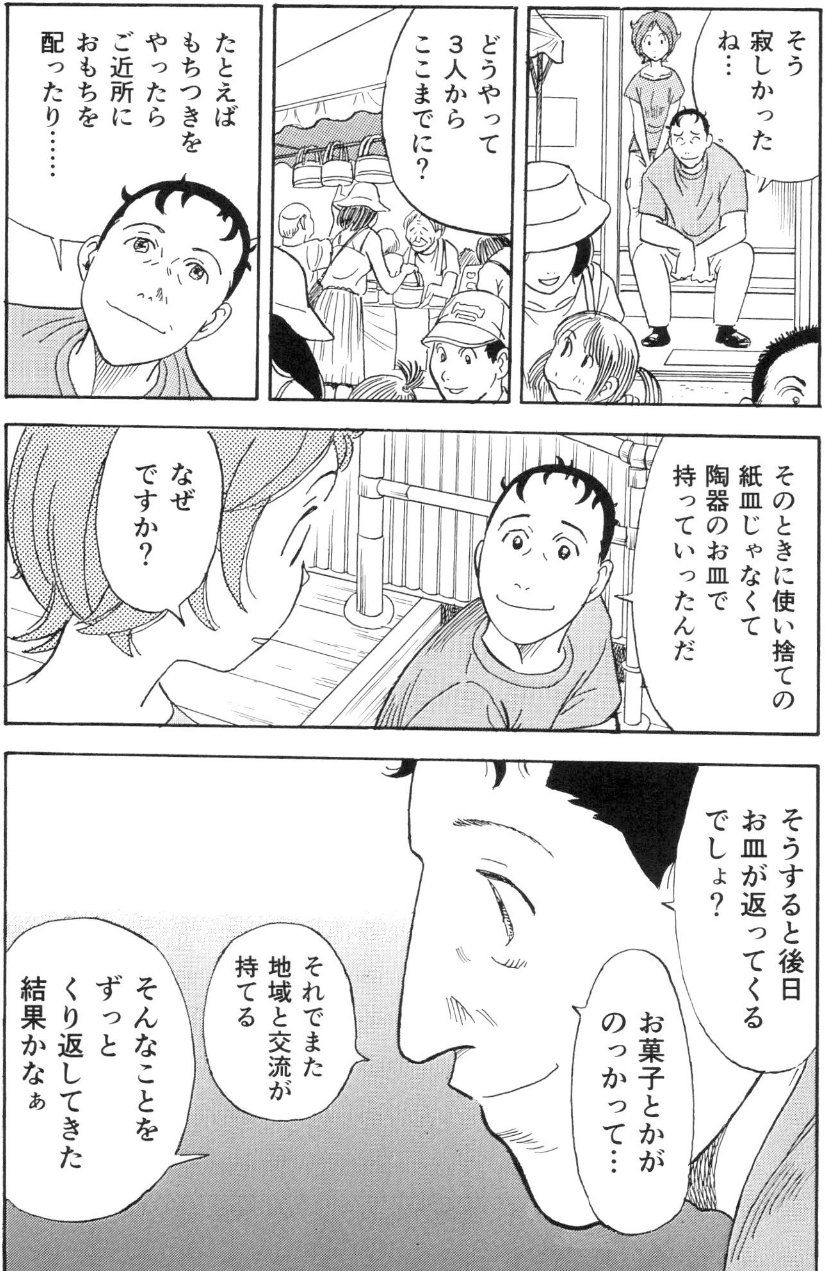

そう寂しかったね…
どうやって3人からここまでに？
たとえばもちつきをやったらご近所におもちを配ったり……
そのときに使い捨ての紙皿じゃなくて陶器のお皿で持っていったんだ
なぜですか？
そうすると後日お皿が返ってくるでしょ？
お菓子とかがのっかって…
それでまた地域と交流が持てる
そんなことをずっとくり返してきた結果かなぁ

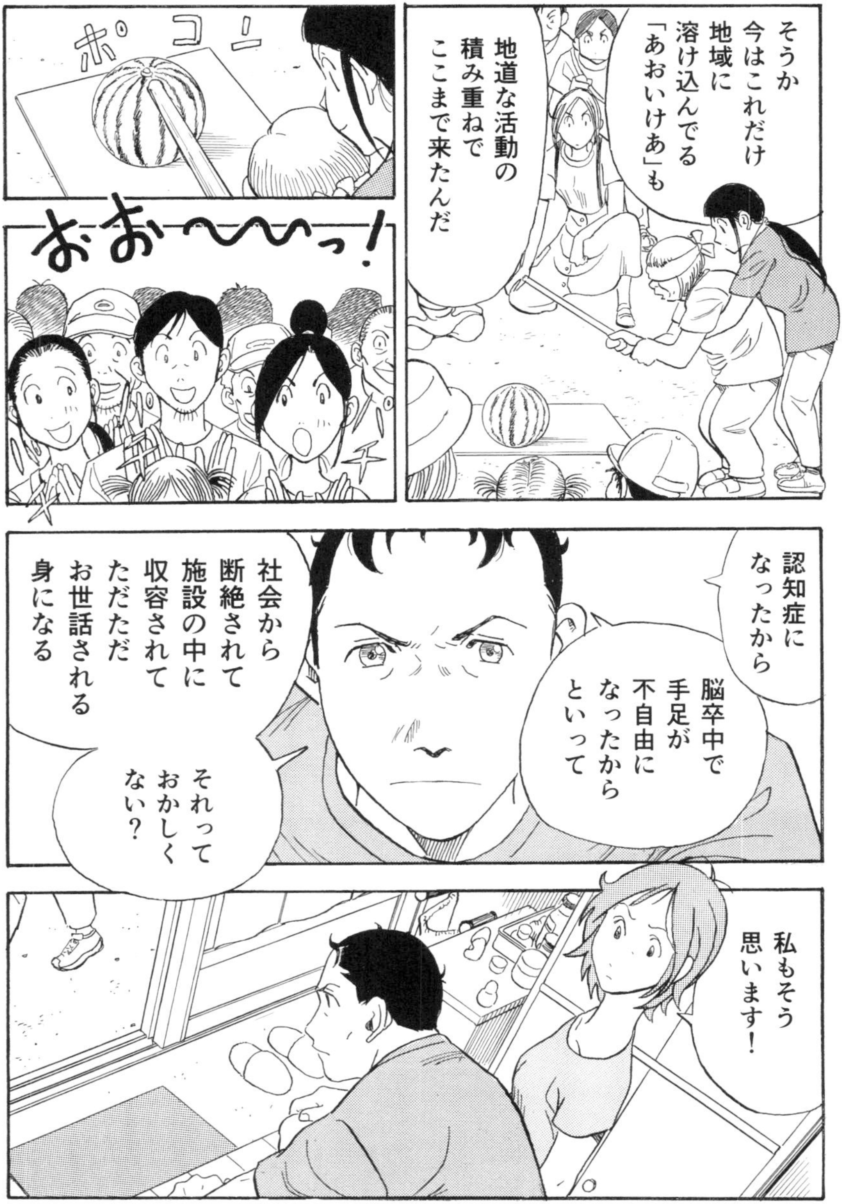
そうか今はこれだけ地域に溶け込んでる「あおいけあ」も
地道な活動の積み重ねでここまで来たんだ
ポコン
おおへ〜いっ！
認知症になったから
脳卒中で手足が不自由になったからといって
社会から断絶されて施設の中に収容されてただただお世話される身になる
それっておかしくない？
私もそう思います！

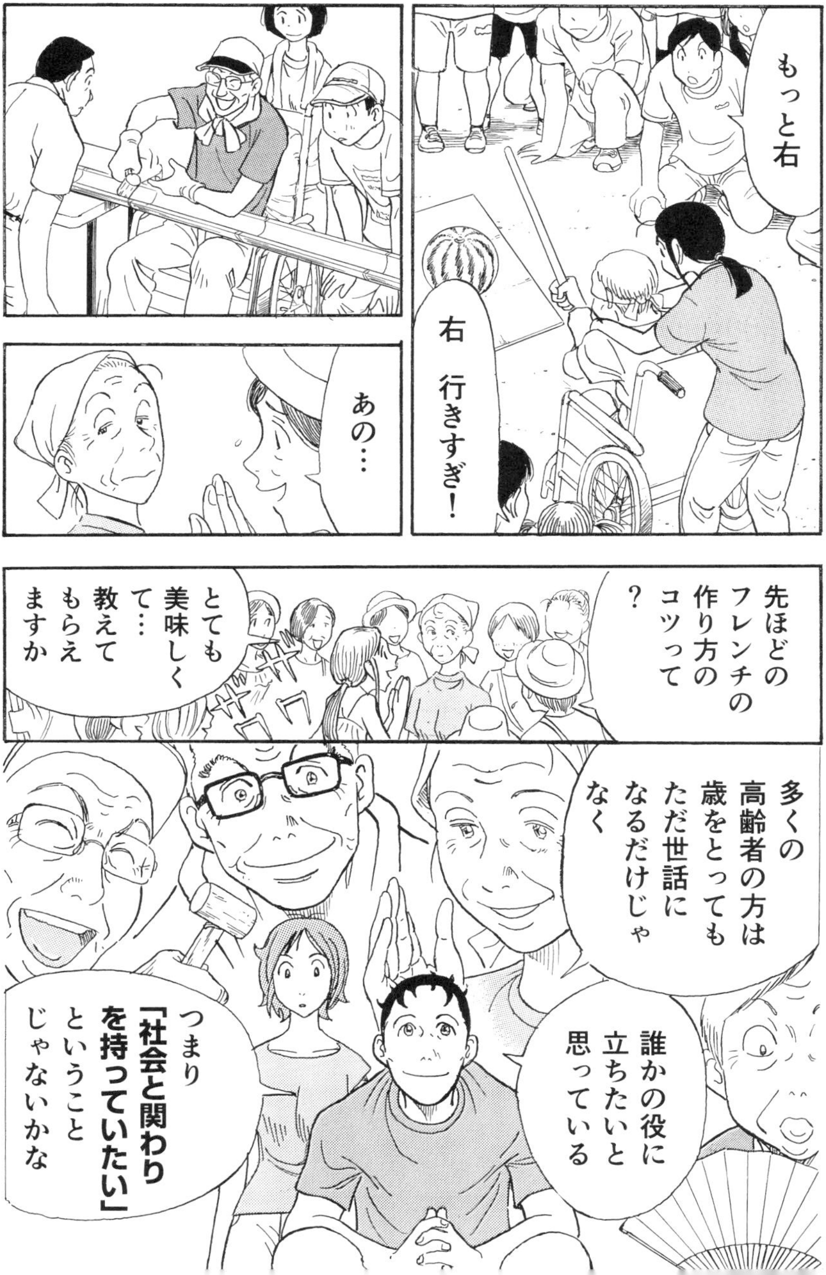
もっと右
右 行きすぎ!
あの…
先ほどのフレンチの作り方のコツって?
とても美味しくて…教えてもらえますか
多くの高齢者の方は歳をとってもただ世話になるだけじゃなく
誰かの役に立ちたいと思っている
つまり「社会と関わりを持っていたい」ということじゃないかな

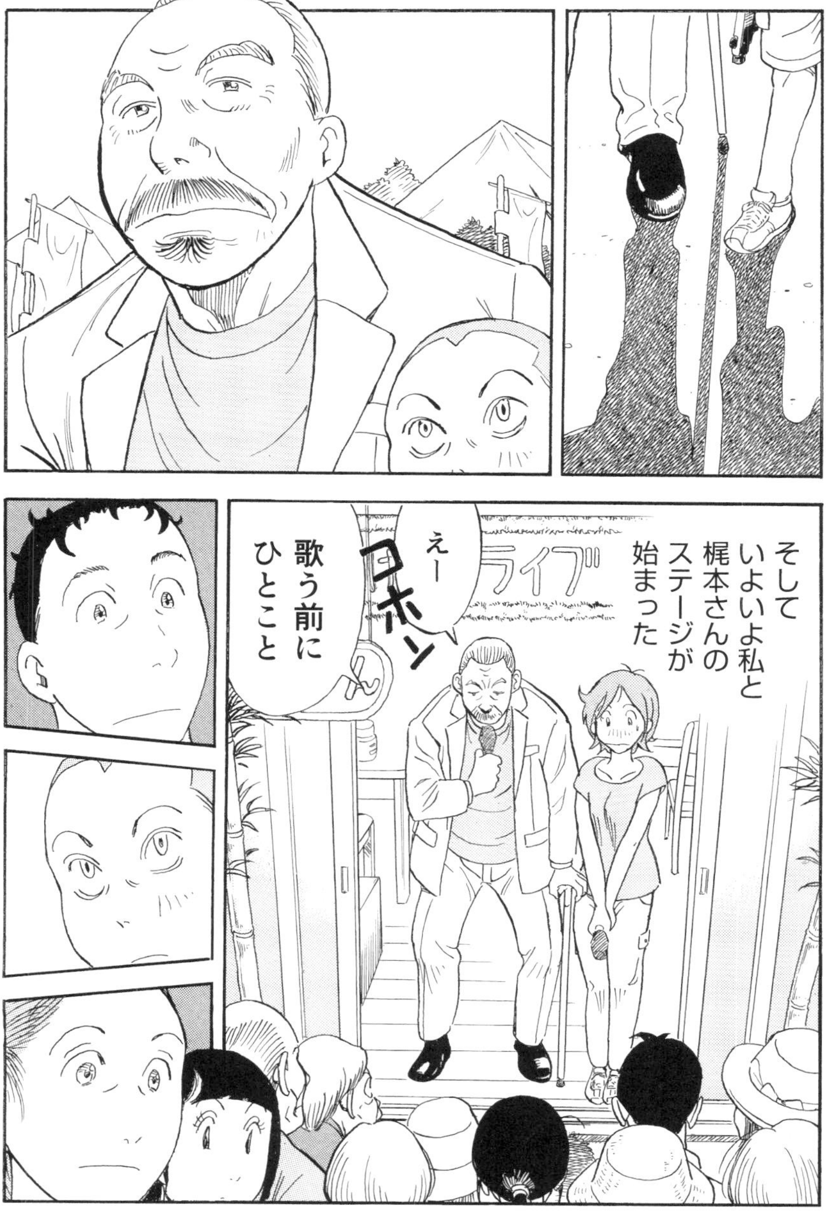
そしていよいよ私と梶本さんのステージが始まった
ライブ
コホン
えー
歌う前にひとこと

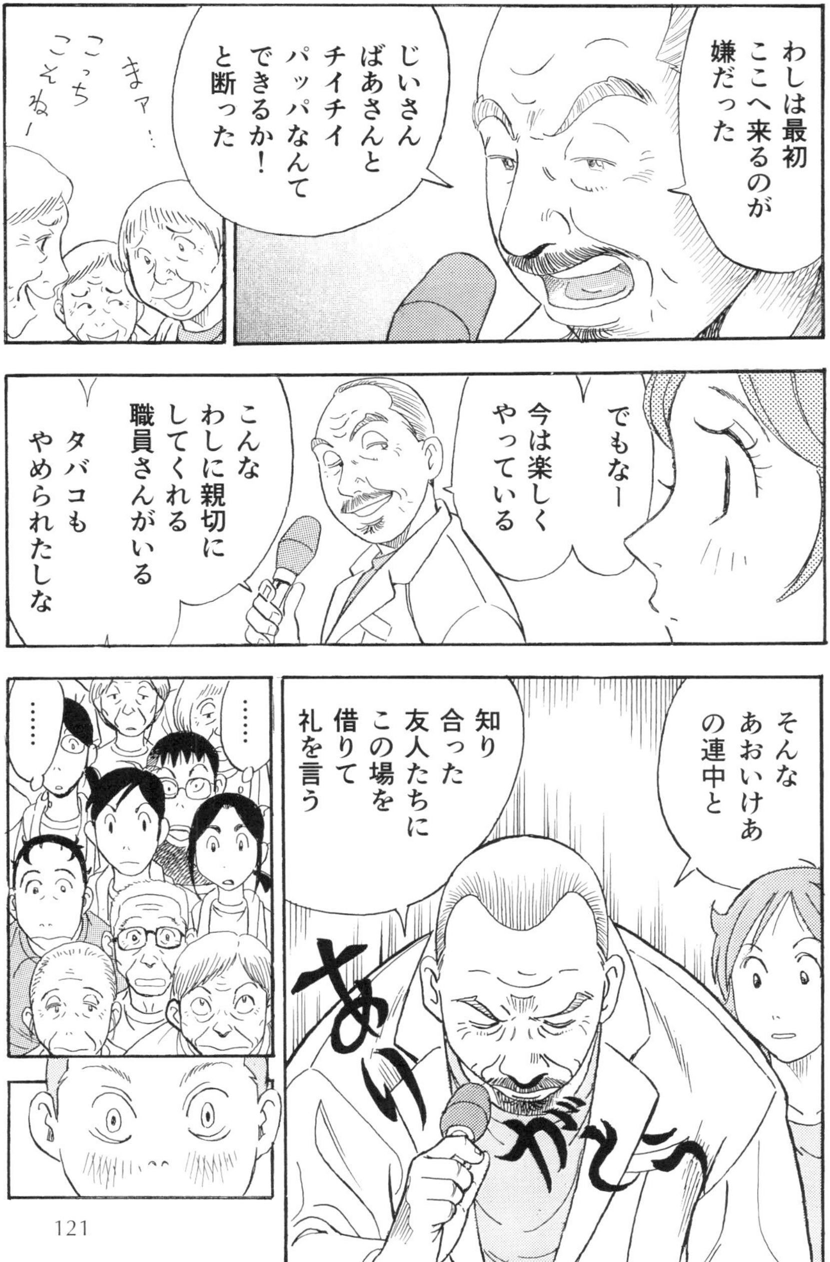
わしは最初
ここへ来るのが
嫌だった
じいさん
ばあさんと
チイチイ
パッパなんて
できるか！
と断った
まァ…
こっち
こそね－
でもなー
今は楽しく
やっている
こんな
わしに親切に
してくれる
職員さんがいる
タバコも
やめられたしな
そんな
あおいけあ
の連中と
知り
合った
友人たちに
この場を
借りて
礼を言う
……
……
ありがとう

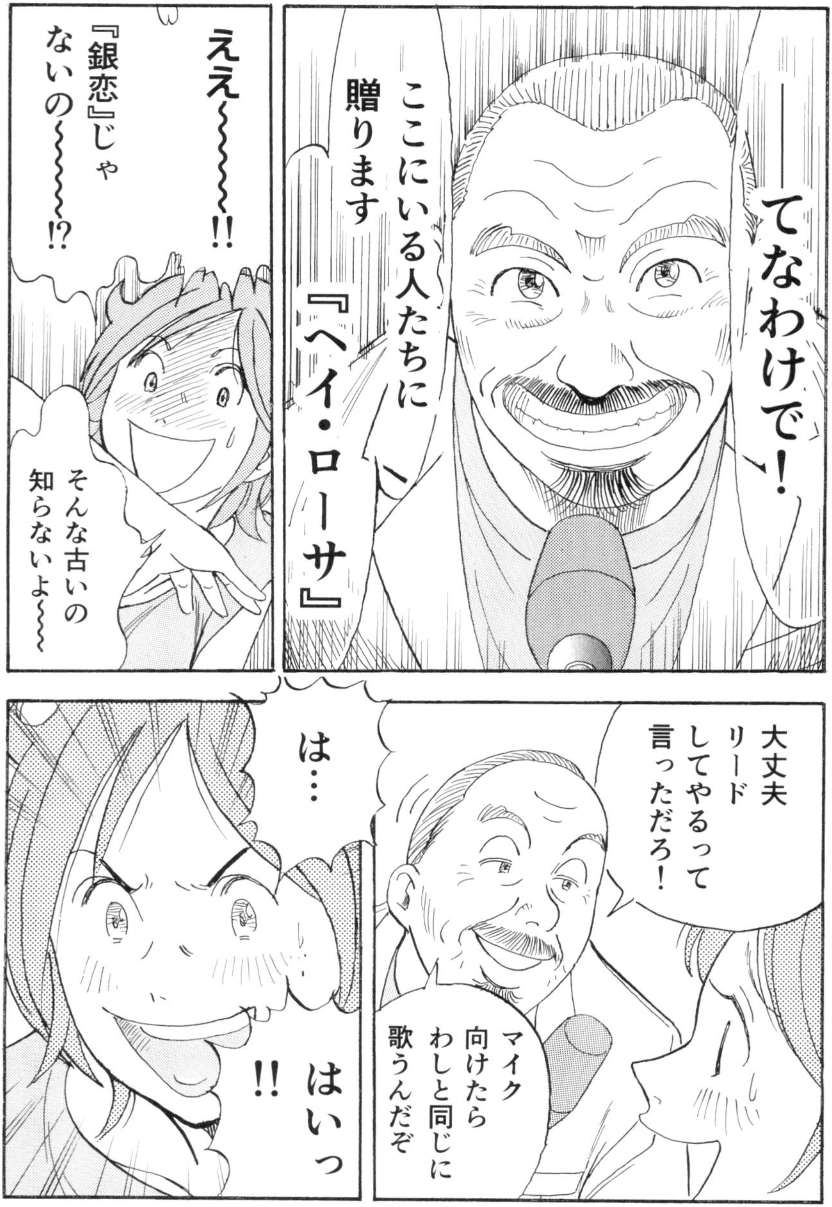
――てなわけで!
ここにいる人たちに贈ります
『ヘイ・ローサ』
ええ~~~~!!
『銀恋』じゃないの~~~~~!?
そんな古いの知らないよ~~~
大丈夫リードしてやるって言っただろ!
マイク向けたらわしと同じに歌うんだぞ
は…
はいっ!!

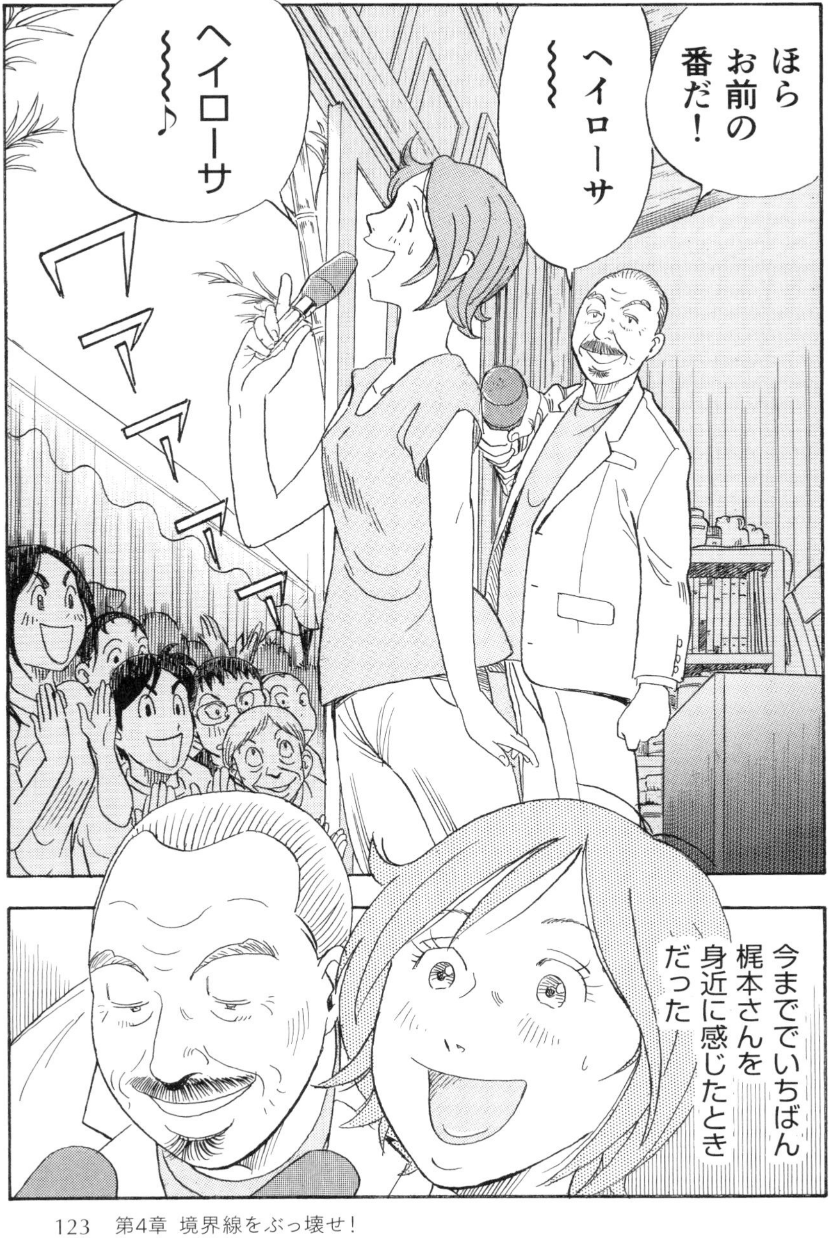
ほら
お前の
番だ！
ヘイローサ〜〜
ヘイローサ〜〜♪
ヘァァァァァ
今までいちばん
梶本さんを
身近に感じたとき
だった

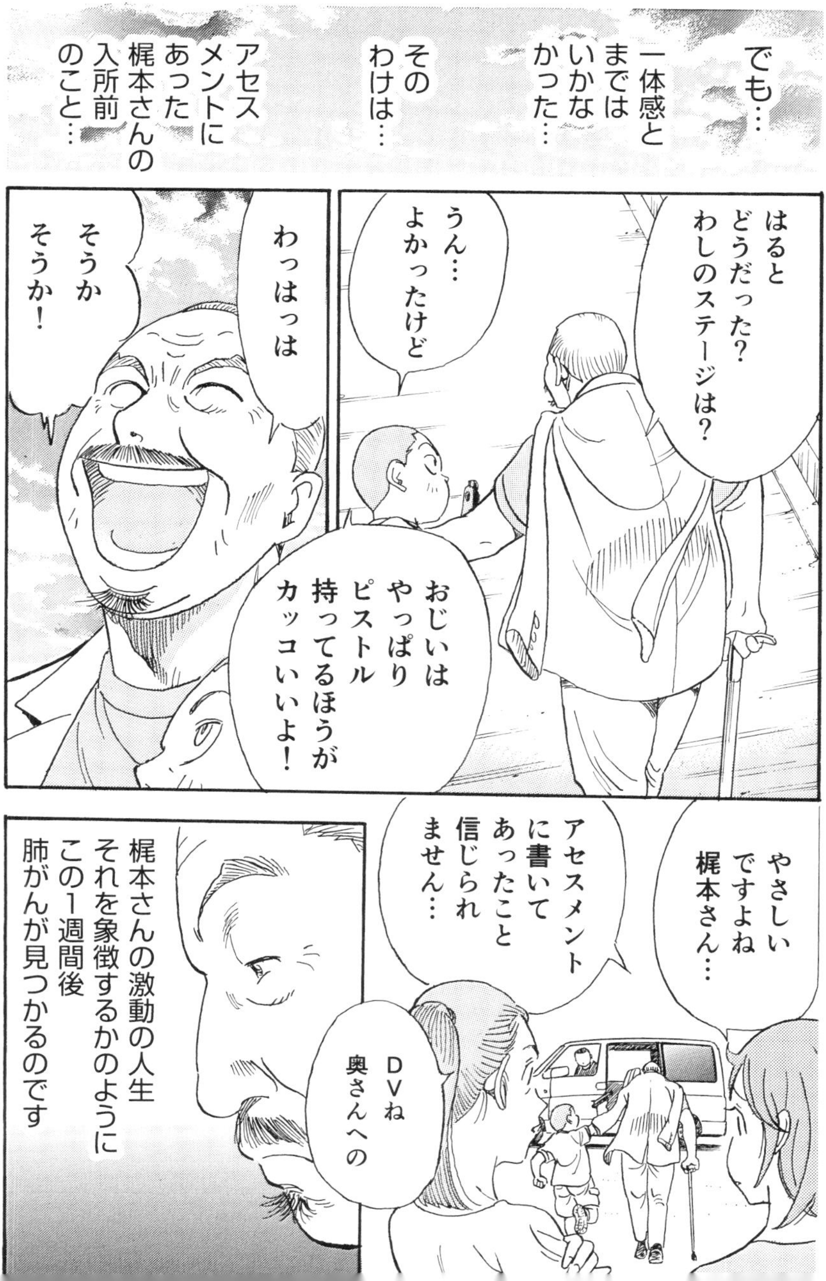
でも…
一体感とまではいかなかった…
そのわけは…
アセスメントにあった梶本さんの入所前のこと…
はるとどうだった?わしのステージは?
うん…よかったけど
おじいはやっぱりピストル持ってるほうがカッコいいよ!
わっはっは
そうかそうか!
やさしいですよね梶本さん…
アセスメントに書いてあったこと信じられません…
DVね奥さんへの
梶本さんの激動の人生それを象徴するかのようにこの1週間後肺がんが見つかるのです

人が来やすい場をつくる

「あおいけあ」では「草団子の会」（5月）や「もちつき大会」（12月）など、年に数回さまざまなイベントを行っています。800人を超える方が地域から参加してくださることも、めずらしくありません。

ところが最近、「この先、イベントはどうするんですか？」と質問されることが増えてきました。2019年に発生した新型コロナウイルス（COVID－19）パンデミックのためです（以下、「コロナ禍」と記します）。もしかしたら「イベントができない→地域と交流できない→『あおいけあ』ピンチ！」なんて思われているのかもしれません。

でも、私たちにとって「イベントそのもの」は目的ではないんです。イベントは、地域の方々とのよりよい人間関係を構築する「きっかけ」です。私たちは、そのきっかけを提供する場をつくる「プラットフォーム・ビルダー」（場をつくる側）だと自認しています。

「あおいけあ」のイベントが盛り上がるのは、うまく場を整えて、日頃から地域の方々と交流しているからです。そして、交流が促されるよう、私たちはいろいろな「しかけ」をしています。

まず、施設を人が来やすい場にしました。マンガのなかで「塀を全部ぶっ壊した」という話が出ていましたが、**そもそも外から見てオープンな場でなければ、人はよりつきません。**塀をなくしたことで、人がとりあえず「通る」状態をつくることができました。

建物にも、人が来たくなる「しかけ」をしてあります。とりわけ「おたがいさん」には凝ったので、次ページに写真とイラストで説明します。

この他、「おとなりさん」でもいろいろなことをしています。1階には本職の板前さんに頼み込んで、コミュニティレストラン「菜根や」を開いていただきました。2階には、起業を志す地域の若者に声をかけて「亀井野珈琲」を出店してもらっています。さらに、地元の人が使えるフリースペースやアパートまで設けました。

壁の中の福祉ではなく「寄る場所」へ

こんなふうに、プラットフォーム（場）をつくっておくと、どうなるか。

「おたがいさん」の玄関口には漫画本が置いてあります。トイレも入り口近くにあります。最初はお年寄りと通行人が、ちょっと挨拶を交わす程度から始まりますが、やがて「トイレ貸してください」と、入ってくる人が現れます。

「おたがいさん」のしかけ

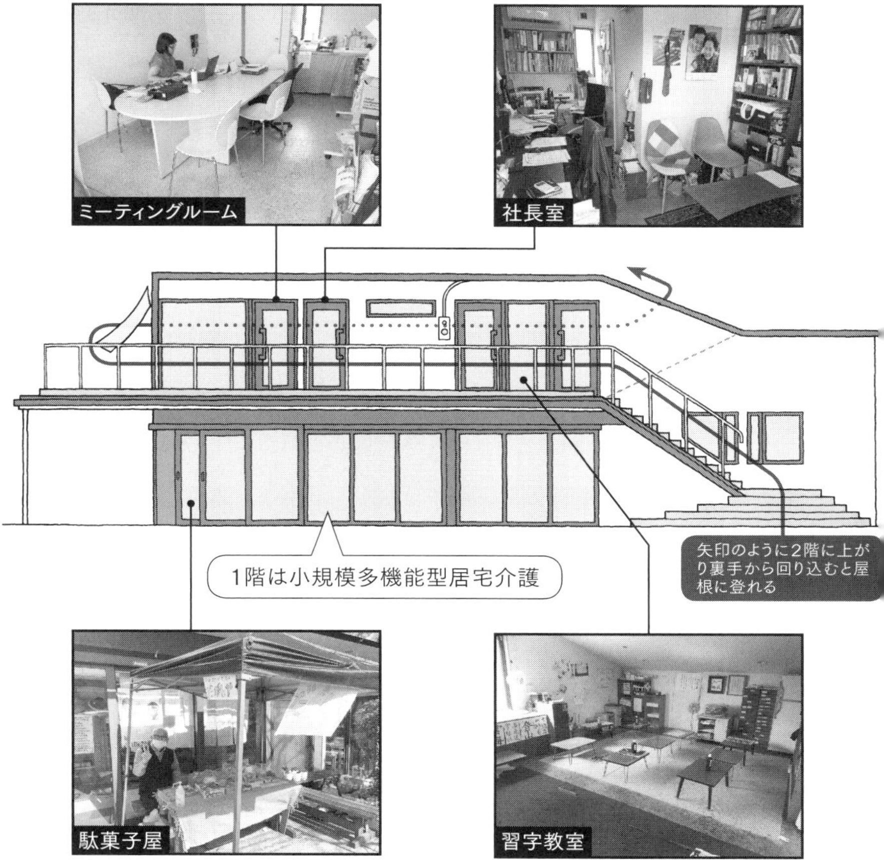
ミーティングルーム
社長室
1階は小規模多機能型居宅介護
矢印のように2階に上がり裏手から回り込むと屋根に登れる
駄菓子屋
習字教室

＊習字教室には地域の子どもが通ってくる
＊駄菓子屋は感染予防のため屋外で不定期営業中

子どもたちが、マンガを読みながら友達と「おたがいさん」で待ち合わせするようになります。夏は、外でかき氷をしていると、食べたい子どもは勝手に寄ってきますし、「麦茶ください～い」と入ってくる子も出てきます。

近所の公園で知り合いになった、グラウンドゴルフをしているグループから、「『おたがいさん』で、道具を保管してくれないか」と頼まれました。そこで、ガレージに道具置き場を設けたところグループの方が来るようになり、交流が生まれました。

プランターで米づくりもしているのですが、じいちゃんが植えているのを見ると、遊びに来ている子どもたちも苗を植える遊びを始めます。お年寄りは土づくりから始めているので、苗がよく育ちますが、子どもたちはそのへんの土を箱に放り込んだだけなので、苗がどんどん生長不良に。それを見て「じいちゃんはすげえ！」となる――**名前も知らなかった「認知症老人」が、「米づくり名人の○○さん」になり、尊敬の念が生まれる**のです。

大切なのは、「福祉」「介護」をことさら標榜しないこと。一般の方が〈気軽に立ち寄れないな……〉と感じるようではいけません。

「亀井野珈琲」も「菜根や」さんも、スタッフへのコーヒー格安提供や、施設への給食などはしていただいてますが、基本的には「うまいコーヒーが飲める普通のカフェ」であり、「板前が絶品ランチを振る舞う普通のレストラン」です。

気軽に行ける感じがあり、なおかつ品質のいいものが提供されていれば、人は自然と集まってきます。やがてそこは、地域の人にとって慣れ親しんだ場所になるでしょう。そんな場所でイベントが行われれば、人が集まっても不思議はありませんよね。

経済活動は年齢に関係なく最高の自立支援

介護施設のイベントは、施設職員が主体となって、お年寄りや地域の人を喜ばすために行う、という感じになっていることが多いはずです。

ですが私は、**イベントは「お年寄りが地域の人をもてなす」機会**と位置づけています。だから、（これもマンガで描かれたように）お年寄りには準備段階から活躍していただきますが、ここでもアイデンティティとストレングス（第3章参照）に注目します。

前職や得意なこと、できること――たとえば、日頃から取り組んでいる裁縫や野菜づくり――などを活かして商品を用意したり、体調に応じて、短い時間だけ団子を丸める人、移動が難しいので店の売り子をしてもらう人、などが自然と決まります。

ストレングスを活かせば、認知症の人でもそうそう失敗はしません。商品は、柿の葉茶、ごぼう茶、竹で編んだカゴ、藍染め、しめ縄飾りなどがそうですが、作りっぱなしではなく、実際に販売までしていただきます。すると、地域の方々とおしゃべりを楽しむ場面が自然と生まれ、完成度の高さに驚いた人が、また「あおいけあ」を訪れてくれます。

施設によく遊びにくる子どもたちも、イベントの強力な助っ人です。

「あっ、××ちゃんのお母さんだ！　これ買ってぇ！」と、子どもらしい（？）呼び込みでみるみる売ってしまう子や、「試飲できるようにしたらお茶が売れるんじゃない？」と、立派な販売戦略を提案する子などがいて驚かされました。

商品の生産・販売をしてもらうのは、何も大儲けしたいからではありません。

経済活動って、じいちゃん・ばあちゃんにとっては、最高の自立支援だと思いませんか？自分で作ったものを売って、代価を得る——客からは喜ばれ、地域貢献にもなっています。

「今年はウナギを食べに行きてぇ」「みんなで温泉だ。日帰りでもいいから」——商品を用意しながら、売り上げをどう使うか、お年寄り同士、話に花が咲きます。認知症なんか出る幕がありません。

子どもたちにとっても、経済活動はいい成長の機会です。

数年前に子どもたちが、「自分たちで作ったものを売りたい」と言いだしたことがあります。OKすると、放課後、女の子たちが「おたがいさん」に集合。ばあちゃんから「玉止めは布の裏でするんだ」とか指導を受けながら、何やらチクチク裁縫して準備していました。

その商品を売った子たちに「いくら儲かった?」と聞いたところ、こう答えました。
「原価が200円だから、300円ずつみんなでわけて、残りは被災地に寄付する」
この子たちはまだ10歳くらい。5年後・10年後にどう成長するか、それにつれて地域がどう変わっていくか、今から楽しみでなりません。

感染対策はしっかりするが、日常は壊さない

残念ながら、現在はコロナ禍が地域との行き来に水を差しています。
でも私は、ことさら交流の機会を減らそうとか、断とうなどとは考えていません。
できることは、いろいろあります。たとえば「菜根や」さんは一般客の利用を中止していますが、新たにスタッフ向けのお惣菜の販売を始めました。近隣のクリニックや介護事業所でも販売できないか、検討しているところです。
イベントについては、今後コロナ禍がどうなるか、推移をよく見て決めたいと思っています。感染状況があまりにも悪ければ自粛するし、落ち着くようなら予防策をしっかりして、あとは参加するかしないか地域の方の判断に委ねる、というかたちにするかもしれません。
でも、ひとつ忘れてはいけないことがあります。それは、「大切なのはイベントそのもの

ではない」ということ。**地域の人とお年寄りがまざる場を設けることで、「よりよい人間関係」を築いてもらうのがトップゴール**であり、イベントはただの手段です。
だから、（これは今でもやっていますが）ＳＮＳなどで施設の日常を公開することでトップゴールに近づけるなら、何もイベントにこだわることはない――そうも考えています。
ただ、「巣ごもり」は、誰にとってもつらい経験でした。私たちが「つらい」経験は、不安になりやすい認知症の人にとっては、より過酷な環境です。人との接触を減らす、交流を少なくする――こうした自粛に、お年寄りは私たち以上に「耐えられない」のです。
「全部なし」にするのは、リスクマネジメントではないと思います。加えて、閉じこもることは、高齢者に「フレイル（虚弱化）」「認知症の進行」など別のリスクをもたらします。
私たち介護者は、人一倍、感染に注意せねばならない立場にあります。それもまた、事実です。だから、正しい情報を得る、感染が広がりやすい人混みは避ける、手指の消毒、マスク着用――そうした対策はもちろん行います。
でも、できるだけ「日常」を壊さないようにしたいと思っています。
「あおいけあ」では、交流が日常です。普段から交流しているだけあって、地域の人や子どもたちは、コロナ禍であっても（もちろん手指消毒して、マスクして、ですが）自由に施設に入ってきます。そこに私たちが介入して無理やり止めるって、なんか変ですからね。

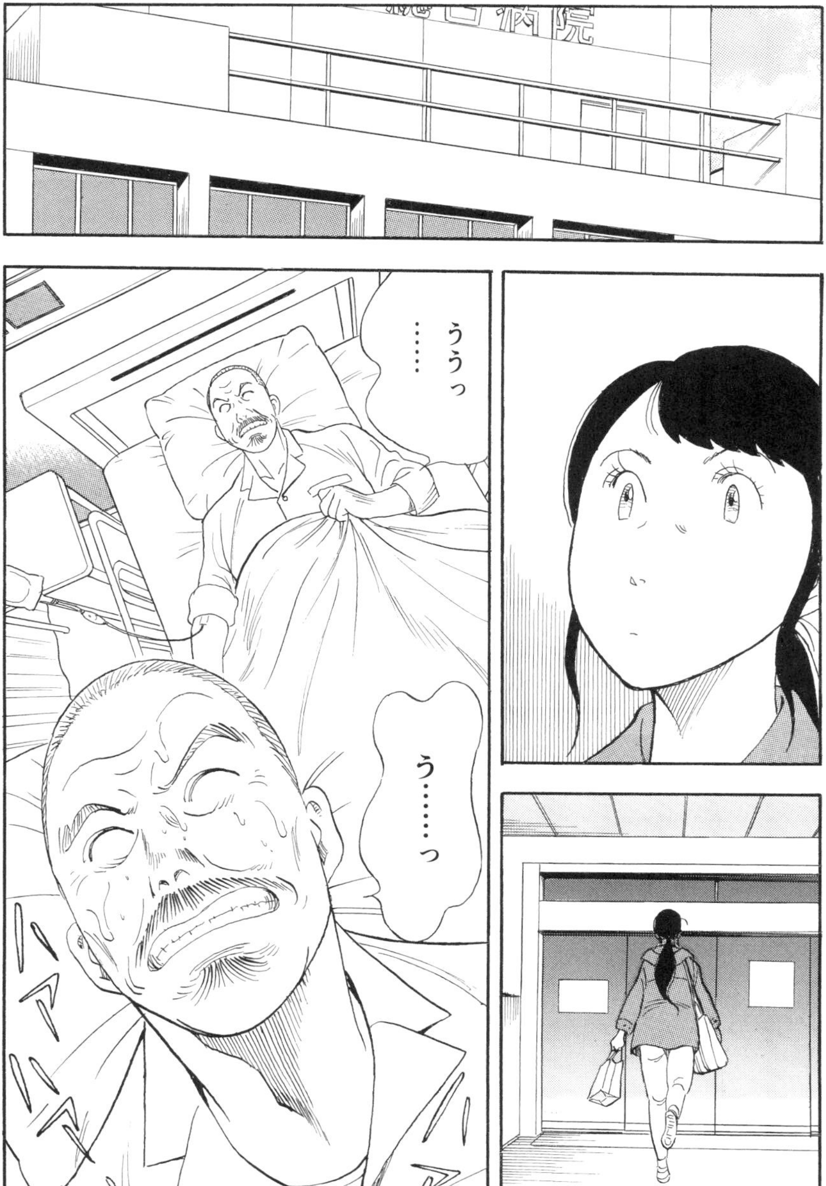
病院
ううっ……
う……っ
ハァハァ

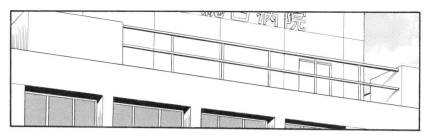

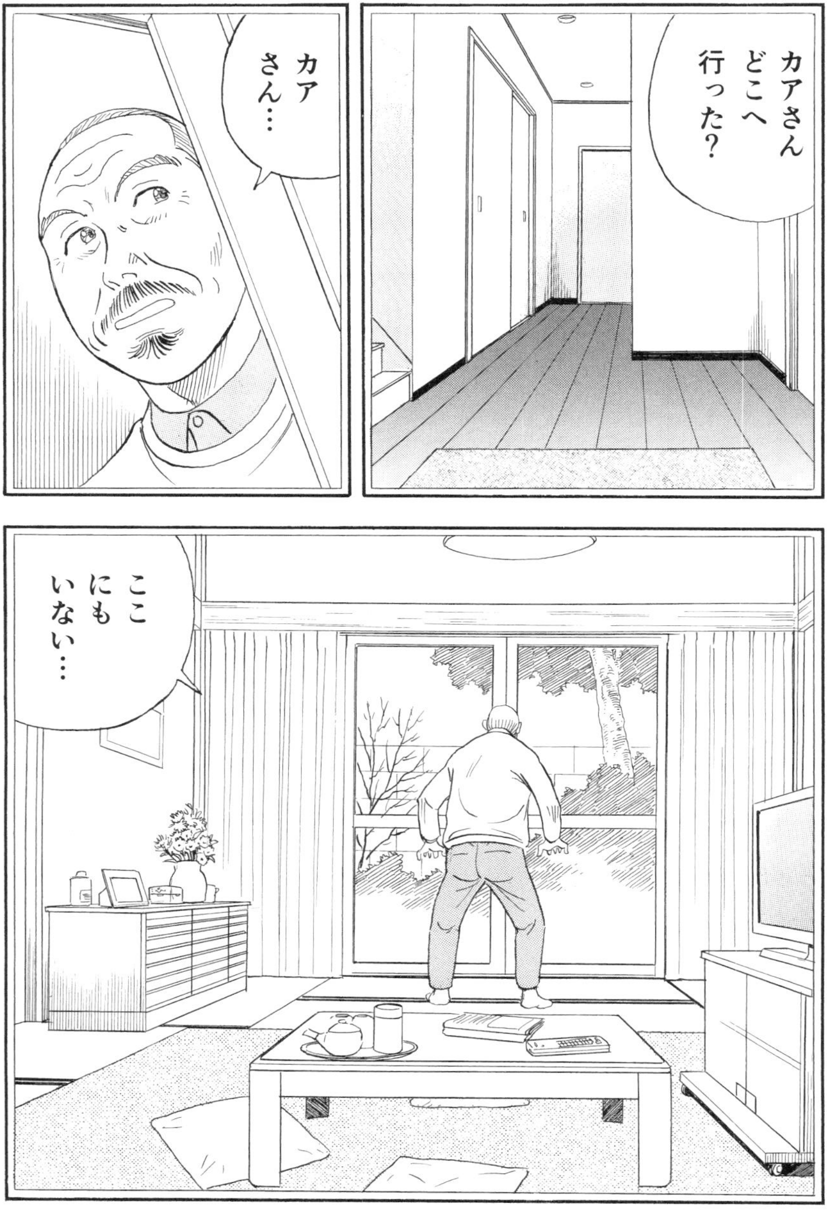
カアさんどこへ行った？
カアさん…
ここにもいない…

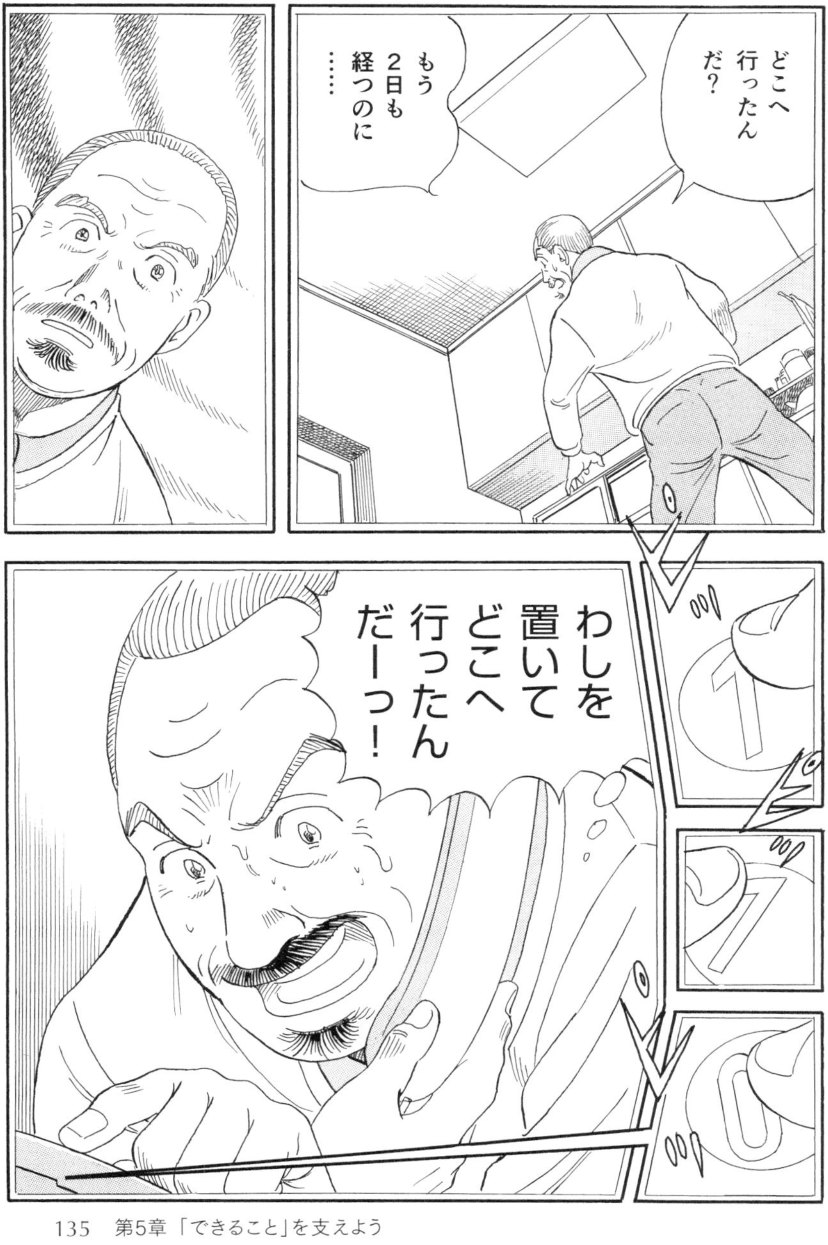
どこへ行ったんだ?
もう2日も経つのに……
わしを置いてどこへ行ったんだーっ!

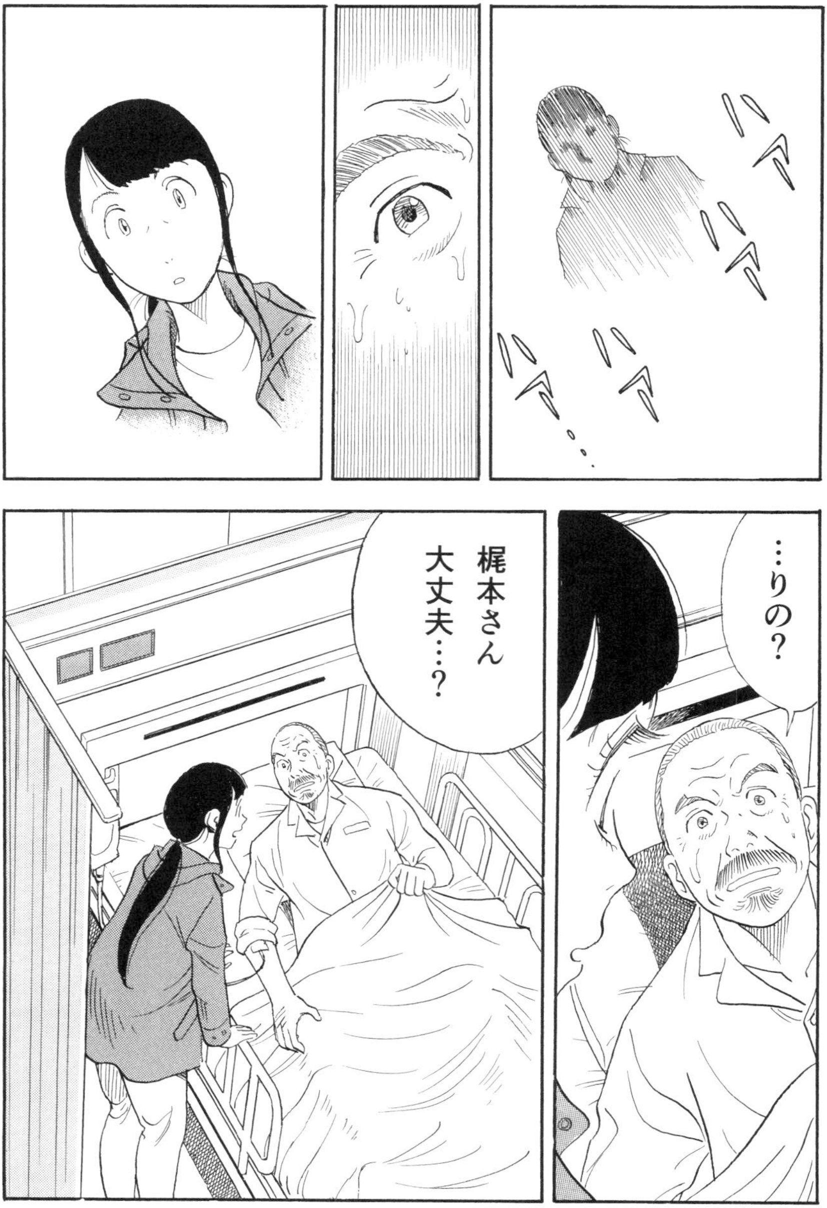
ハァ
ハァ
ハァ
ハァ…
…りの？
梶本さん
大丈夫…？

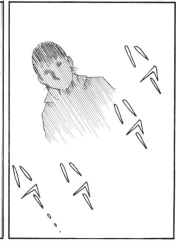

第5章

「できること」を支えよう

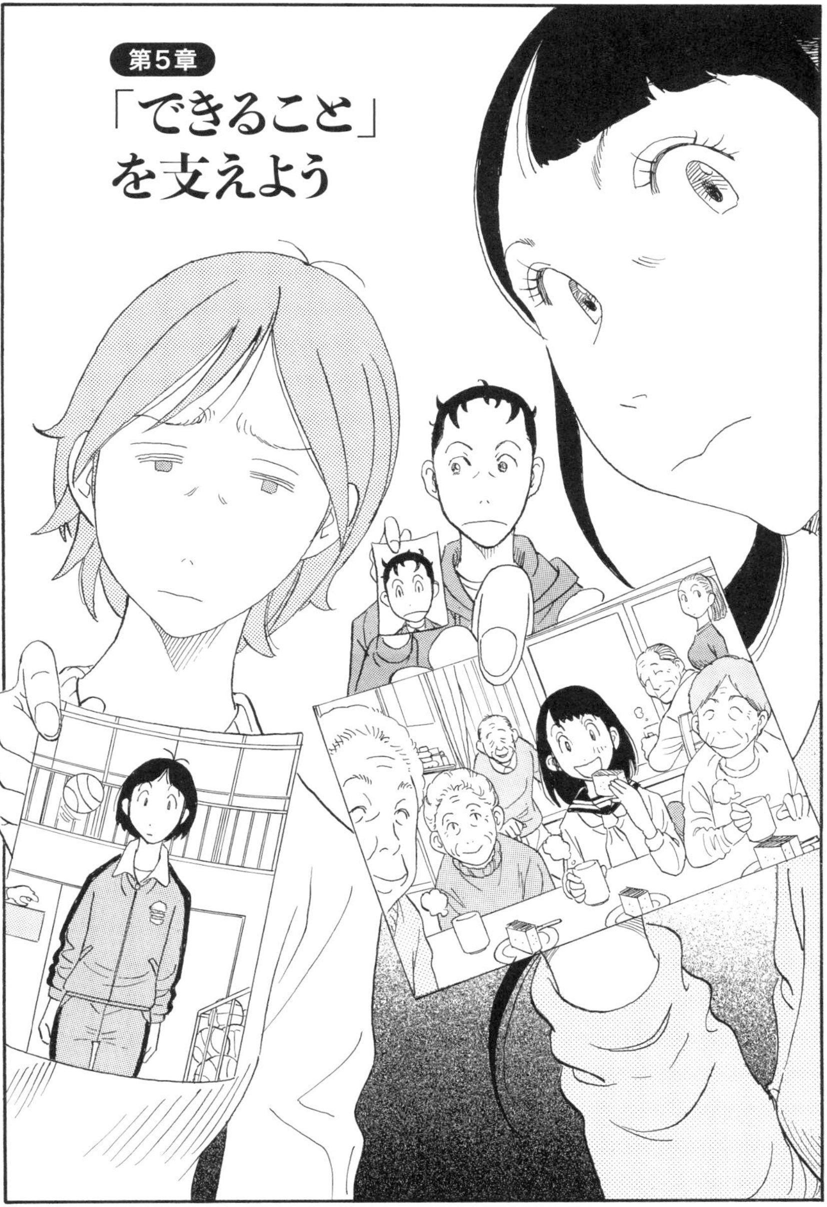

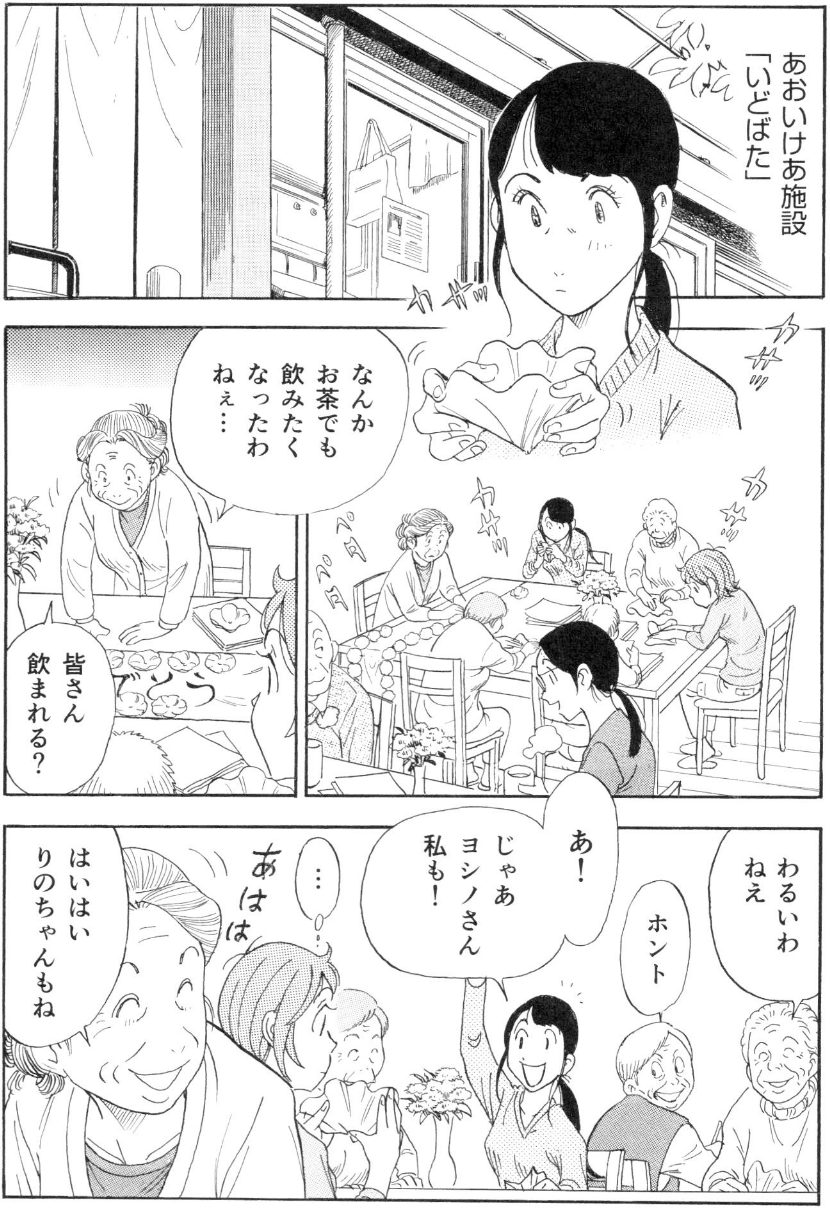
あおいけあ施設
「いどばた」
なんか
お茶でも
飲みたく
なったわ
ねぇ…
皆さん
飲まれる？
わるいわ
ねえ
ホント
あ！
じゃあ
ヨシノさん
私も！
…
あはは
はいはい
りのちゃんもね

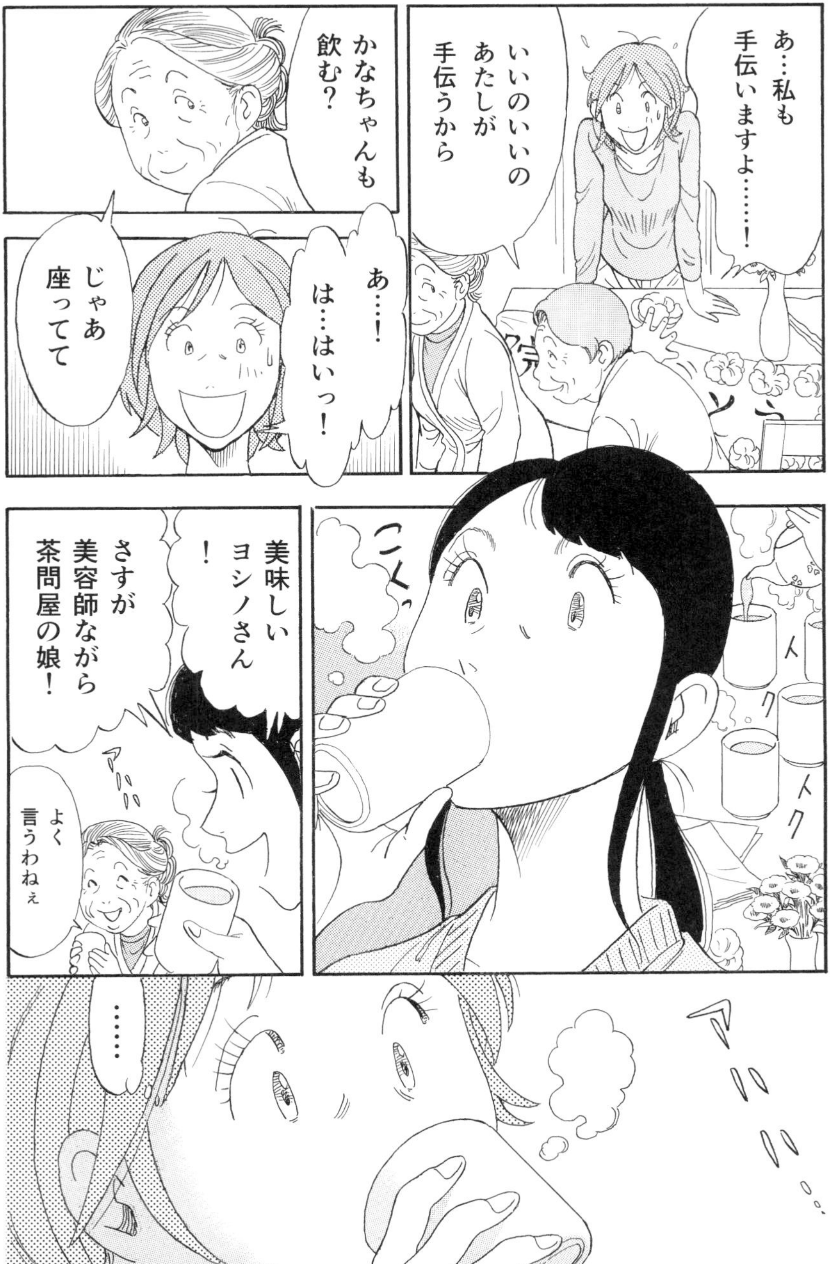

あ…私も手伝いますよ……!
いいのいいのあたしが手伝うから
かなちゃんも飲む?
あ…!は…はいっ!
じゃあ座ってて
トクトク
こくっ
美味しいヨシノさん!
さすが美容師ながら茶問屋の娘!
アハハ
よく言うわねぇ
……
アハハ…

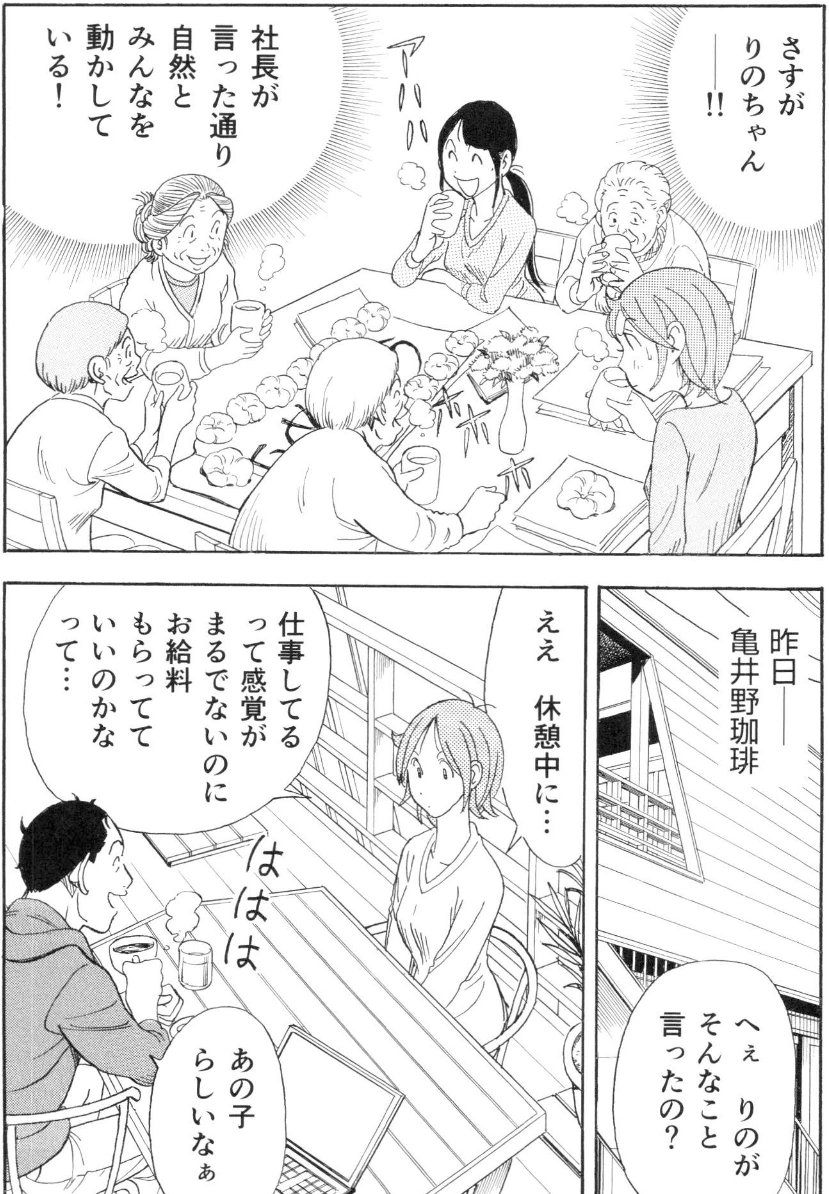
さすがりのちゃん――!!
アハハハ
社長が言った通り自然とみんなを動かしている！
ホホホ
昨日――亀井野珈琲
へぇ　りのがそんなこと言ったの？
ええ　休憩中に…
仕事してるって感覚がまるでないのにお給料もらっててもいいのかなって…
ははは
あの子らしいなぁ

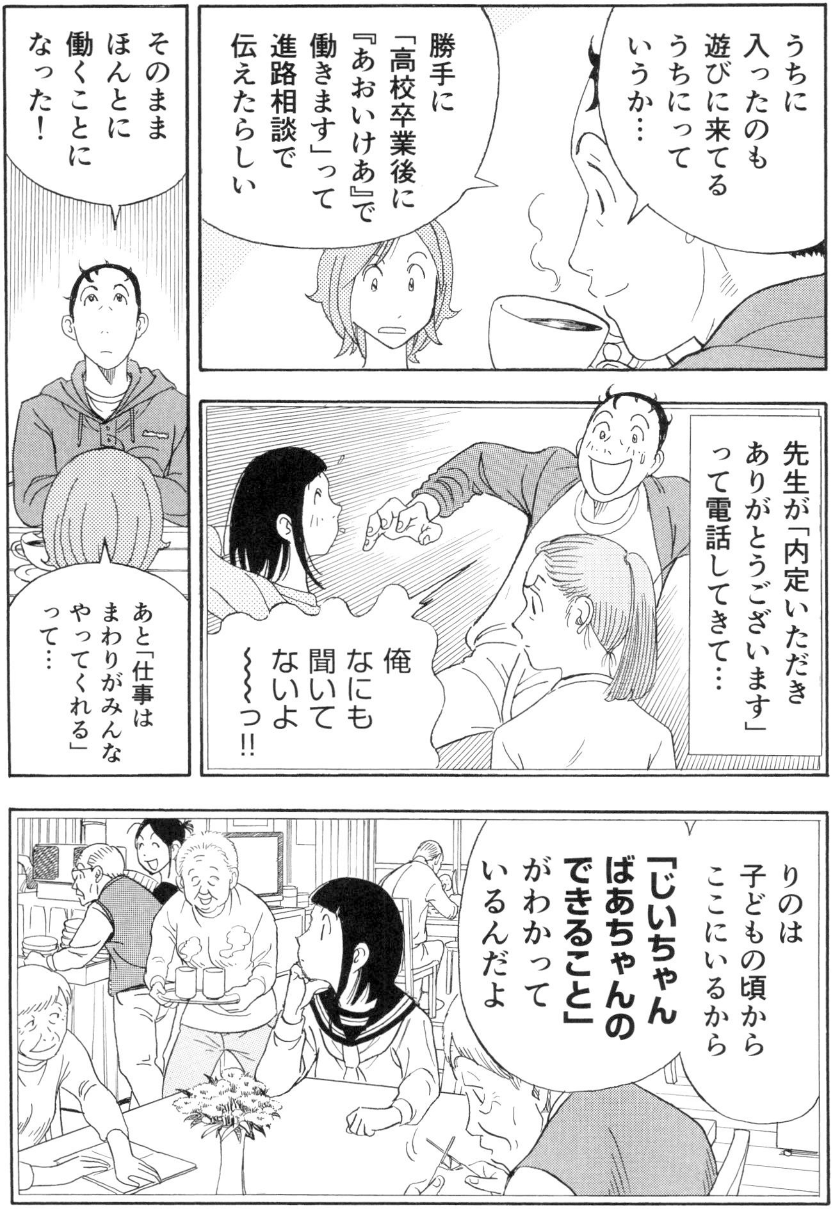
うちに入ったのも遊びに来てるうちにっていうか…
勝手に「高校卒業後に『あおいけあ』で働きます」って進路相談で伝えたらしい
そのままほんとに働くことになった！
先生が「内定いただきありがとうございます」って電話してきて…
俺なにも聞いてないよ〰〰っ!!
あと「仕事はまわりがみんなやってくれる」って…
りのは子どもの頃からここにいるから「じいちゃんばあちゃんのできること」がわかっているんだよ

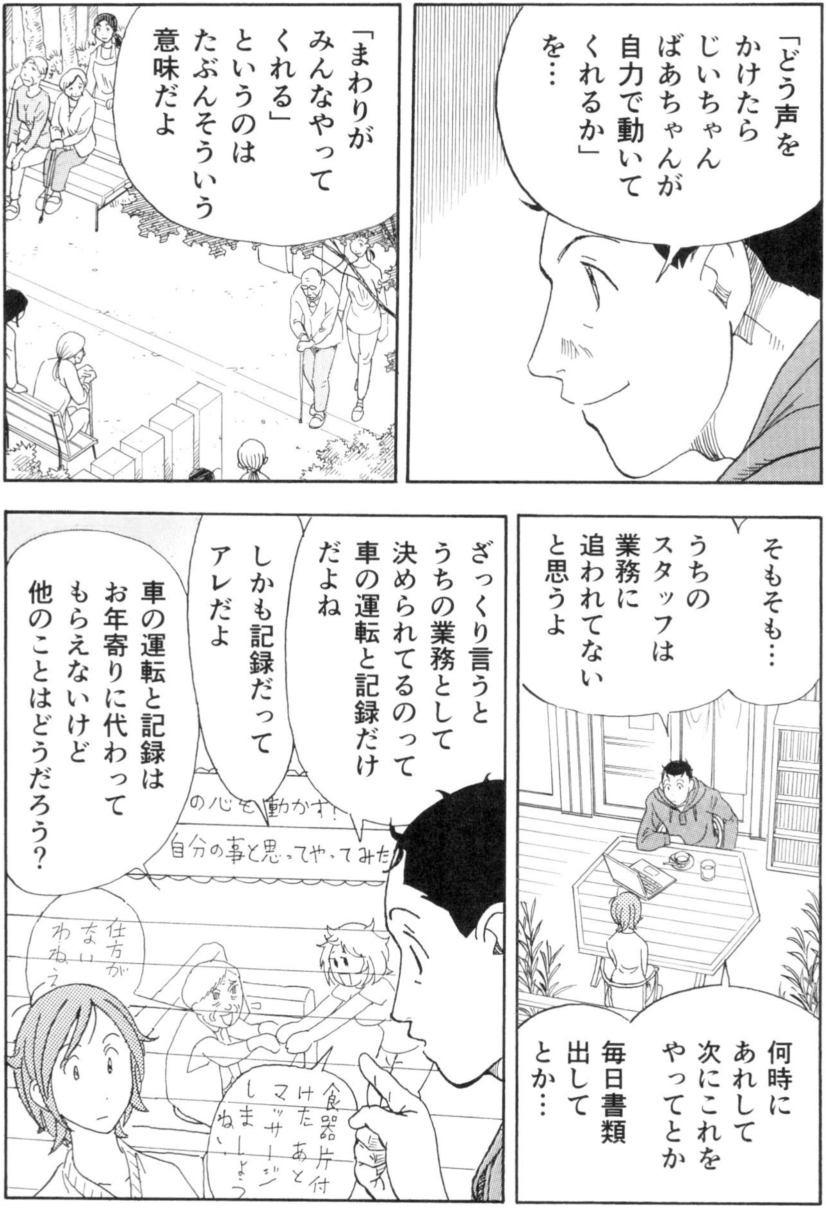
「どう声をかけたらじいちゃんばあちゃんが自力で動いてくれるか」を…
「まわりがみんなやってくれる」というのはたぶんそういう意味だよ
そもそも…うちのスタッフは業務に追われてないと思うよ
何時にあれして次にこれをやってとか毎日書類出してとか…
ざっくり言うとうちの業務として決められてるのって車の運転と記録だけだよね
しかも記録だってアレだよ
車の運転と記録はお年寄りに代わってもらえないけど他のことはどうだろう？
の心を動かす!
自分の事と思ってやってみた
仕方がないわねぇ
食器片付けたあとマッサージしましょうね

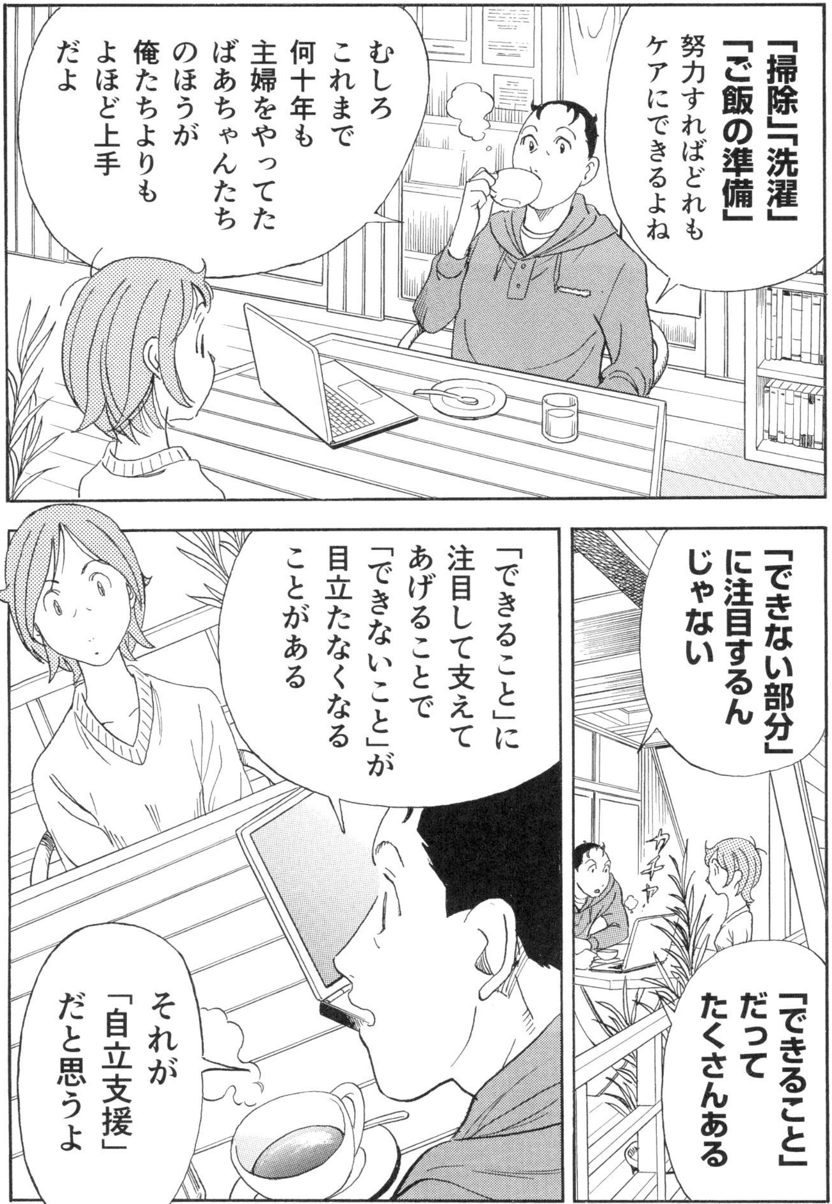
「掃除」「洗濯」「ご飯の準備」
努力すればどれもケアにできるよね
むしろこれまで何十年も主婦をやってたばあちゃんたちのほうが俺たちよりもよほど上手だよ
「できない部分」に注目するんじゃない
カチャ
「できること」だってたくさんある
「できること」に注目して支えてあげることで「できないこと」が目立たなくなることがある
それが「自立支援」だと思うよ

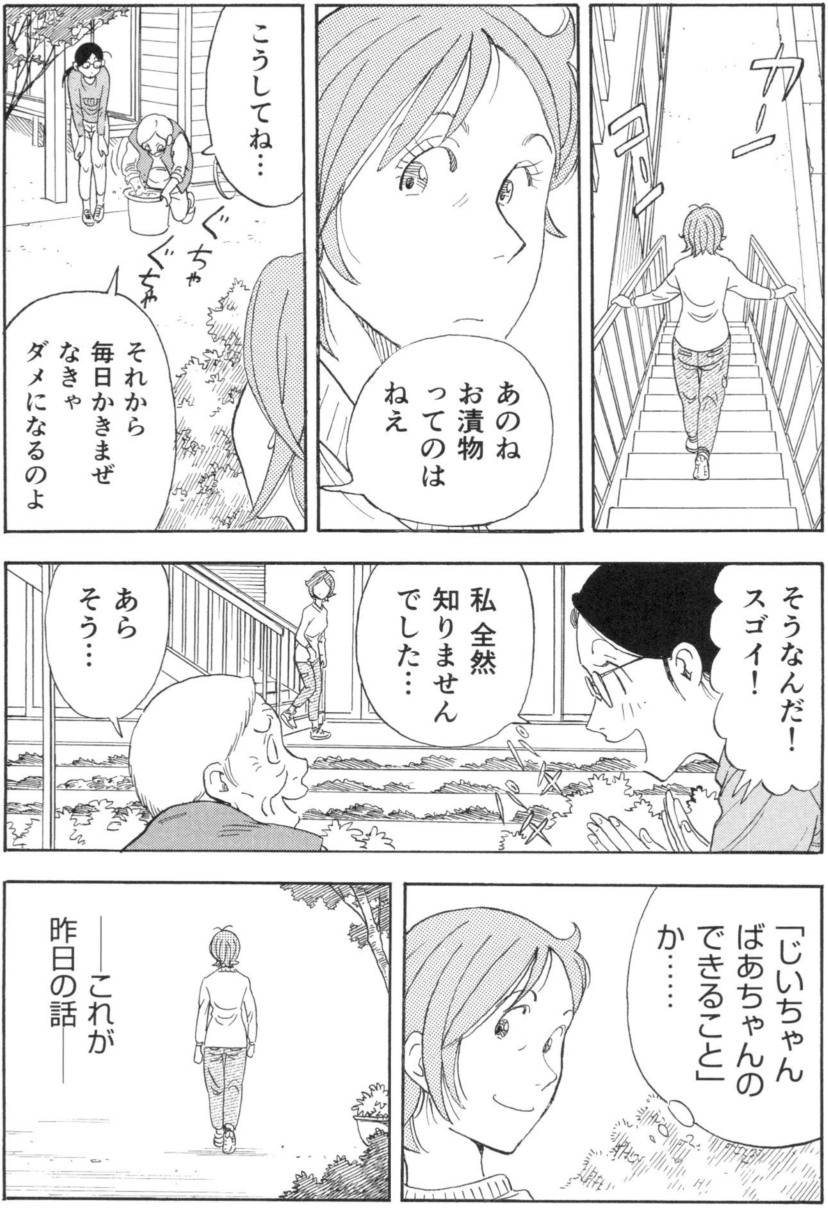

カーン
コーン
あのね
お漬物
ってのは
ねえ
こうしてね…
ぐちゃ
ぐちゃ
それから
毎日かきまぜ
なきゃ
ダメになるのよ
そうなんだ！
スゴイ！
私全然
知りません
でした…
あら
そう…
「じいちゃん
ばあちゃんの
できること」
か……
——これが
昨日の話——

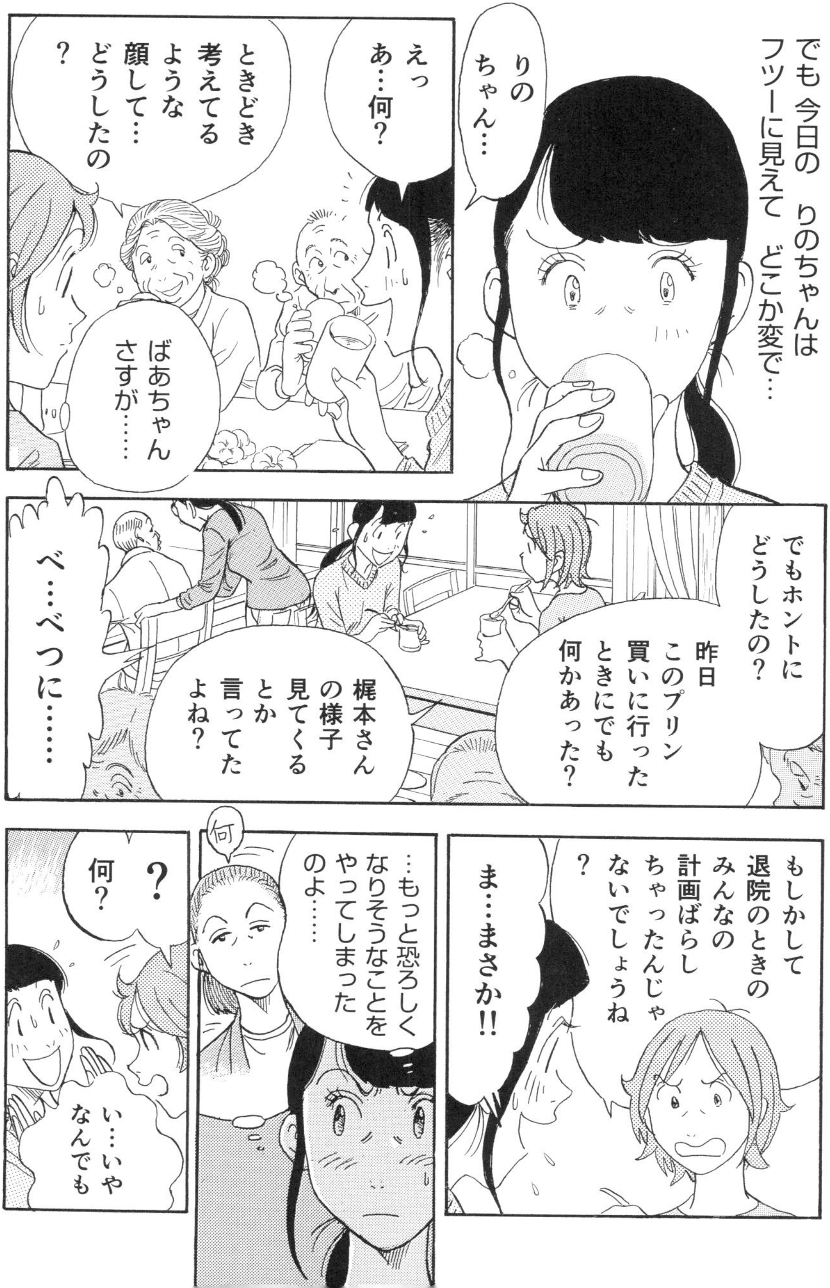
でも今日の　りのちゃんは
フツーに見えて　どこか変で…
りのちゃん…
えっ
あ…何？
ときどき
考えてる
ような
顔して…
どうしたの
？
ばあちゃん
さすが……
でもホントに
どうしたの？
昨日
このプリン
買いに行った
ときにでも
何かあった？
梶本さん
の様子
見てくる
とか
言ってた
よね？
べ…べつに……
もしかして
退院のときの
みんなの
計画ばらし
ちゃったんじゃ
ないでしょうね
？
ま…まさか!!
何
…もっと恐ろしく
なりそうなことを
やってしまった
のよ……
？
何？
い…いや
なんでも

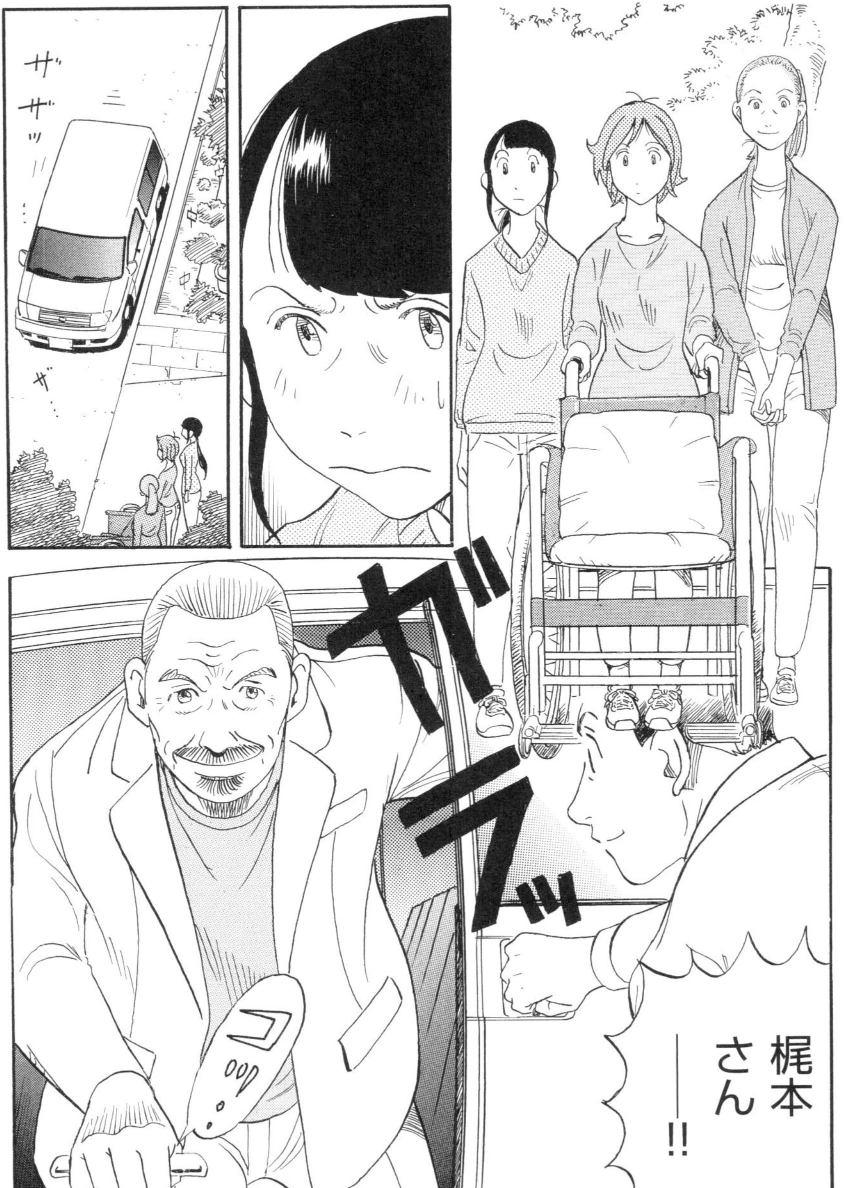
ザザッ…
ザ…
ガラッ
梶本さん――!!

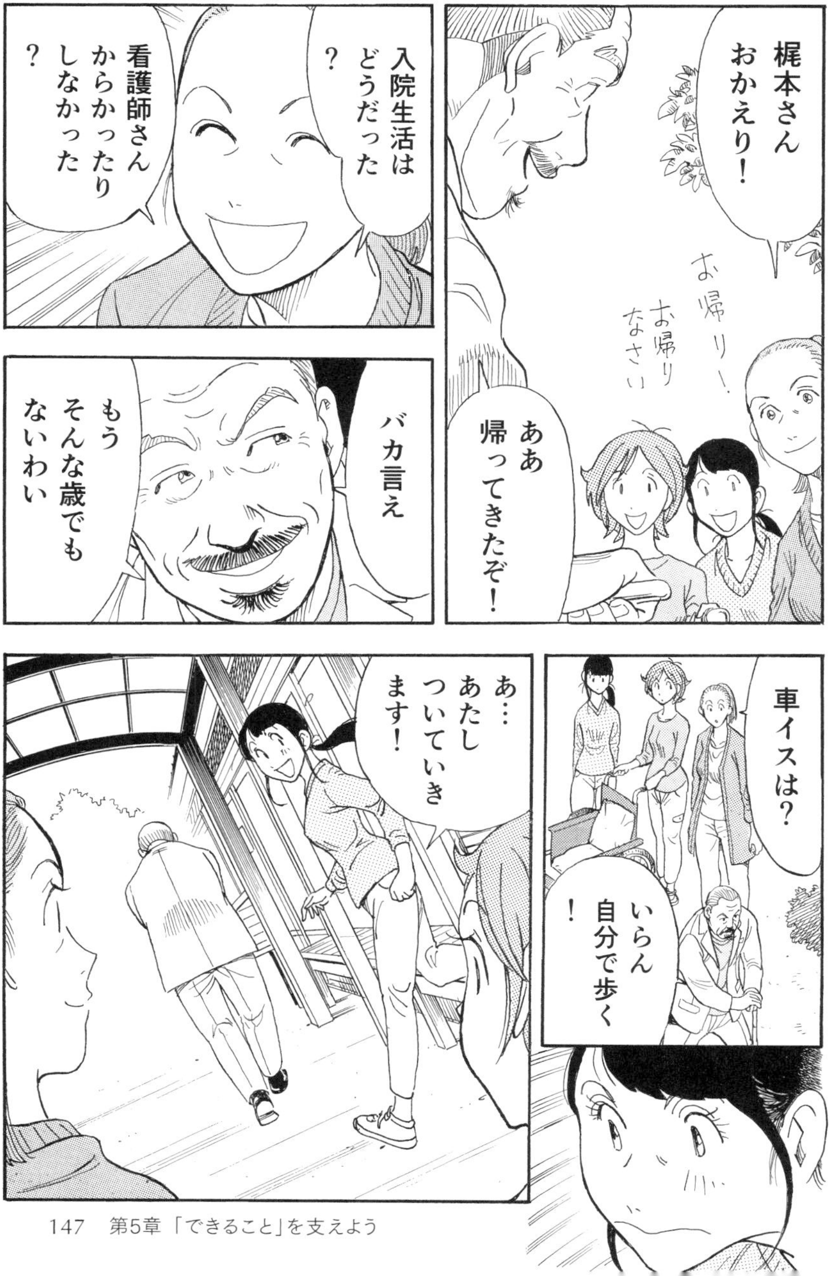
梶本さんおかえり！
お帰り！
お帰りなさい
ああ帰ってきたぞ！
入院生活はどうだった？
看護師さんからかったりしなかった？
バカ言え
もうそんな歳でもないわい
車イスは？
いらん自分で歩く！
あ…あたしついていきます！

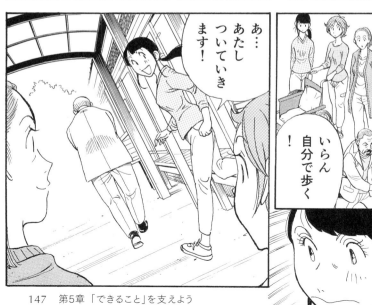

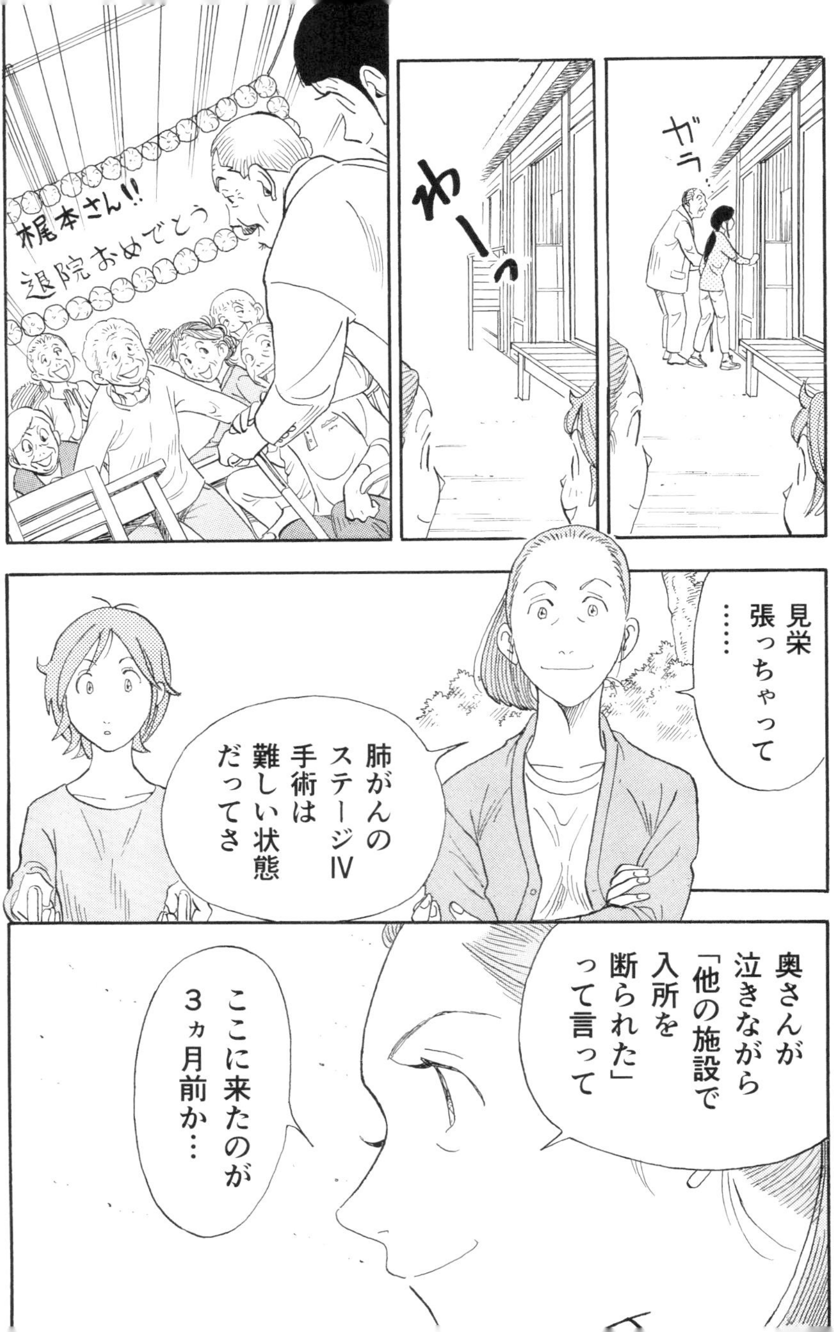
ガラ…
わーっ
梶本さん!!
退院おめでとう
見栄張っちゃって……
肺がんのステージⅣ手術は難しい状態だってさ
奥さんが泣きながら「他の施設で入所を断られた」って言って
ここに来たのが3ヵ月前か…

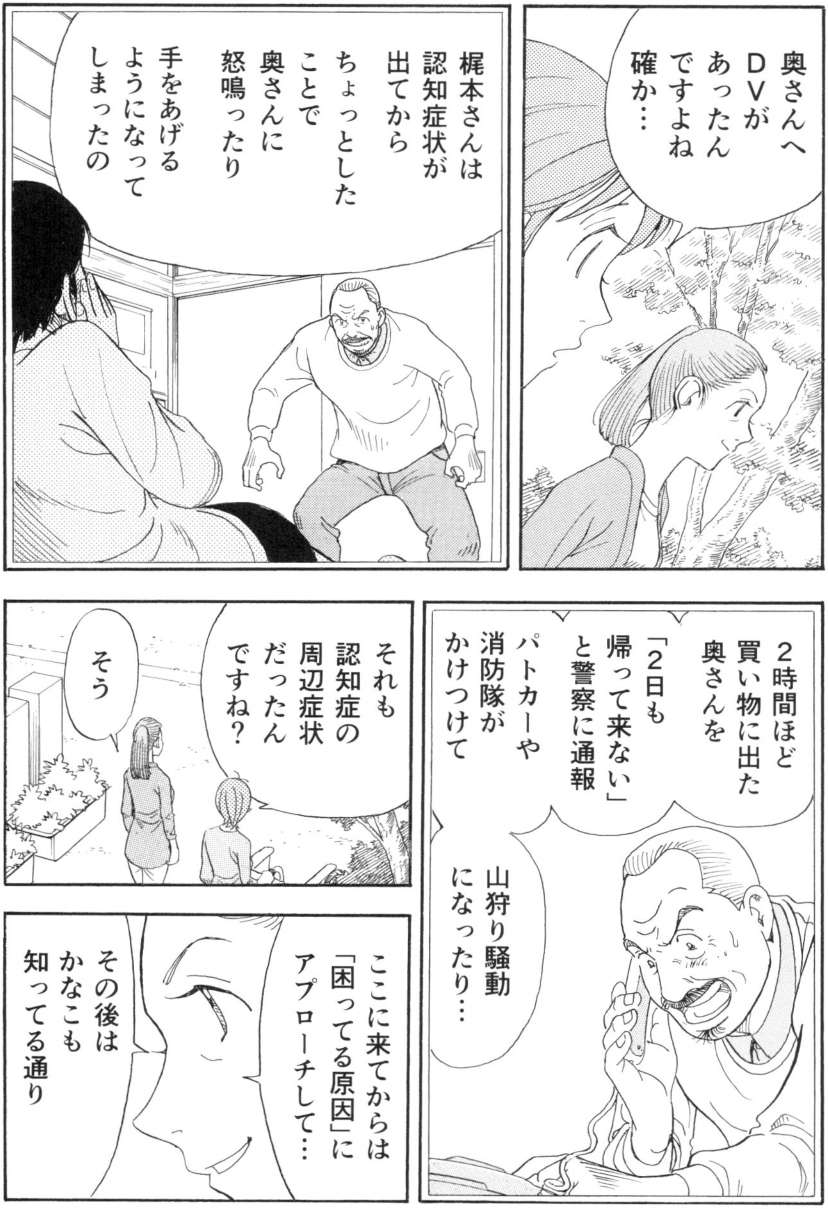
奥さんへDVがあったんですよね確か…
梶本さんは認知症状が出てからちょっとしたことで奥さんに怒鳴ったり手をあげるようになってしまったの
2時間ほど買い物に出た奥さんを「2日も帰って来ない」と警察に通報パトカーや消防隊がかけつけて
山狩り騒動になったり…
それも認知症の周辺症状だったんですね？
そう
ここに来てからは「困ってる原因」にアプローチして…
その後はかなこも知ってる通り

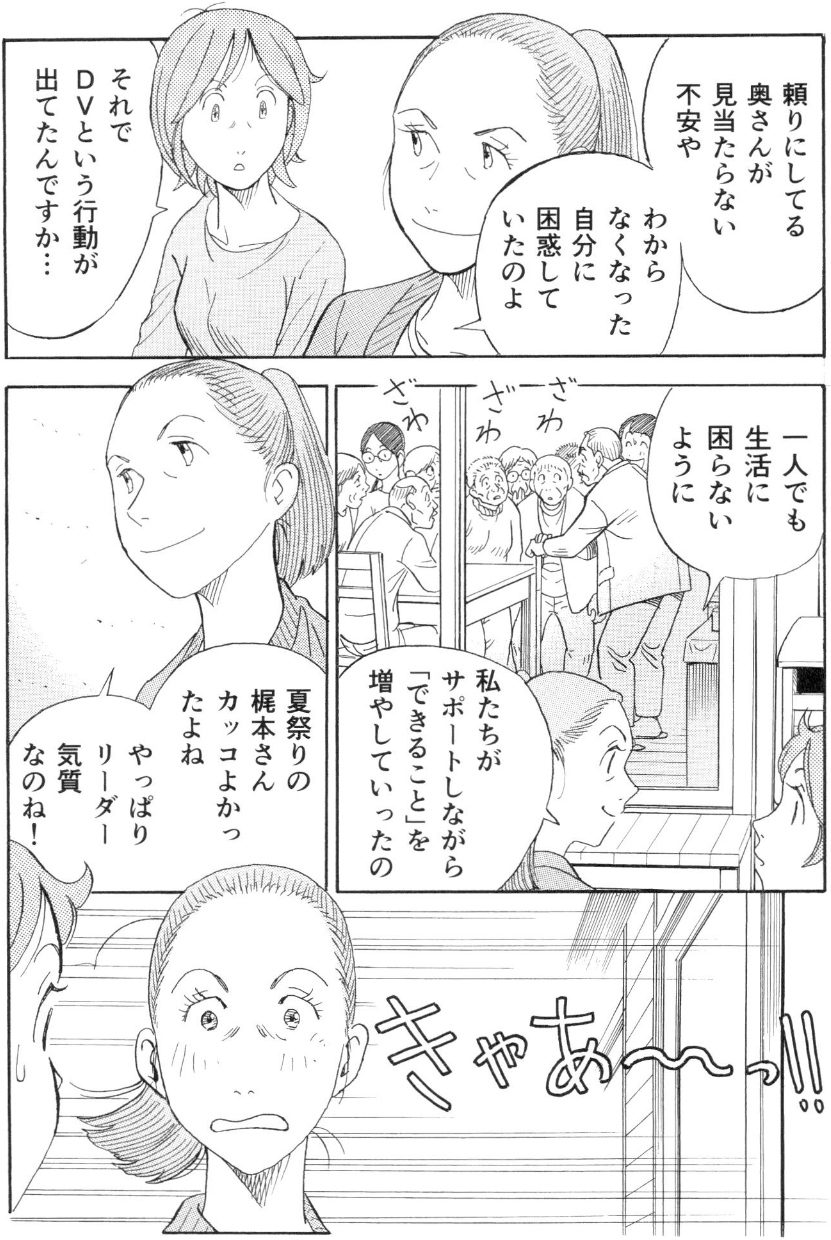
頼りにしてる
奥さんが
見当たらない
不安や
わから
なくなった
自分に
困惑して
いたのよ
それで
DVという行動が
出てたんですか…
一人でも
生活に
困らない
ように
ざわ
ざわ
ざわ
ざわ
私たちが
サポートしながら
「できること」を
増やしていったの
夏祭りの
梶本さん
カッコよかっ
たよね
やっぱり
リーダー
気質
なのね！
きゃあ〜〜っ!!

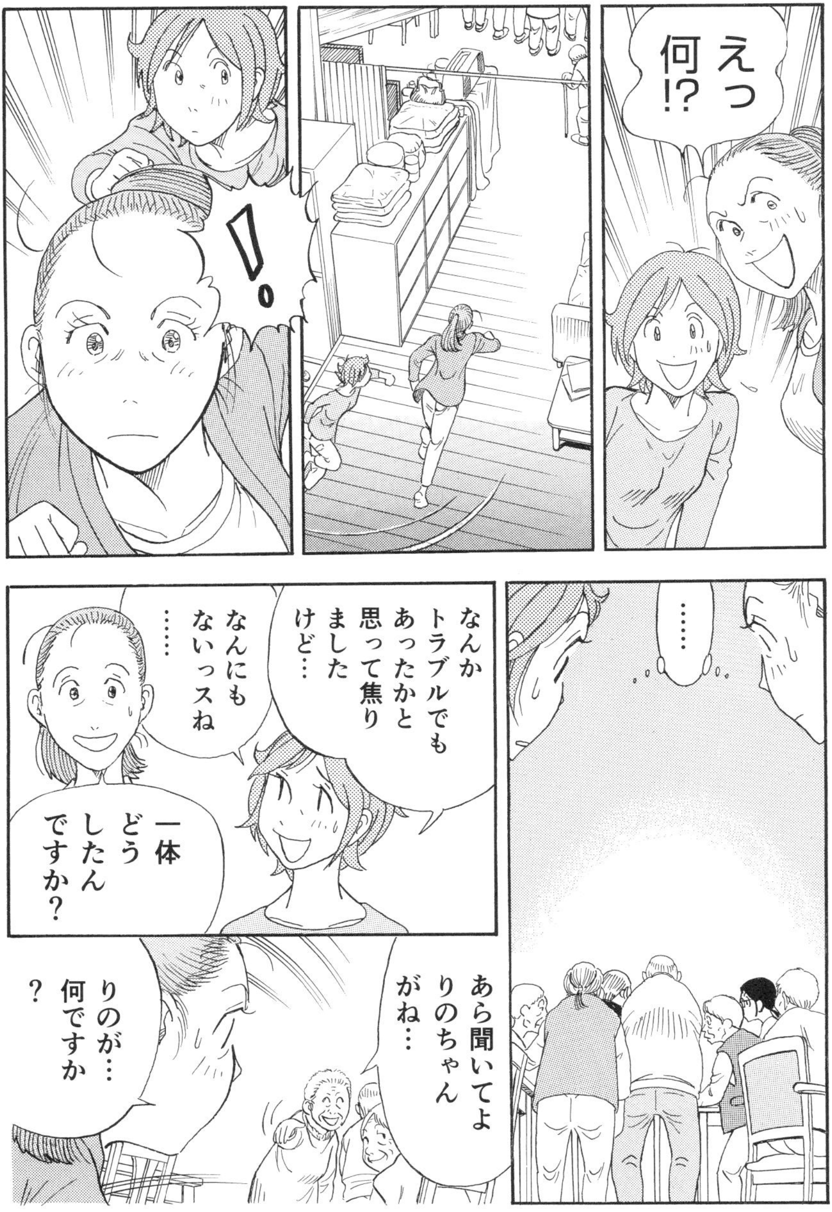
えっ
何!?
!
……
なんかトラブルでもあったかと思って焦りましたけど…
なんにもないっスね……
一体どうしたんですか?
あら聞いてよりのちゃんがね…
りのが…何ですか
?

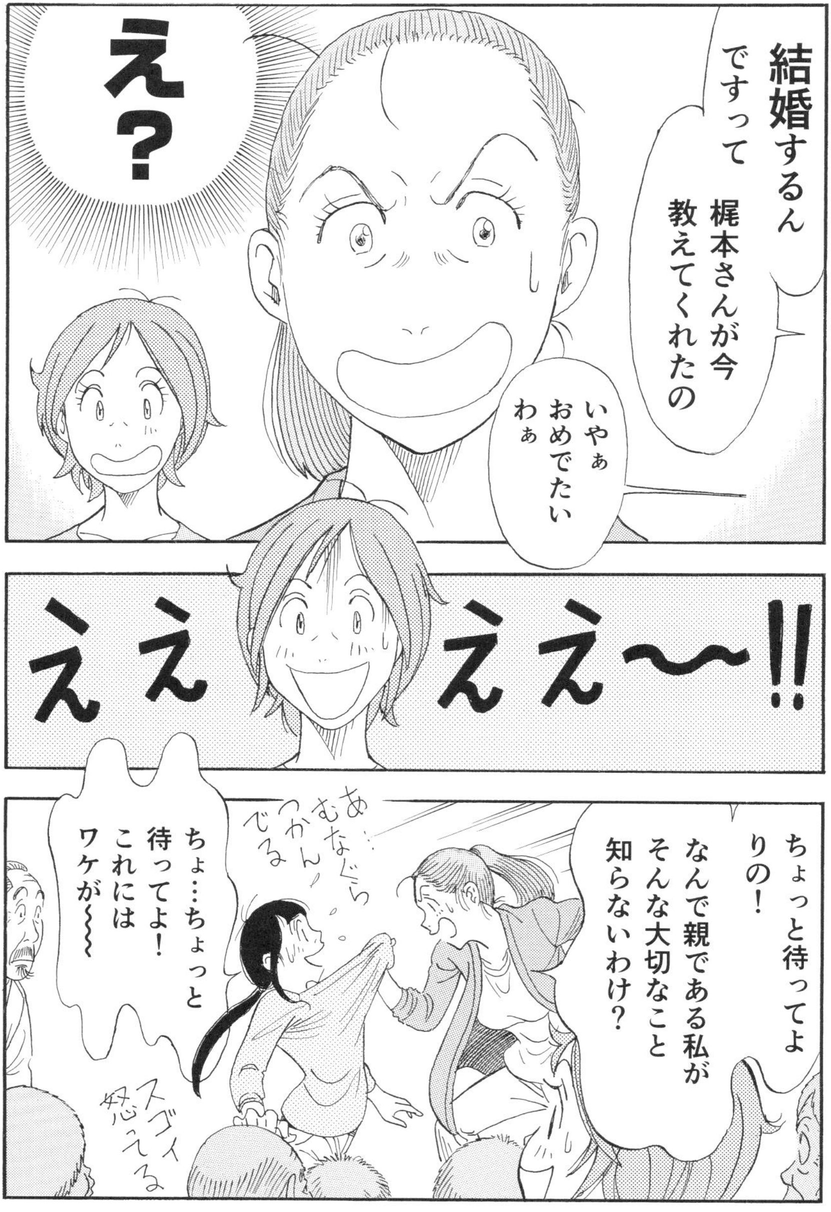
結婚するんですって 梶本さんが今教えてくれたの
いやぁおめでたいわぁ
え？
ええええ〜!!
ちょっと待ってよりの！ なんで親である私がそんな大切なこと知らないわけ？
あ…むなぐらつかんでる
ちょ…ちょっと待ってよ！ これにはワケが〜〜〜
スゴイ怒ってる

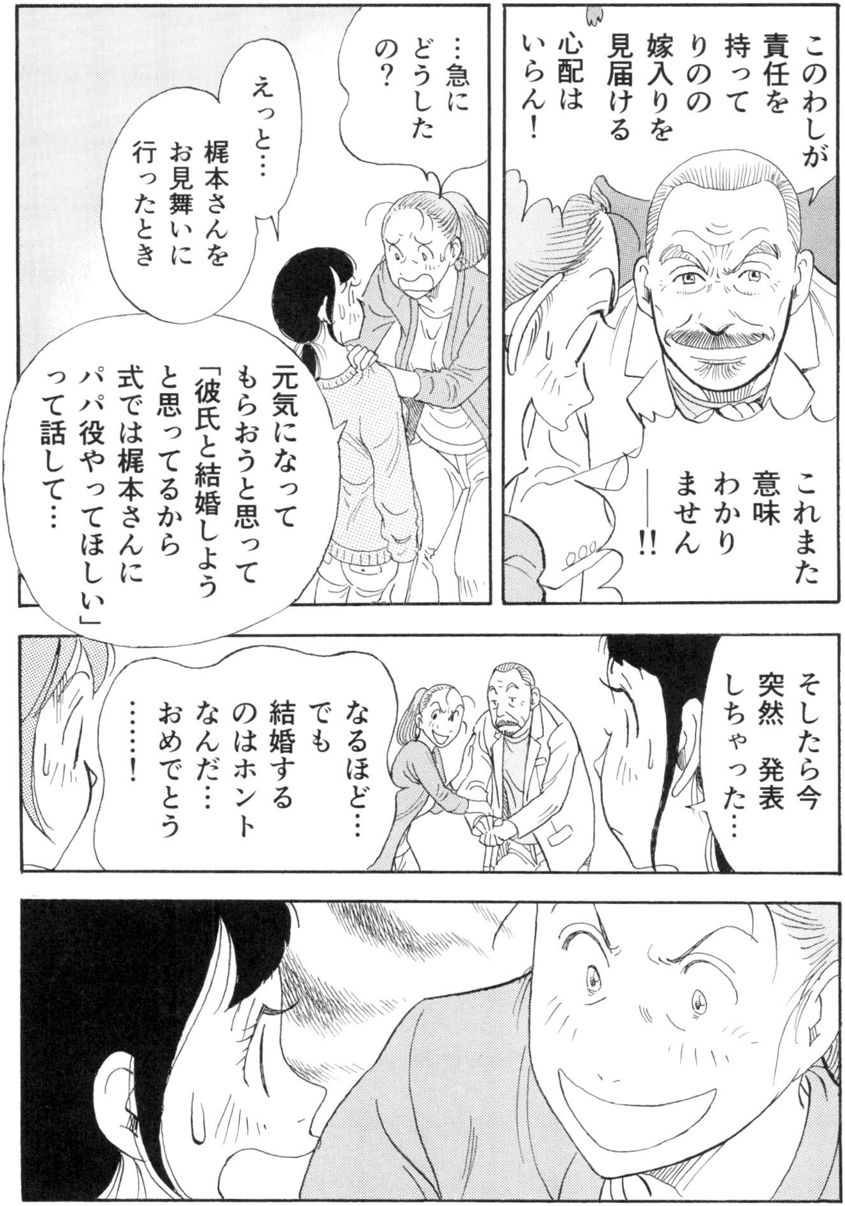

このわしが責任を持ってりのの嫁入りを見届ける心配はいらん！
これまた意味わかりません――!!
…急にどうしたの？
えっと…梶本さんをお見舞いに行ったとき
元気になってもらおうと思って「彼氏と結婚しようと思ってるから式では梶本さんにパパ役やってほしい」って話して…
そしたら今突然 発表しちゃった…
なるほど…でも結婚するのはホントなんだ…おめでとう……！

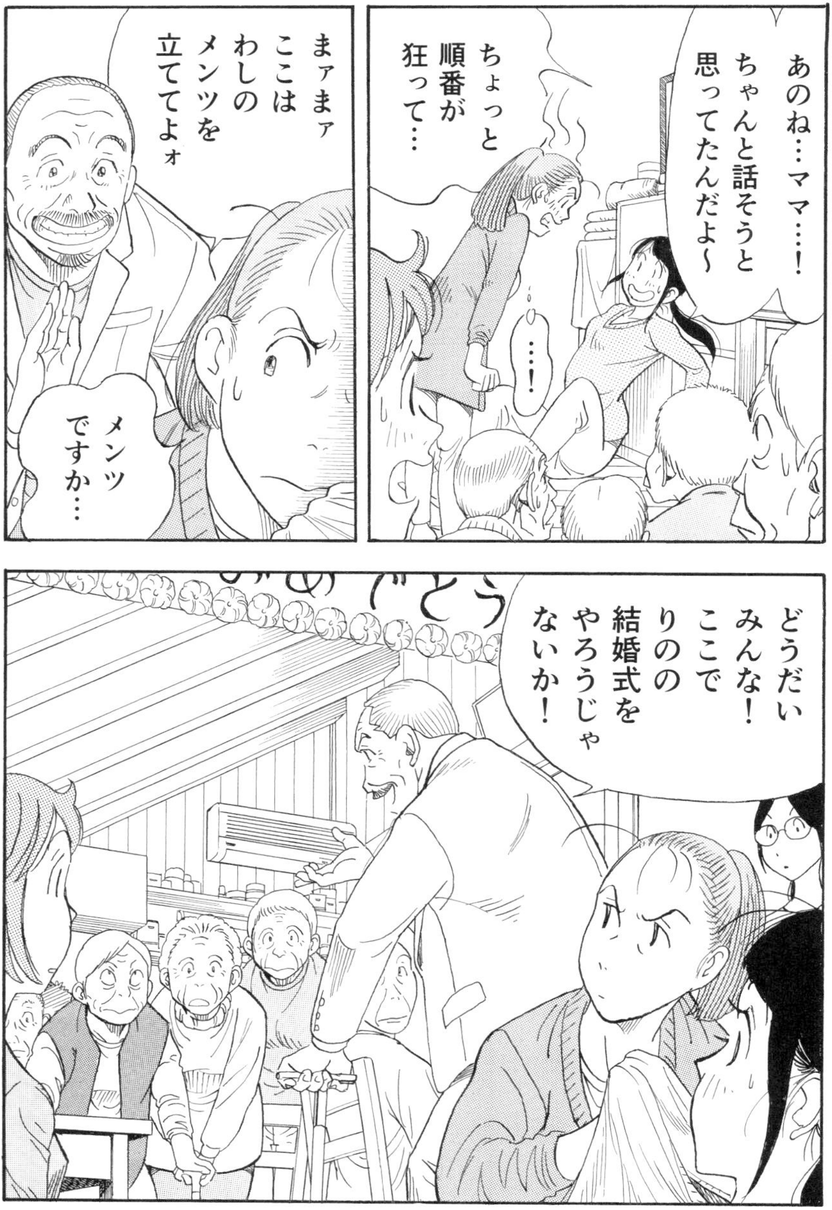
あのね…ママ…！
ちゃんと話そうと思ってたんだよ～
ちょっと順番が狂って…
…！
まァまァここはわしのメンツを立ててよォ
メンツですか…
どうだいみんな！ここでりのの結婚式をやろうじゃないか！

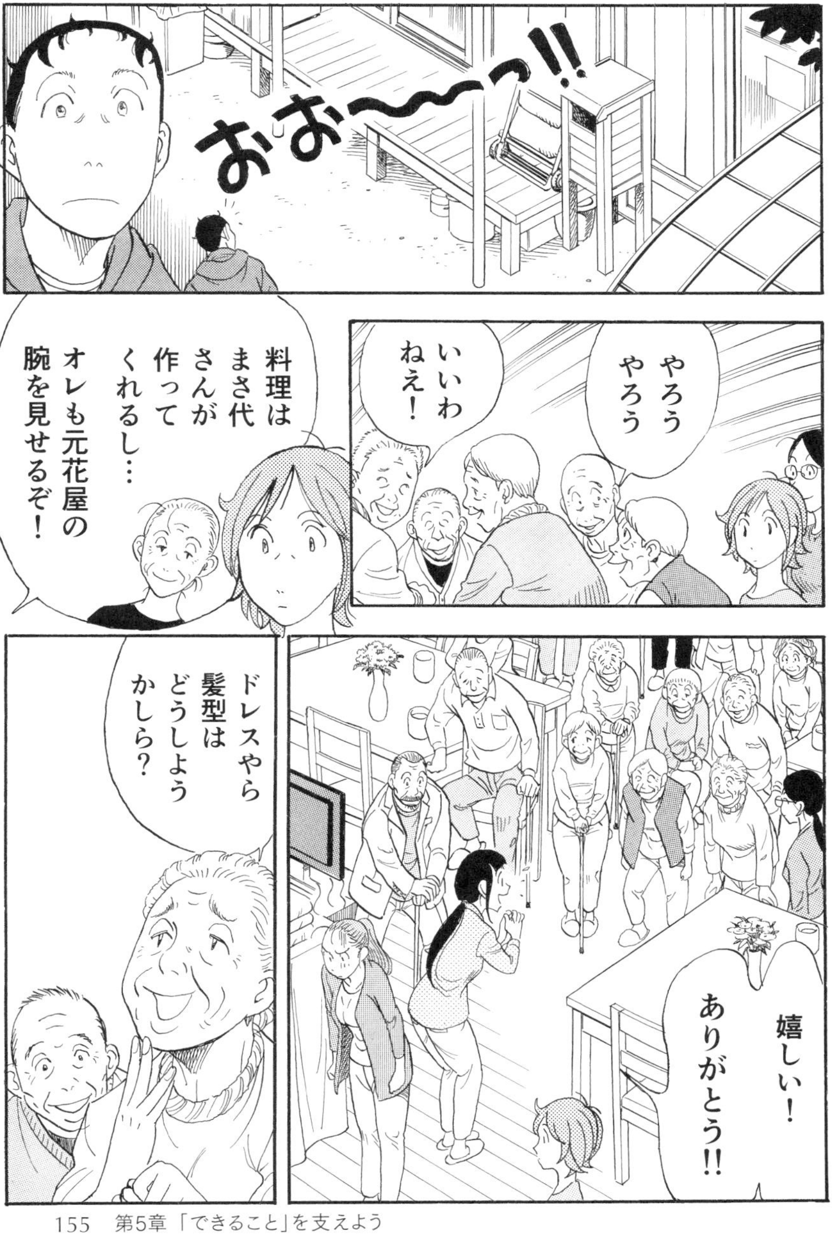
おお〜〜〜っ!!
やろう やろう
いいわ ねえ!
料理はまさ代さんが作ってくれるし…オレも元花屋の腕を見せるぞ!
嬉しい!ありがとう!!
ドレスやら髪型はどうしようかしら?

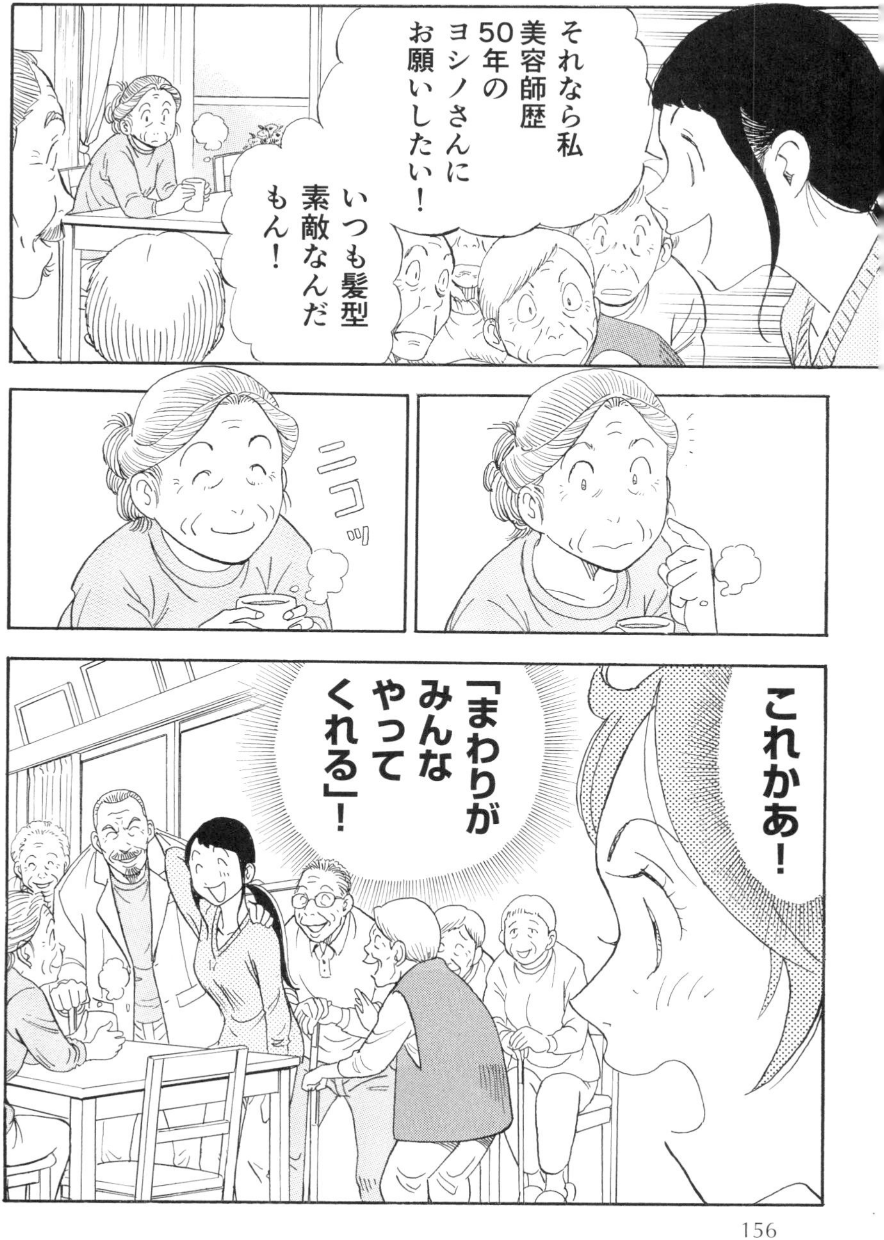
それなら私
美容師歴
50年の
ヨシノさんに
お願いしたい！
いつも髪型
素敵なんだ
もん！
ニコッ
これかあ！
「まわりが
みんな
やって
くれる」！

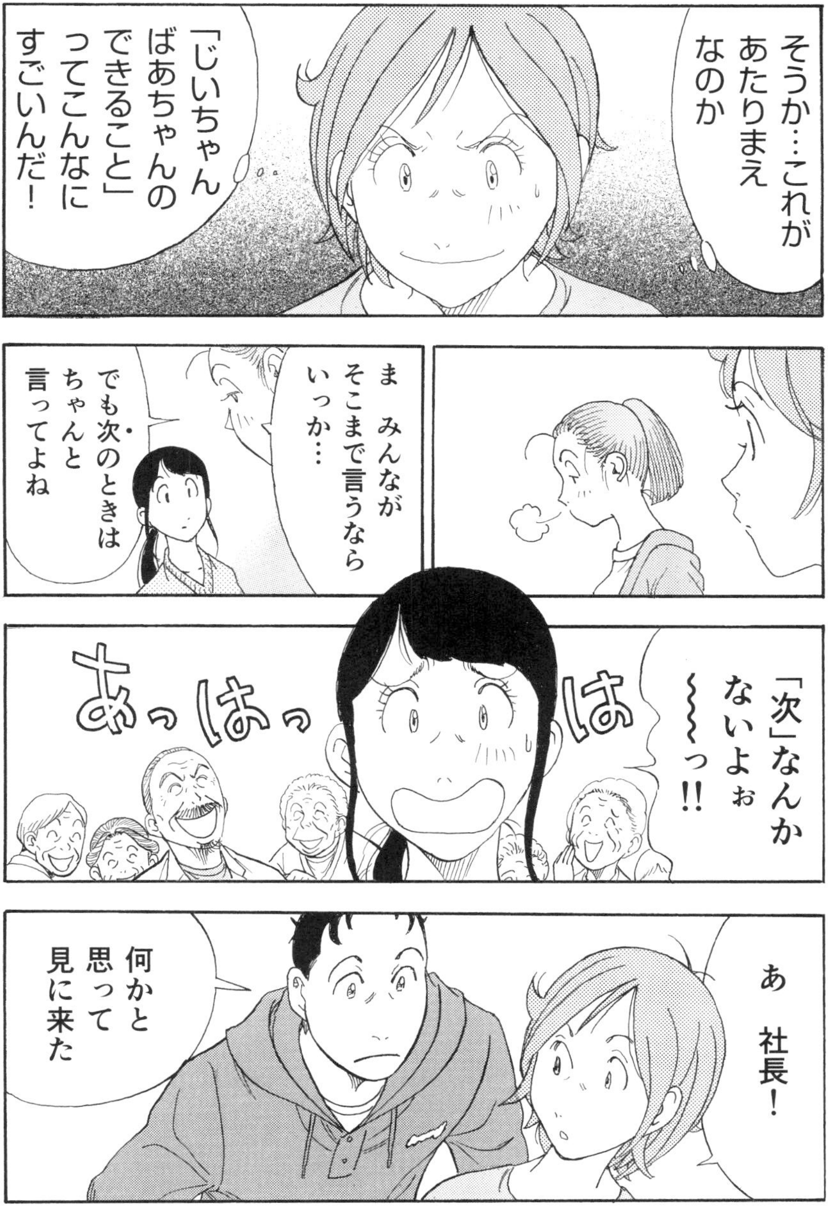
そうか…これがあたりまえなのか
「じいちゃんばあちゃんのできること」ってこんなにすごいんだ！
まみんながそこまで言うならいっか…
でも次のときはちゃんと言ってよね
「次」なんかないよぉ〜〜〜っ!!
あっはっは
あ社長！
何かと思って見に来た

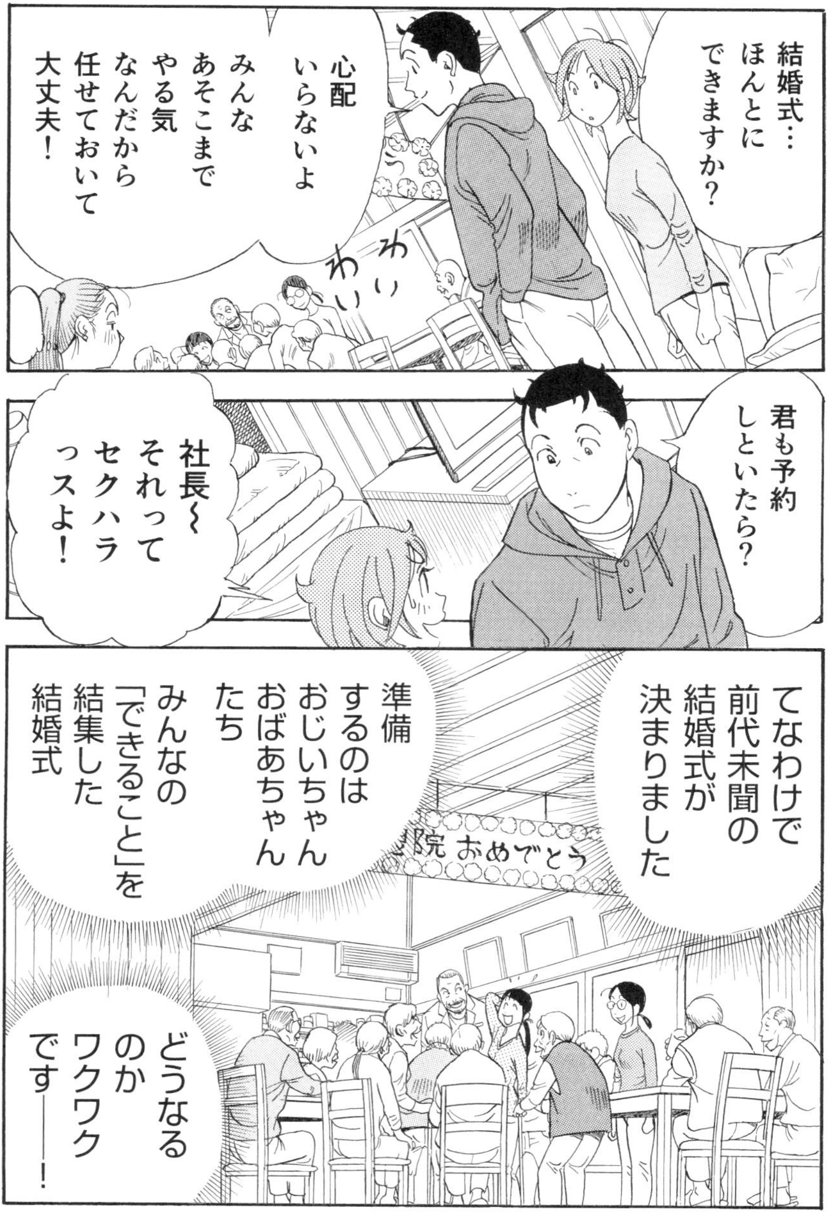
結婚式…ほんとにできますか?
心配いらないよ
みんなあそこまでやる気なんだから任せておいて大丈夫!
わいわい
わいわい
君も予約しといたら?
社長～それってセクハラっスよ!
てなわけで前代未聞の結婚式が決まりました
準備するのはおじいちゃんおばあちゃんたち
みんなの「できること」を結集した結婚式
どうなるのかワクワクです———!

「看る人・看られる人」の区別がない場へ

お茶を淹れてもらったり、結婚式の企画が持ち上がったり――この章では、若手介護士りのが、お年寄りからいろいろな厚意を受けていました。これじゃあ、どちらが介護する側かわからない――そんな印象を受けた読者もいることでしょう。

実際の「あおいけあ」はどうでしょう。事業所にはいろいろな方が見学にみえますが、

「誰がスタッフで誰が利用者か、区別がつきませんでした」

と言われるのが、私にとっては何よりも嬉しい感想です。

第1章で私は「環境」の大切さについて書きました。実際の現場では、「環境」と「ケア」が、ちょうど両輪のように同時に動いていなければいけないと思います。

たとえば、認知症の記憶障害で、ばあちゃんが、お茶をうまく淹れられなくなったとしましょう。そういう方に電気ポットを渡して、「お茶を淹れてください」と頼んでも、たいていできません。

ここで、介護する側が諦めてお茶を淹れてしまったら、ただの「お世話」になってしまいますが、私たちなら、こうすると思います。

まず、ばあちゃんを誘って、一緒にホームセンターへ買い物に出かけます。そして、本人にポットを選んでもらうのです。ばあちゃんは、きっとヘッドをシュコシュコと押して使う、古いタイプのポットを選ぶことでしょうが、それでいいんです。その古い型のポットを買って、また一緒に帰ります。そしてその後、

「ごめんなさい……、僕、ホントに疲れちゃったんで、お茶を淹れていただけませんか？」

と、いかにも申し訳ないといった風情《ふぜい》で頼めば、ばあちゃんが淹れてくれるかもしれません。マンガに登場したヨシノさんのように、何か言う前に気を利かせてお茶を用意してくれる——そんなことだって起こるでしょう。

じいちゃん・ばあちゃんから人生を学ぼう

要するに私は、ばあちゃんの**「できない」が「できる」になるまで付き合ったわけです。それが「ケア」**だと思っています。

一方的に「してあげる」のではなく、お年寄りと関わり、できるまで付き合います。すると使える道具が揃い、同時に人間関係ができてきて、「環境」が整います。となれば、じいちゃん・ばあちゃんも大人ですから、自ら動くのはあたりまえではないでしょうか？

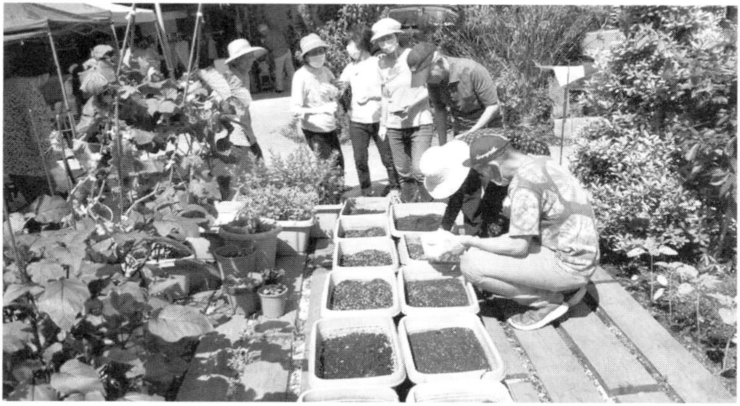

みんなでプランターで大豆づくり。その後はタープ（日よけ）を張り、近所の子どもたちと「おやつタイム」になりました！

だから、「あおいけあ」ではこんなことが起こります。

私が夜勤で台所に立っていると、ばあちゃんに「そこは男が立つところじゃねえ。どけっ」と言って追い出されました。結局、洗い物を全部やってくれたのは、ばあちゃんでした。

胡麻和《ごまあ》えを作ります。ばあちゃんが野菜を切り始め、じいちゃんが胡麻すりを始めてしまいました。スタッフの仕事は味見だけになりました。

古くなったタオルやほつれた服を、若いスタッフが捨てようとしています。見ていたお年寄りが、「もったいない。貸してごらん」と取り上げて、雑巾に仕立て直したり、繕ったりします。

その姿を見て私たちは、ばあちゃんの腕前に驚いたり、裁縫技術を学んだり、「ものを大切にする」というモラルまで教わりました。

お年寄りに真剣に向き合っていると、お世話どころか、教えられることや学ぶことが多くて、日々驚かされます。そんな経験を通じて、私たちとお年寄りの信頼関係が深まります。

すると、私たちのなかにはお年寄りを尊敬する気持ちが自然と芽生え、お年寄りには事業所が馴染みの場所になります。それがまた、次のよりよいケアにつながっていく――。こんな流れができているから、「どちらが介護されているのかわからない」という状況ができあがっていくのかもしれません。

分断する発想を、そろそろ捨てよう

もう一つ、私たちの事業所にいろいろな人が出入りするのも、お年寄りが生き生きするきっかけになっていると思います。

あるとき、イベントに興味を持った地域の方が訪問してくれることになりました。私が来客の日時を伝えて「よろしく」と頼んだところ、スタッフはさっそく、利用者とともに〝企画会議〟を始めたそうです。

その様子を、ある雑誌がこうレポートしてくれました。

会議といってもまったものではなく、普段の談笑の中で話題に挙げて、皆さんが興味を持ち、話が弾んでいくという具合です。会議の様子はこんな感じです。

Bさん「何時ごろ来る？」
Cさん「お昼ごろだって」
Bさん「じゃあ、軽食でもてなしたらどう？」
Dさん「その日だったらAさん来る日だよ」
Cさん「なら喫茶店のマスターだったAさんの得意なハンバーガーを作ってもらおうよ」
Bさん「いきなり本番ではなく、練習で一度作ってみたら？」
Cさん「せっかくだから看板を作って本格的にやろうよ」

どの発言が職員でどの発言がお年寄りか分からないくらい一体感を感じませんか？＊

後日、Aさんが引き受けてくださったので、Aさんの得意だったメニュー「アメリカン・クラブハウスサンド」でおもてなししたところ、大好評。それまで事業所に来てもほとんど言葉を発しなかったAさんが、打ち解けるきっかけができました。

これは『ソーシャルワーカー』（ちくま新書・共著）にも書いたことですが、私たち「あ

＊「小規模多機能の地域づくり日誌」『認知症ケア最前線』Vol.50, pp.91-92.

おいけあ」のスタッフは、**「ごちゃまぜ」があたりまえ**になるように心がけてきました。

地域との交流については、第4章でマンガになり、解説にも書いた通りですが、実際の「あおいけあ」には、もっといろいろな人がいます。アルゼンチン人やブラジル人、不登校だった子も働いています。赤ん坊を連れて出勤するスタッフもいます。

いつも腰が曲がっていて、「痛い痛い」が口癖のばあちゃんでも、スタッフの子に「高い高い」をするときは、なぜかスーッと腰が伸びる——そんな不思議なことも起こります。

福祉・介護の世界は、なぜか「介護者か要介護者か」「障害があるかないか」など、「わける」発想からスタートしがちです。そのわりに、「地域共生社会」の構築とも言われます。

でも、**「わける」、すなわち分断から始まる共生なんて、あるのでしょうか。**分断から生まれてくるのは、せいぜい「誰かが誰かを支えてあげる仕組み」や「一方的に誰かを支えてあげる空間」です。そんなもの、窮屈なだけでしょう。

いろいろな世代の、多様な背景を持つ人がつながると、私たちには思いもしない人間関係が生じます。結果、

「お互いがそれとなく支え合っている居場所」

「みんなが誰かに支えられているということを実感できる空間」

そういう場が自然にできればいい——私はそう考えています。

第6章
「強み」にアプローチ！

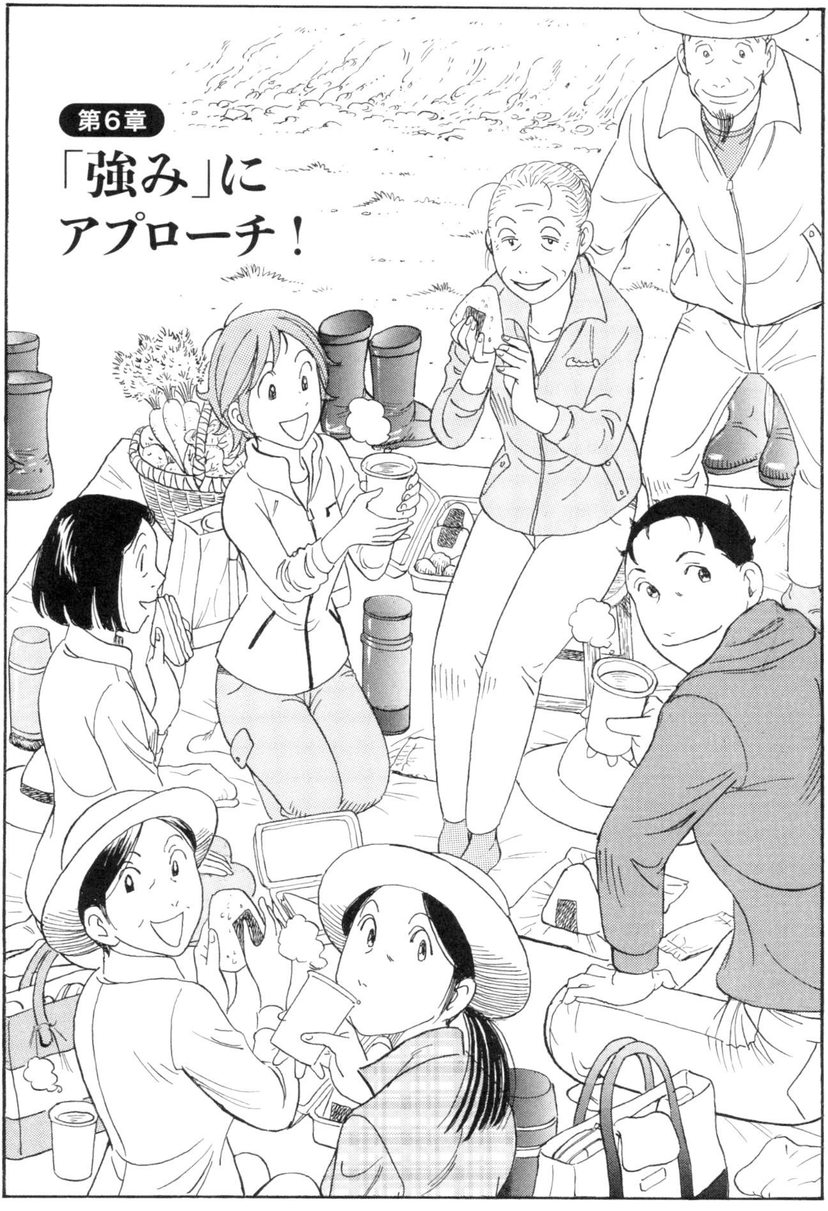

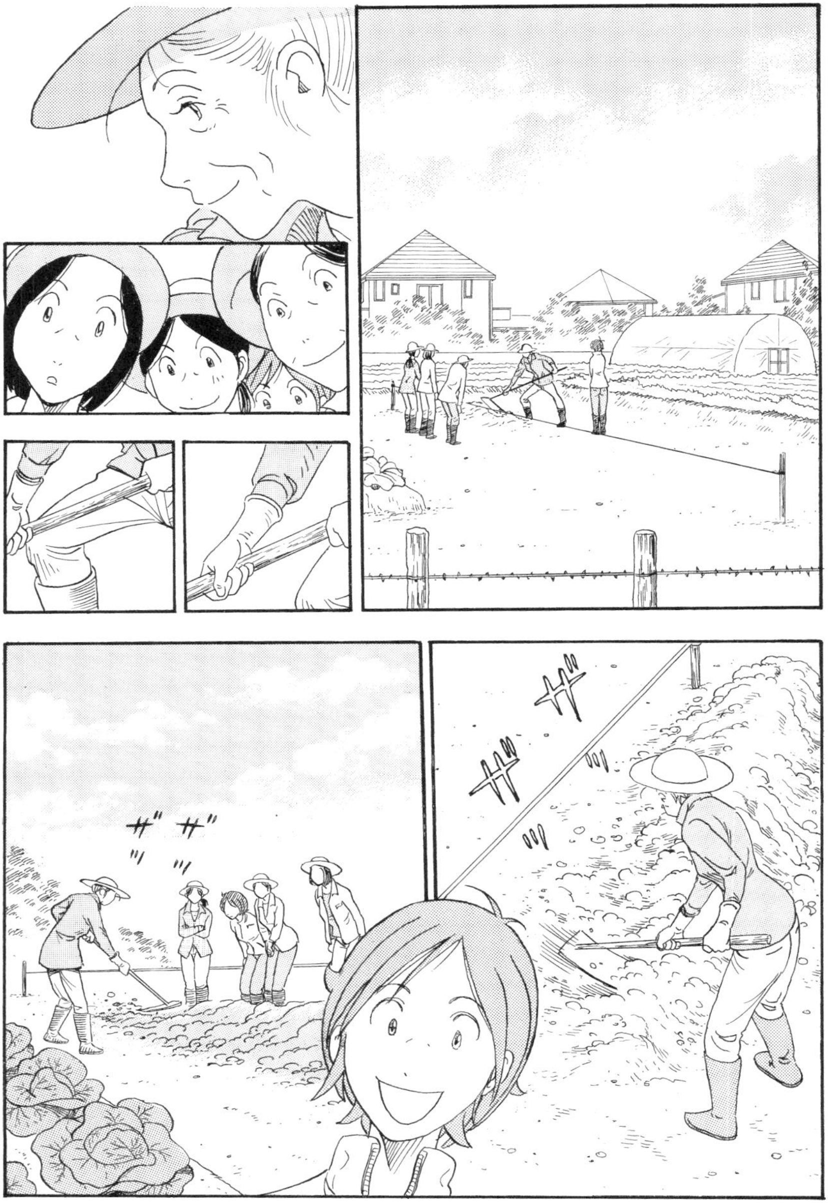
ザッ
ザッ
ザッ
ザッ

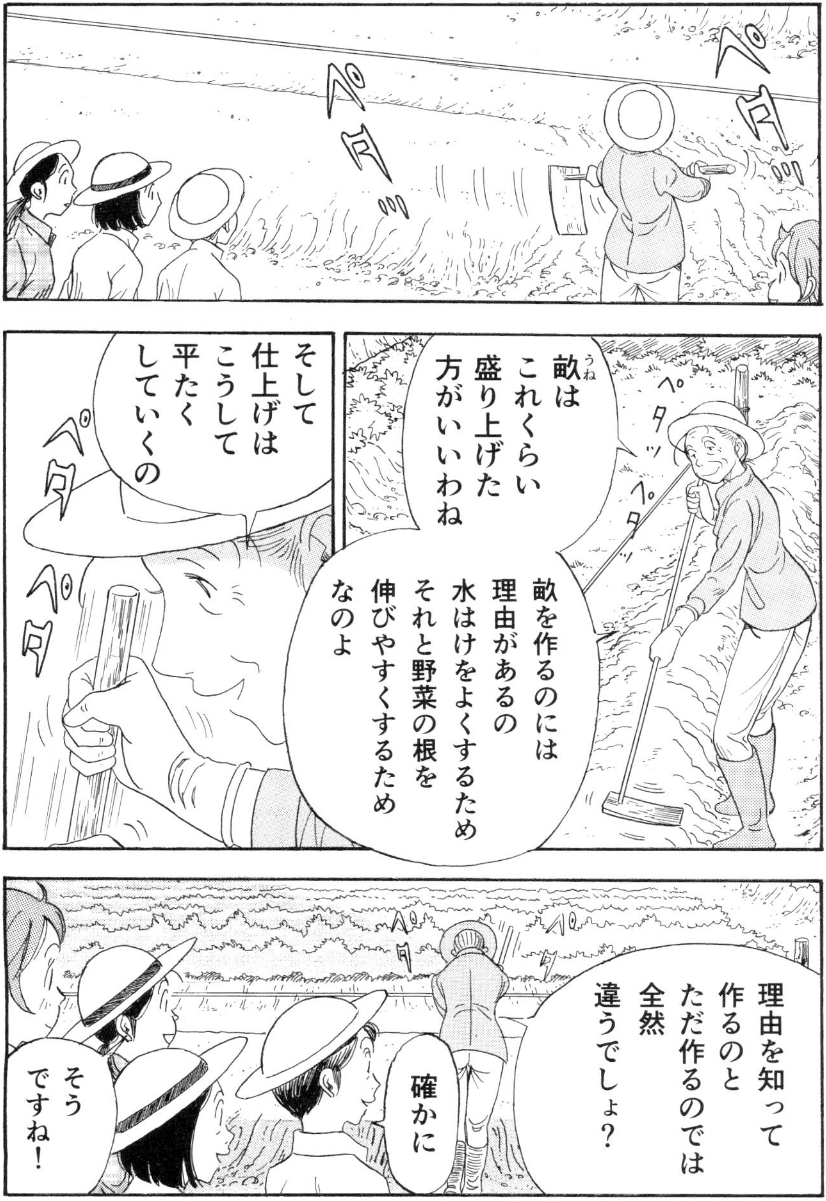

ペタッ
ペタッ
畝《うね》はこれくらい盛り上げた方がいいわね
ペタッ
ペタッ
畝を作るのには理由があるの
水はけをよくするため
それと野菜の根を伸びやすくするためなのよ
そして仕上げはこうして平たくしていくの
ペタ
ペタ
理由を知って作るのとただ作るのでは全然違うでしょ?
確かに
そうですね!

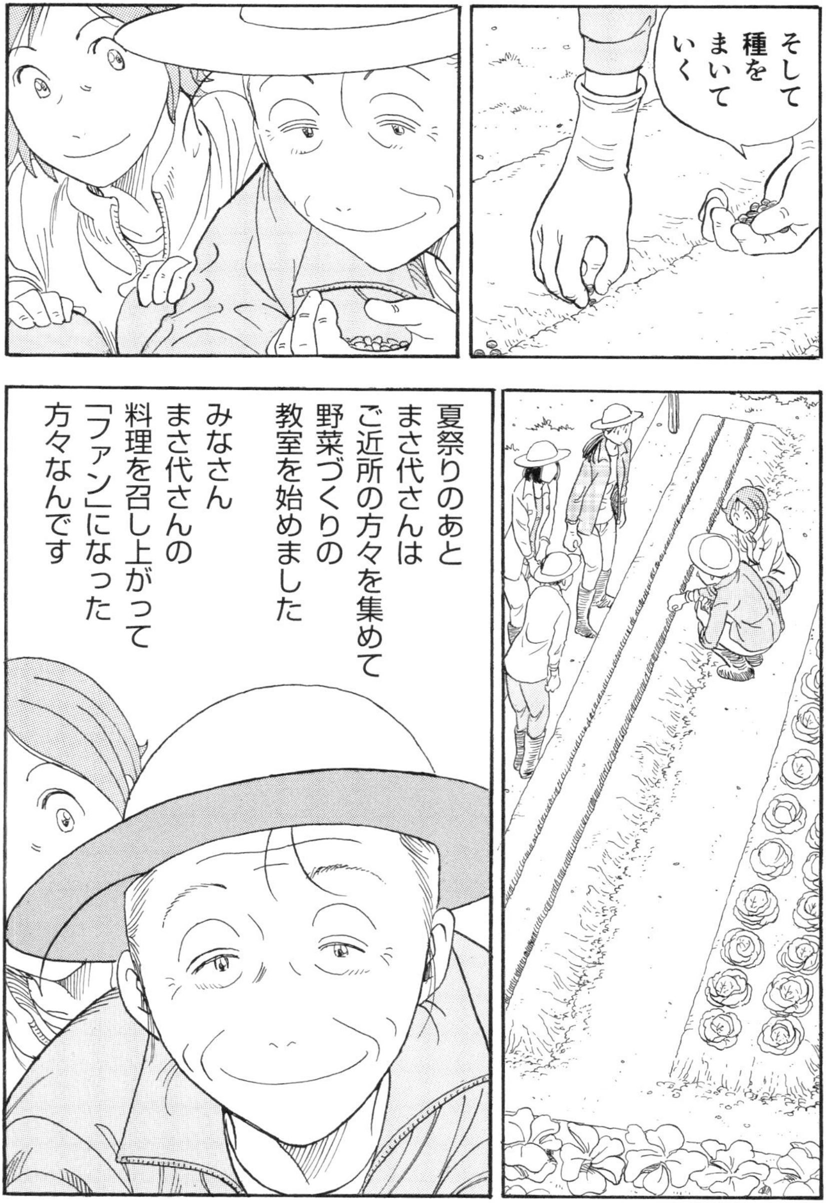
そして種をまいていく
夏祭りのあとまさ代さんはご近所の方々を集めて野菜づくりの教室を始めました
みなさんまさ代さんの料理を召し上がって「ファン」になった方々なんです

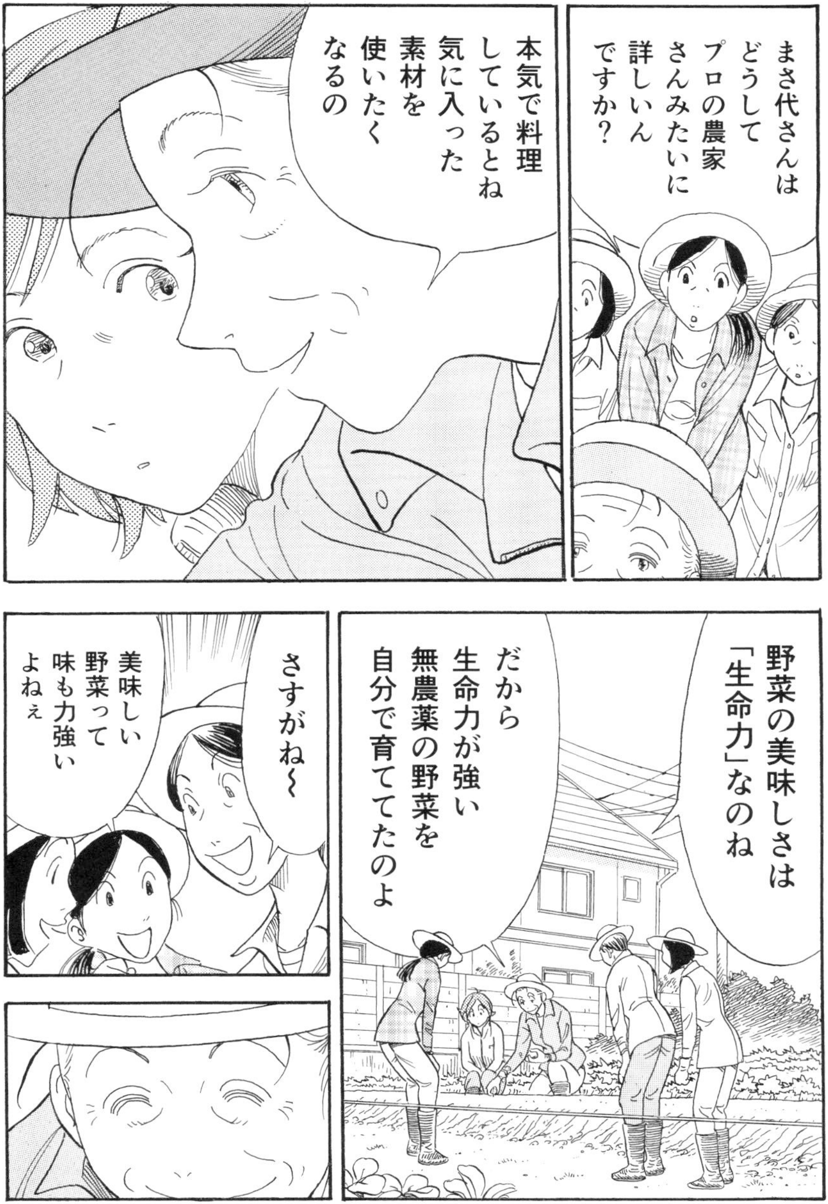
まさ代さんはどうしてプロの農家さんみたいに詳しいんですか？
本気で料理しているとね気に入った素材を使いたくなるの
野菜の美味しさは「生命力」なのね
だから生命力が強い無農薬の野菜を自分で育ててたのよ
さすがね〜
美味しい野菜って味も力強いよねぇ

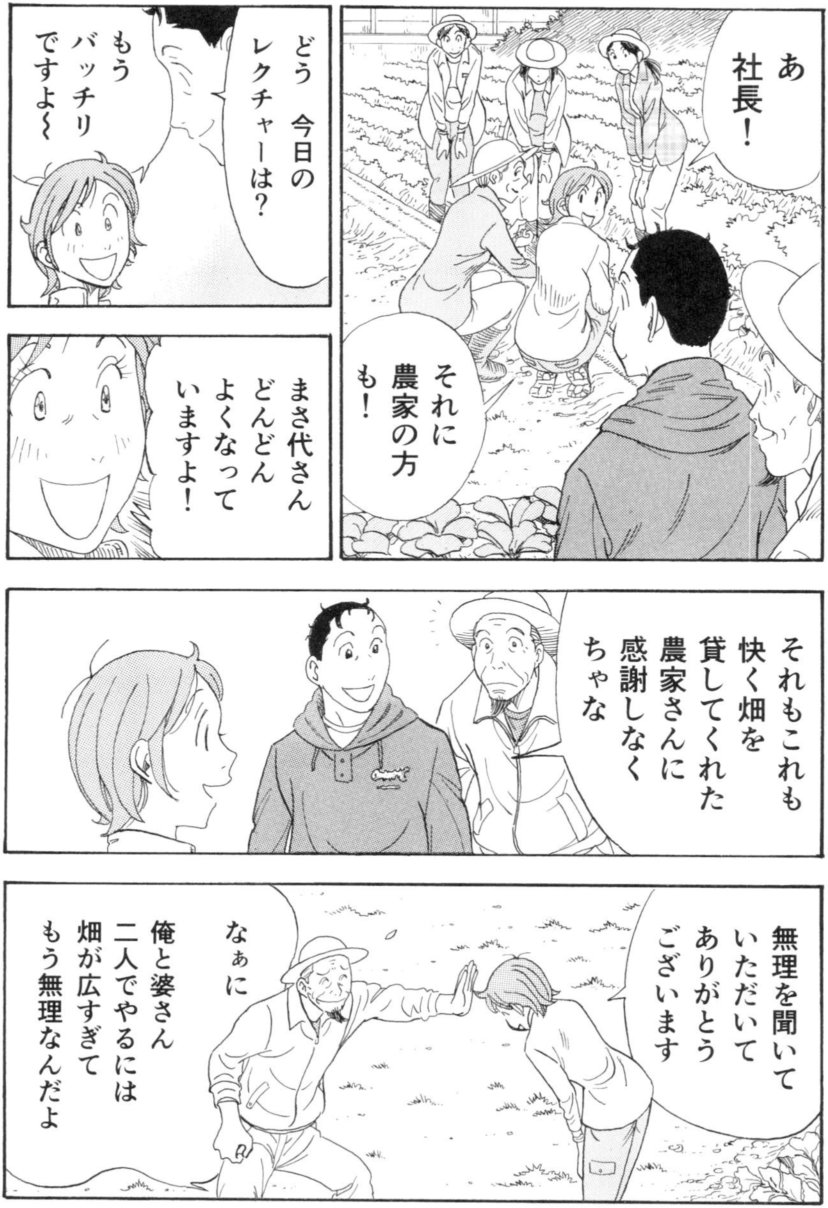
あ　社長！
それに農家の方も！
どう　今日のレクチャーは？
もうバッチリですよ〜
まさ代さんどんどんよくなっていますよ！
それもこれも快く畑を貸してくれた農家さんに感謝しなくちゃな
無理を聞いていただいてありがとうございます
なぁに
俺と婆さん二人でやるには畑が広すぎてもう無理なんだよ

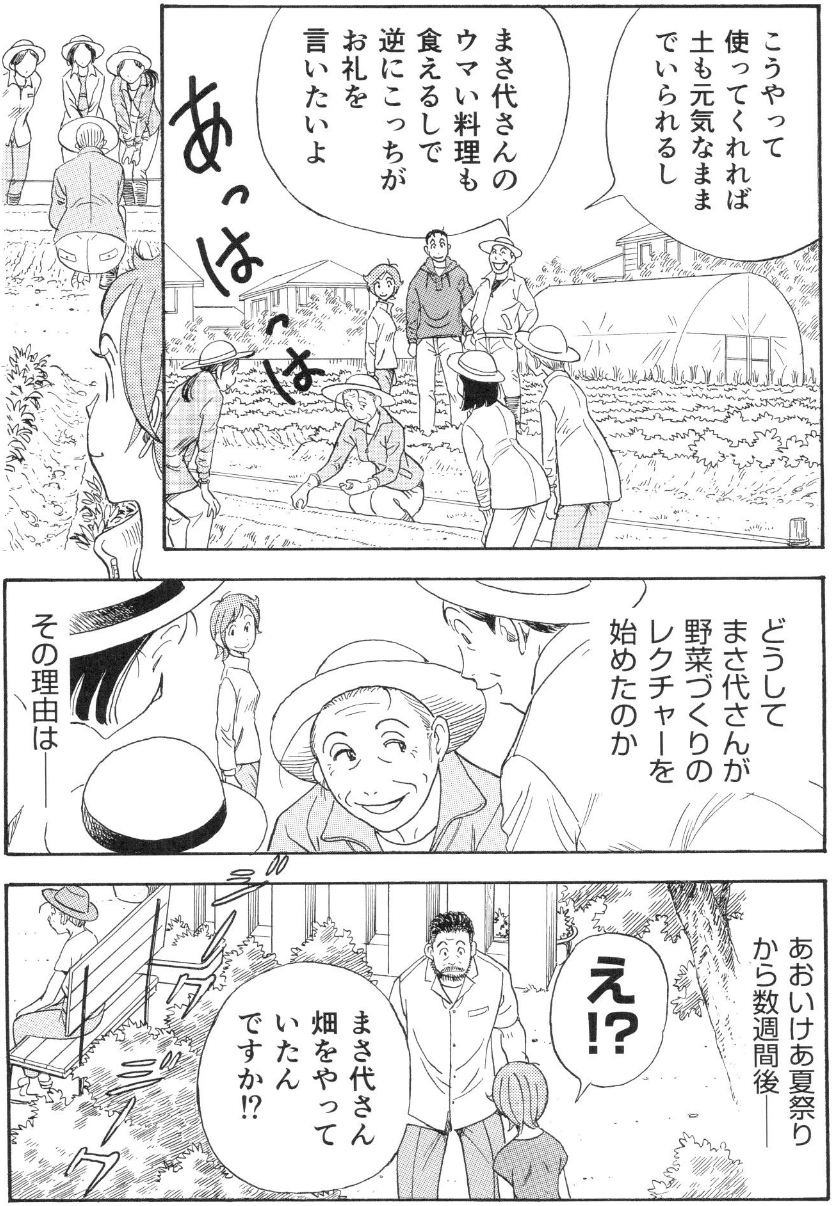
こうやって使ってくれれば土も元気なままでいられるし
まさ代さんのウマい料理も食えるし逆にこっちがお礼を言いたいよ
あっはっは
どうしてまさ代さんが野菜づくりのレクチャーを始めたのか
その理由は――
あおいけあ夏祭りから数週間後――
え!?
まさ代さん畑をやっていたんですか!?
ザク
ザク

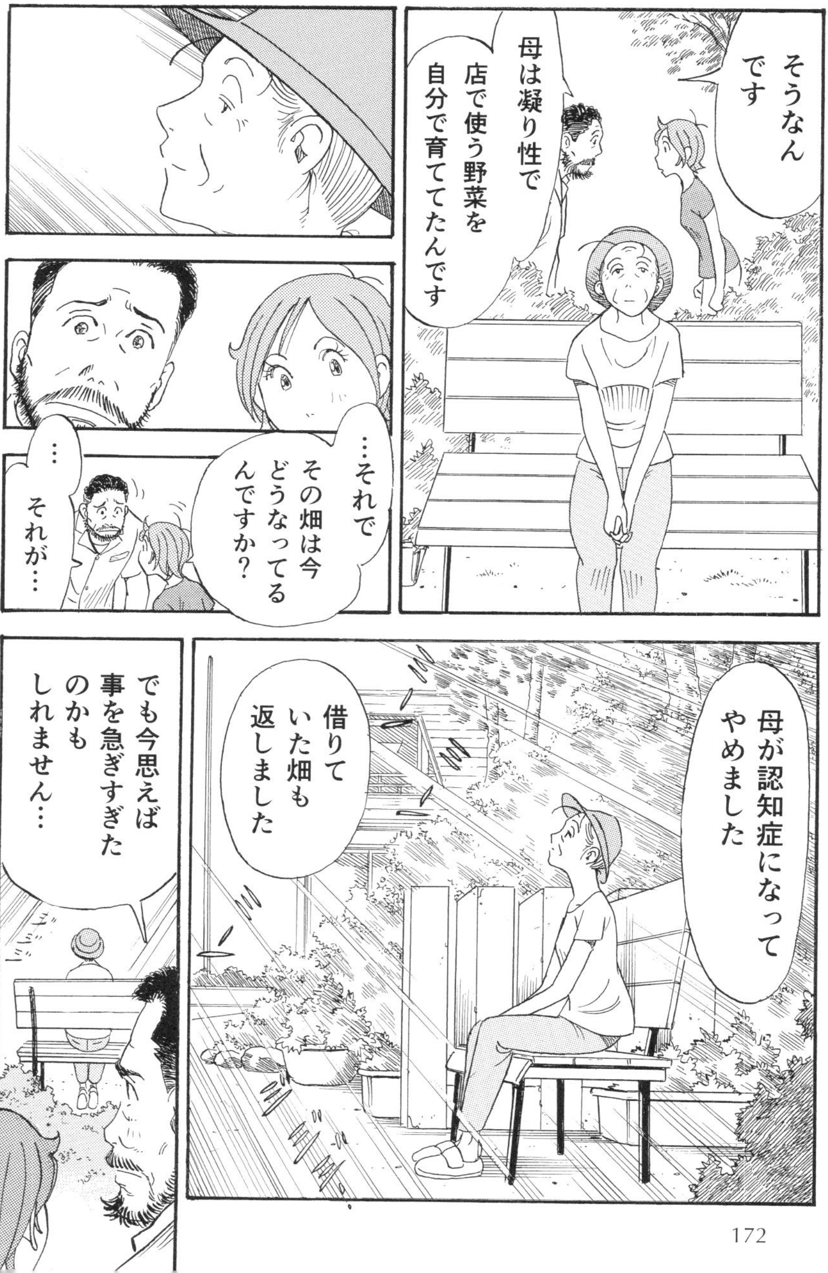
そうなんです
母は凝り性で店で使う野菜を自分で育ててたんです
…それでその畑は今どうなってるんですか？
…
それが…
母が認知症になってやめました
借りていた畑も返しました
でも今思えば事を急ぎすぎたのかもしれません…

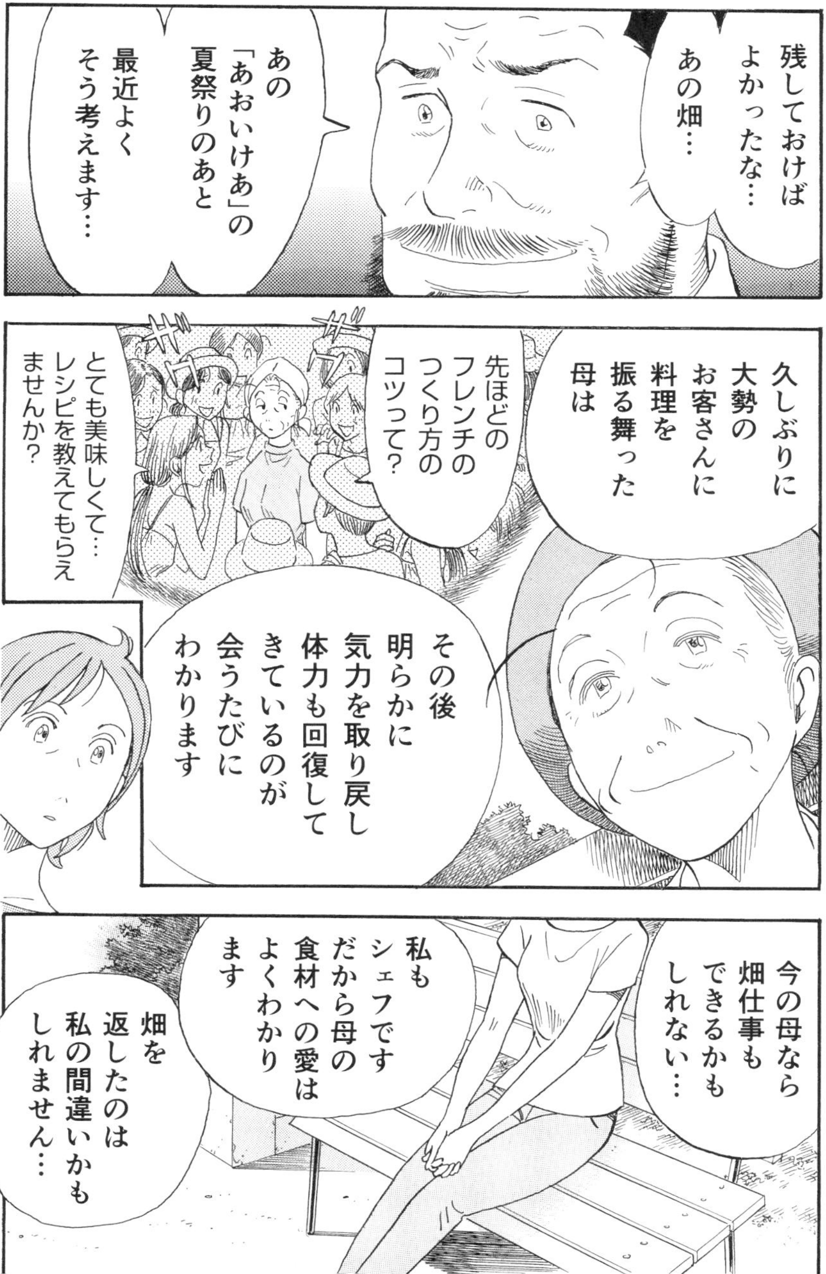

残しておけば よかったな…
あの畑…
あの「あおいけあ」の夏祭りのあと 最近よくそう考えます…
久しぶりに大勢のお客さんに料理を振る舞った母は
先ほどのフレンチのつくり方のコツって?
とても美味しくて…レシピを教えてもらえませんか?
その後 明らかに気力を取り戻し 体力も回復してきているのが 会うたびにわかります
今の母なら畑仕事もできるかもしれない…
私もシェフです だから母の食材への愛はよくわかります
畑を返したのは私の間違いかもしれません…

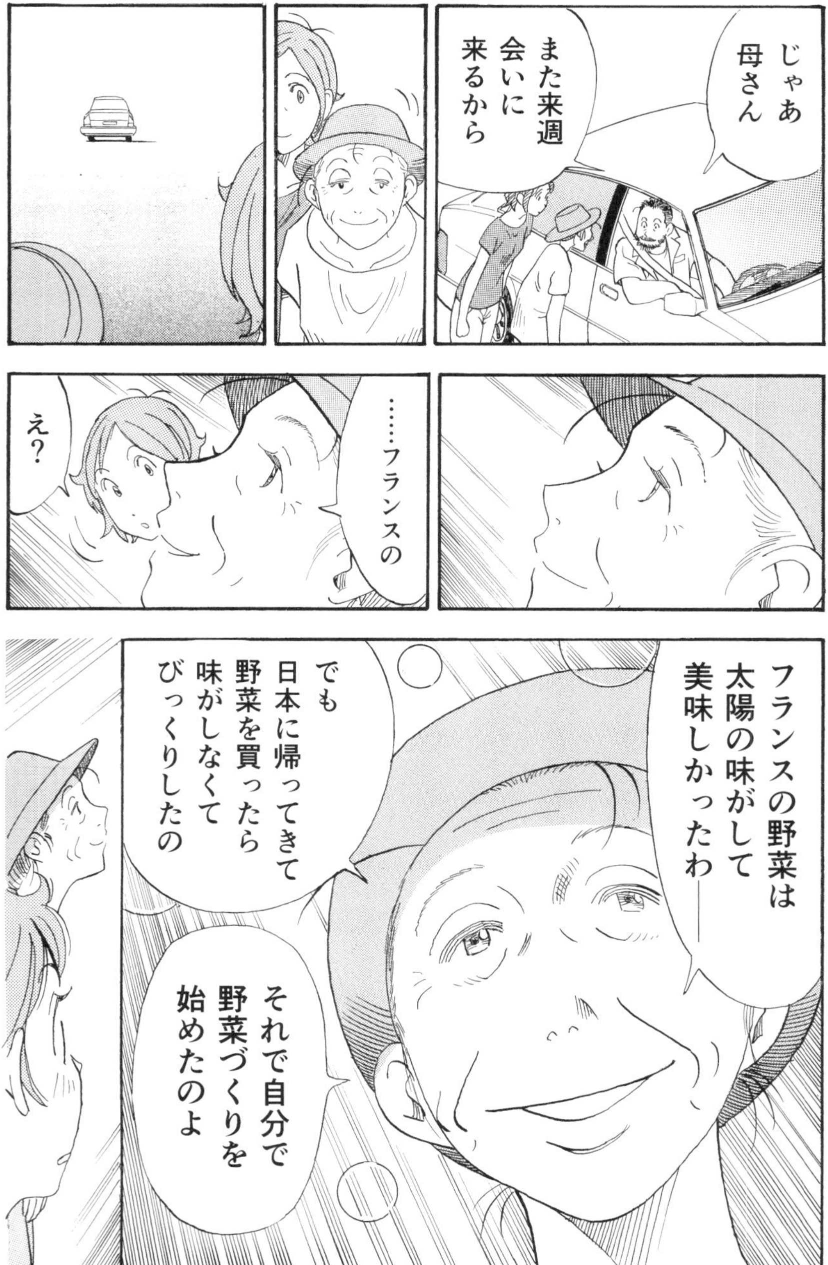
じゃあ母さん
また来週会いに来るから
……フランスの
え？
フランスの野菜は太陽の味がして美味しかったわ――
でも日本に帰ってきて野菜を買ったら味がしなくてびっくりしたの
それで自分で野菜づくりを始めたのよ

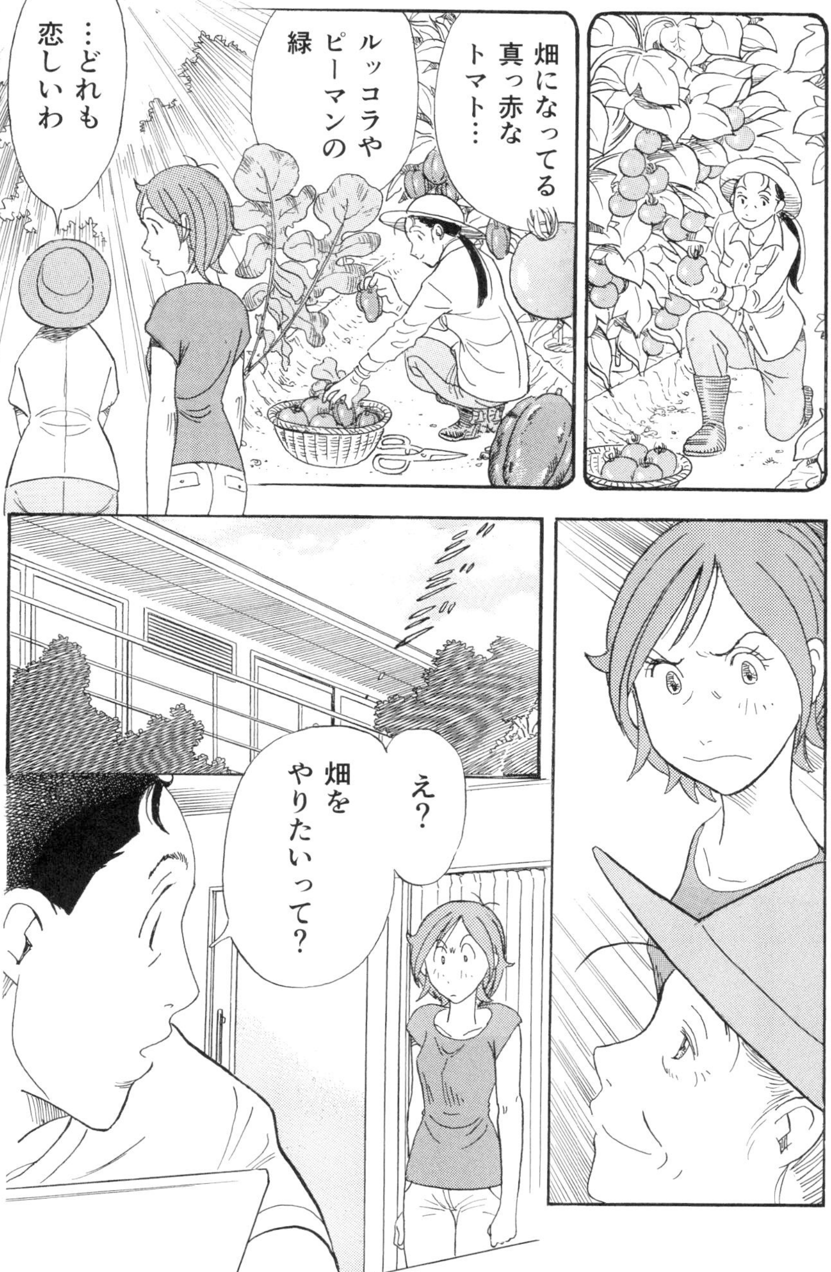
畑になってる真っ赤なトマト…
ルッコラやピーマンの緑
…どれも恋しいわ
ジジジジ
え？畑をやりたいって？

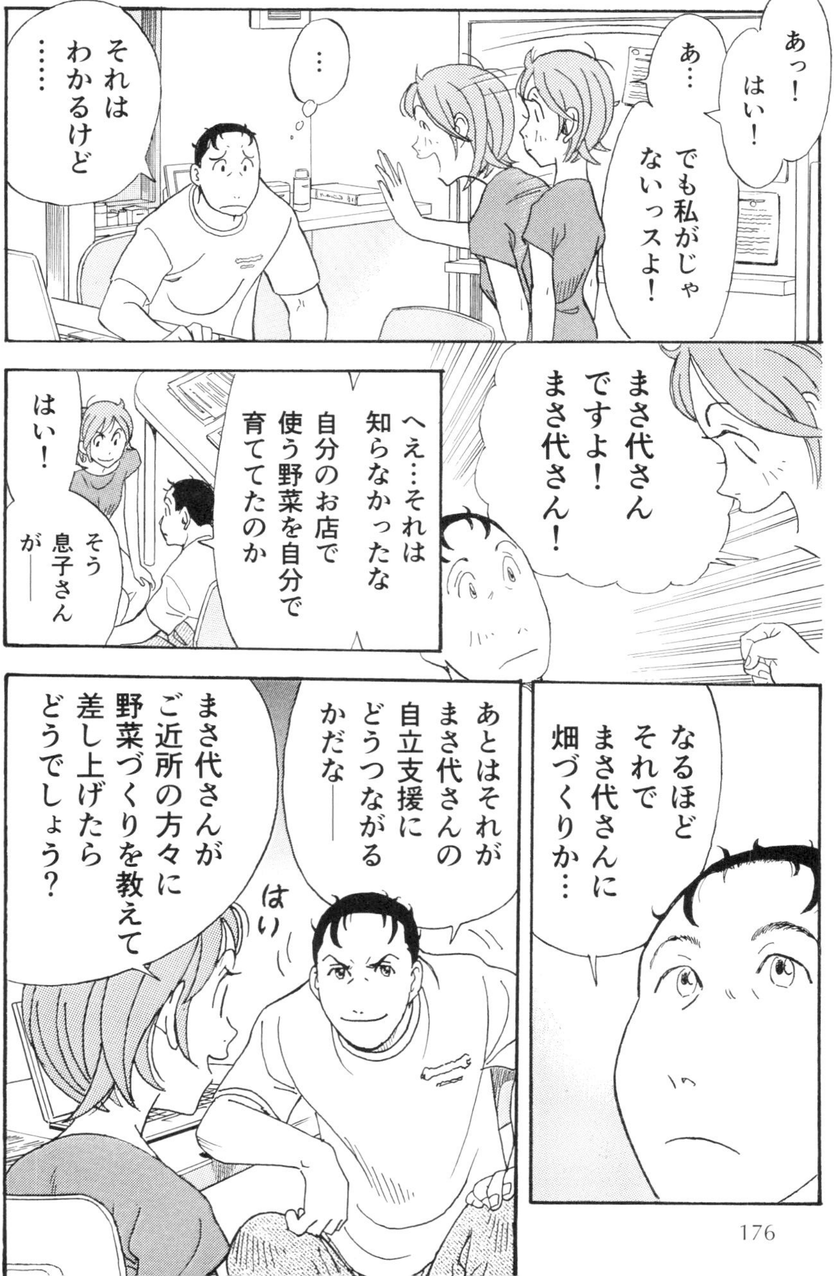

あっ！はい！
あ…
でも私がじゃないっスよ！
…
それはわかるけど……
まさ代さんですよ！まさ代さん！
へえ…それは知らなかったな 自分のお店で使う野菜を自分で育ててたのか
はい！
そう息子さんが――
なるほど それで まさ代さんに畑づくりか…
あとはそれが まさ代さんの自立支援に どうつながるかだな――
はい
まさ代さんが ご近所の方々に 野菜づくりを教えて 差し上げたら どうでしょう？

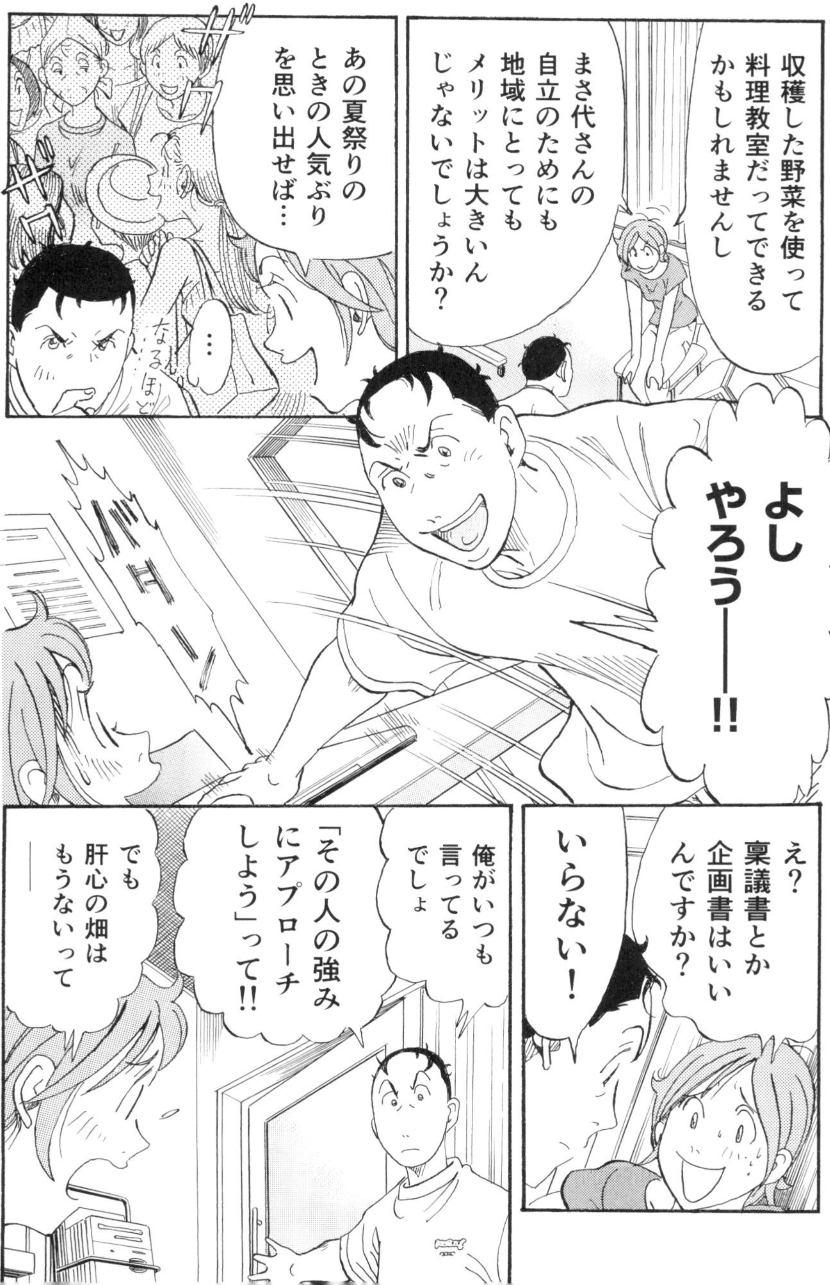
収穫した野菜を使って料理教室だってできるかもしれませんし
まさ代さんの自立のためにも地域にとってもメリットは大きいんじゃないでしょうか？
あの夏祭りのときの人気ぶりを思い出せば…
ザワ
ザワ
…
なるほど
よしやろうーー!!
バサーー
え？稟議書とか企画書はいいんですか？
いらない！
俺がいつも言ってるでしょ
「その人の強みにアプローチしよう」って!!
でも肝心の畑はもうないって
ーー

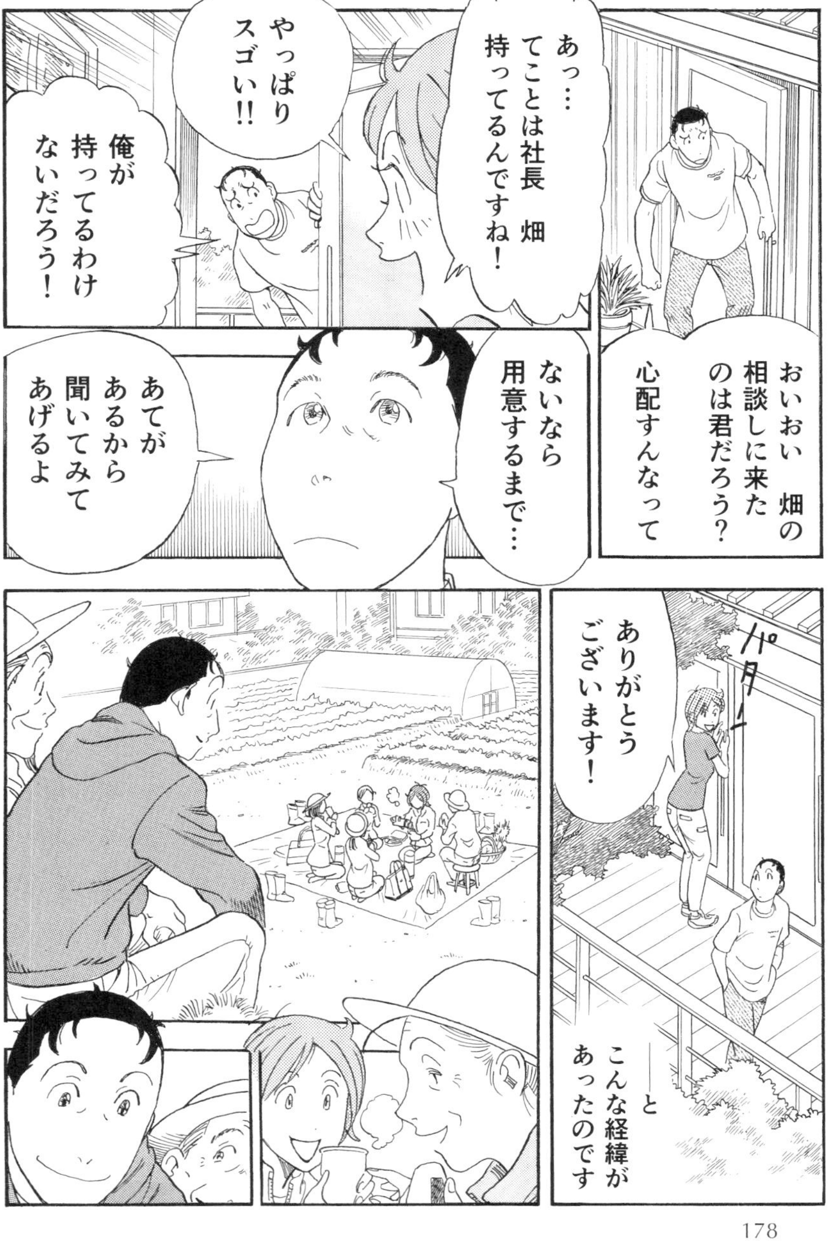
おいおい 畑の相談しに来たのは君だろう？心配すんなって
あっ…てことは社長 畑持ってるんですね！
やっぱりスゴい!!
俺が持ってるわけないだろう！
ないなら用意するまで…
あてがあるから聞いてみてあげるよ
ありがとうございます！
パタ！
―と こんな経緯があったのです

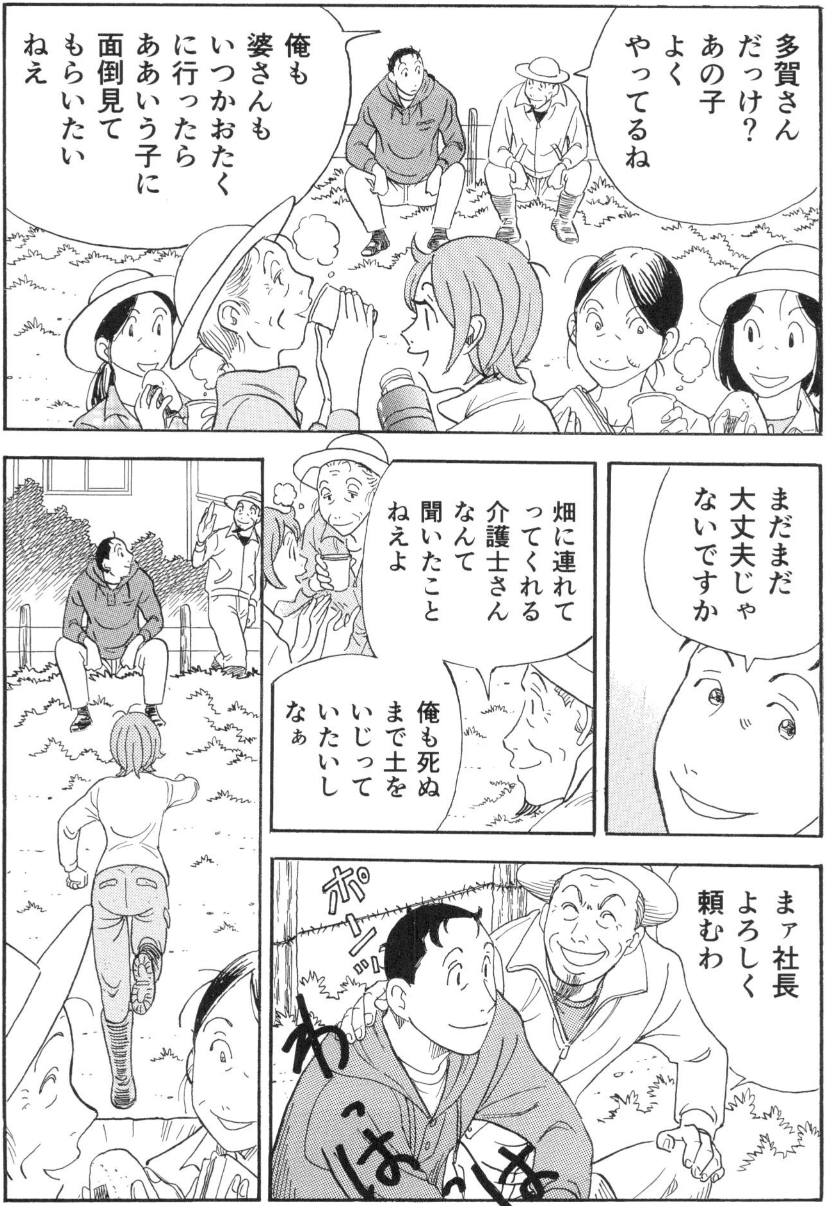
多賀さんだっけ?あの子よくやってるね
俺も婆さんもいつかおたくに行ったらああいう子に面倒見てもらいたいねえ
まだまだ大丈夫じゃないですか
畑に連れてってくれる介護士さんなんて聞いたことねえよ
俺も死ぬまで土をいじっていたいしなぁ
ポーン
まァ社長よろしく頼むわ
わははは

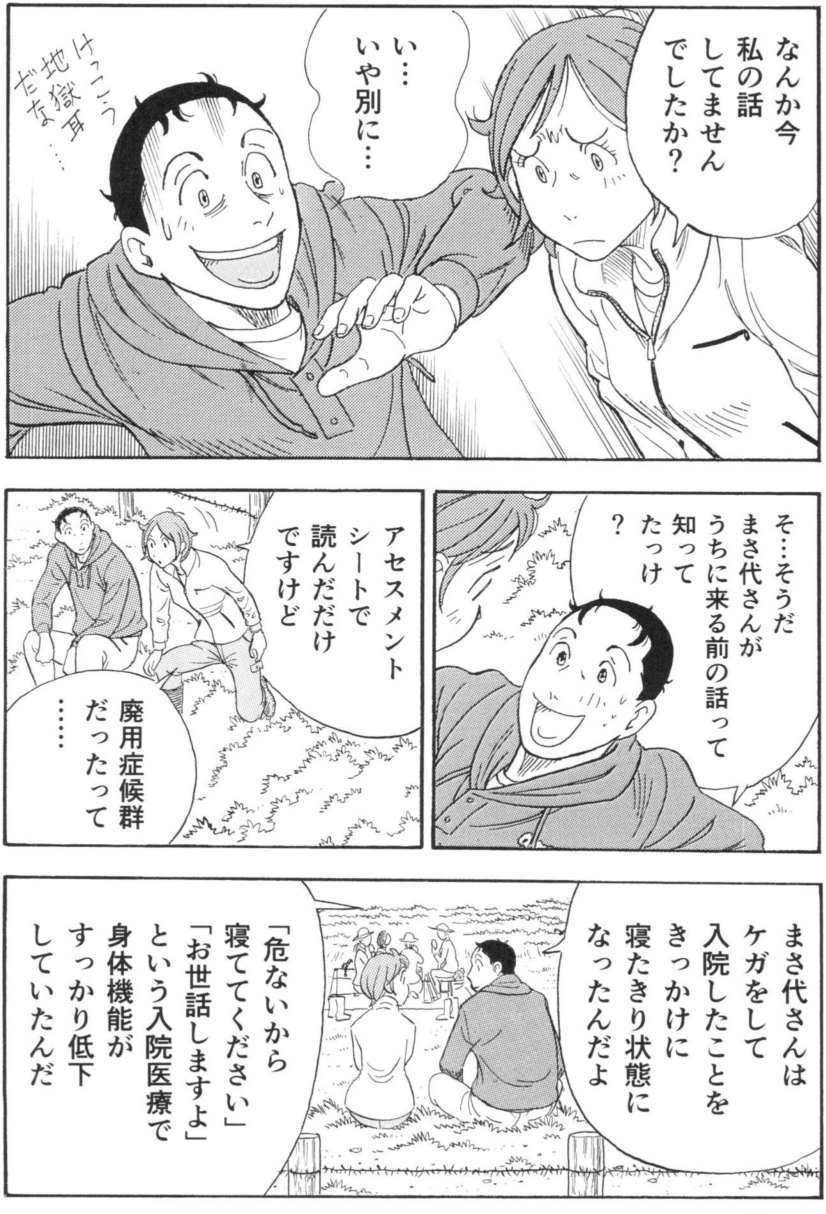
なんか今
私の話
してません
でしたか？
い…
いや別に…
けっこう
地獄耳
だな……
そ…そうだ
まさ代さんが
うちに来る前の話って
知って
たっけ
？
アセスメント
シートで
読んだだけ
ですけど
廃用症候群
だったって
……
まさ代さんは
ケガをして
入院したことを
きっかけに
寝たきり状態に
なったんだよ
「危ないから
寝ててください」
「お世話しますよ」
という入院医療で
身体機能が
すっかり低下
していたんだ

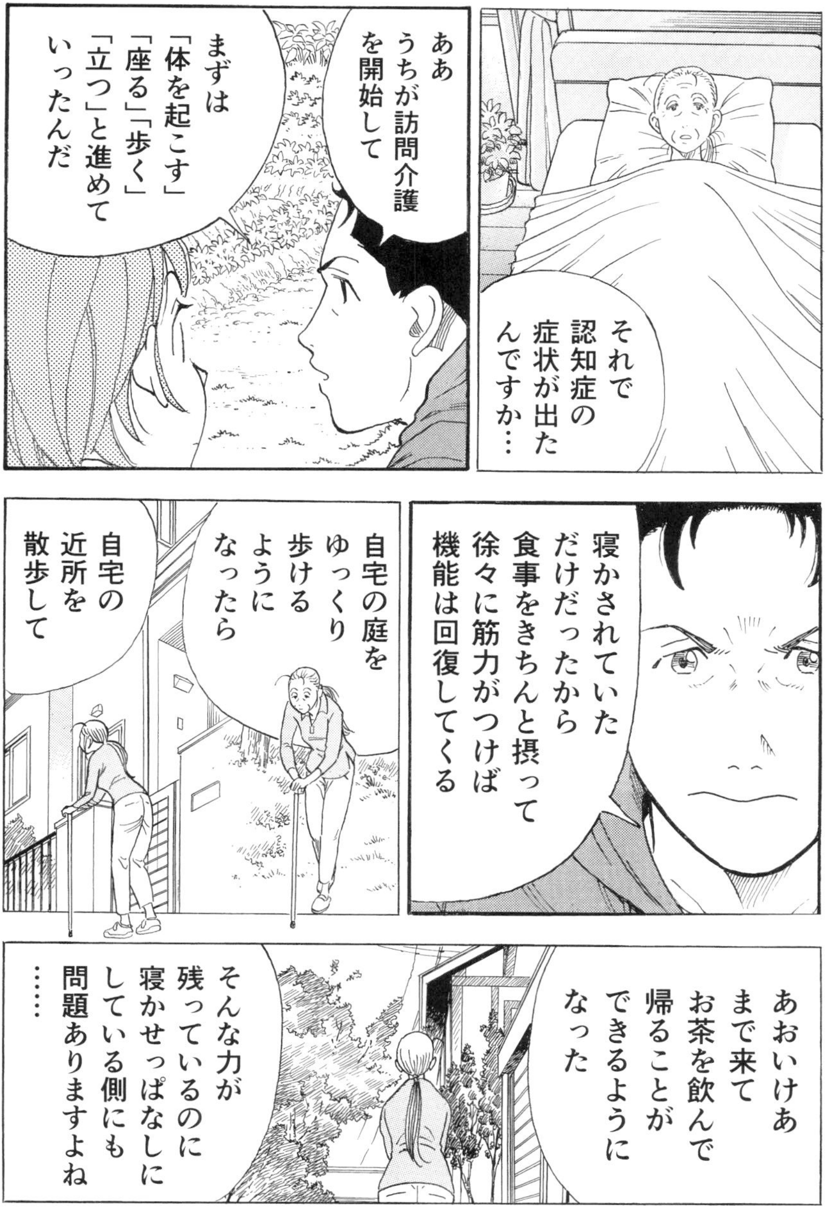
それで認知症の症状が出たんですか…
ああ うちが訪問介護を開始して
まずは「体を起こす」「座る」「歩く」「立つ」と進めていったんだ
寝かされていただけだったから食事をきちんと摂って徐々に筋力がつけば機能は回復してくる
自宅の庭をゆっくり歩けるようになったら
自宅の近所を散歩して
あおいけあまで来てお茶を飲んで帰ることができるようになった
そんな力が残っているのに寝かせっぱなしにしている側にも問題ありますよね……

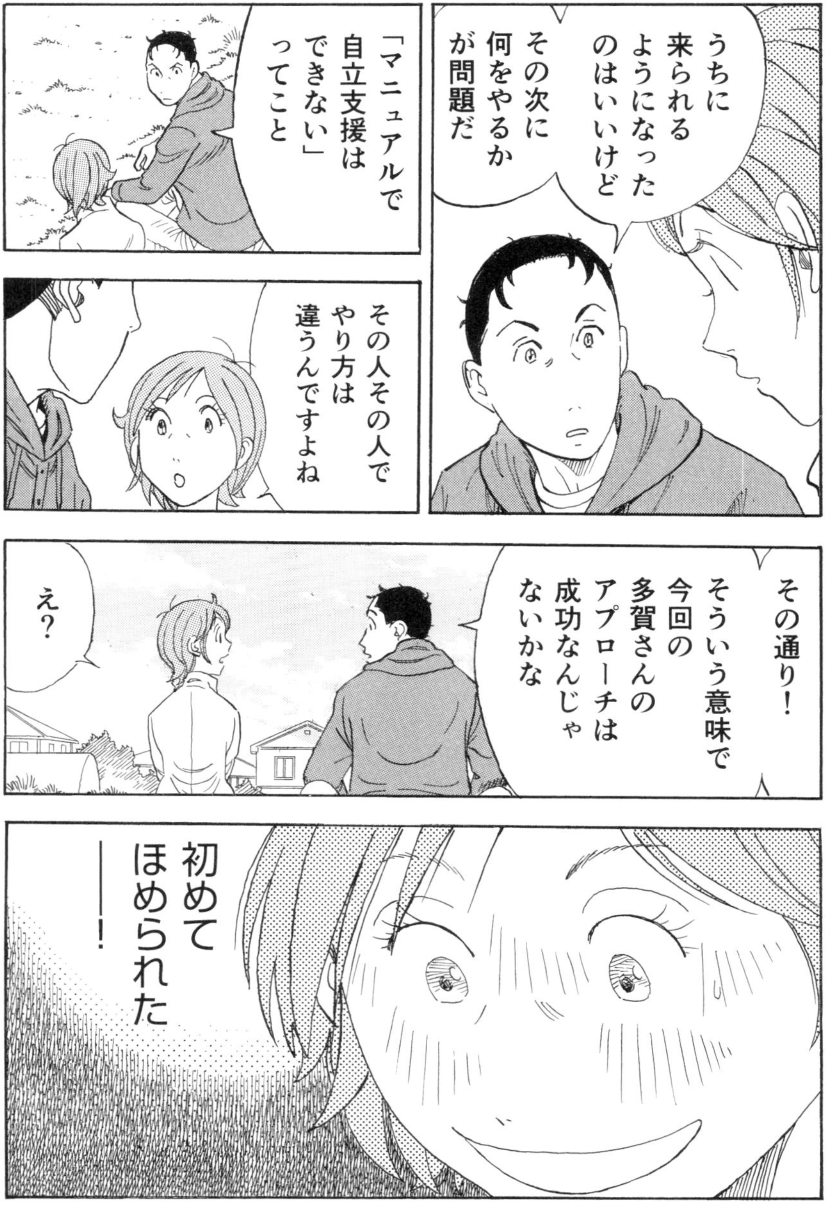
うちに来られるようになったのはいいけどその次に何をやるかが問題だ
「マニュアルで自立支援はできない」ってこと
その人その人でやり方は違うんですよね
その通り！そういう意味で今回の多賀さんのアプローチは成功なんじゃないかな
え？
初めてほめられた――！

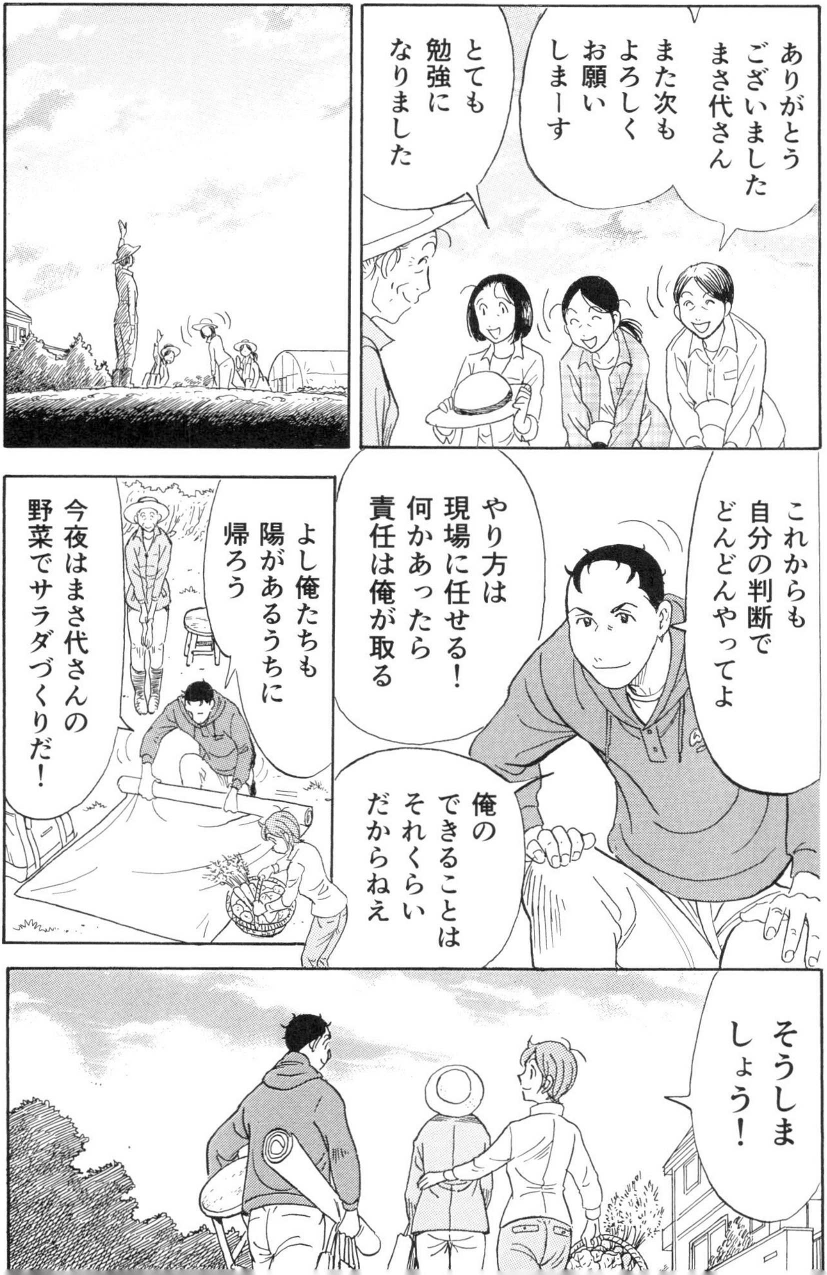
ありがとうございましたまさ代さん
また次もよろしくお願いしまーす
とても勉強になりました
これからも自分の判断でどんどんやってよ
やり方は現場に任せる!何かあったら責任は俺が取る
俺のできることはそれくらいだからねえ
よし俺たちも陽があるうちに帰ろう
今夜はまさ代さんの野菜でサラダづくりだ!
そうしましょう!

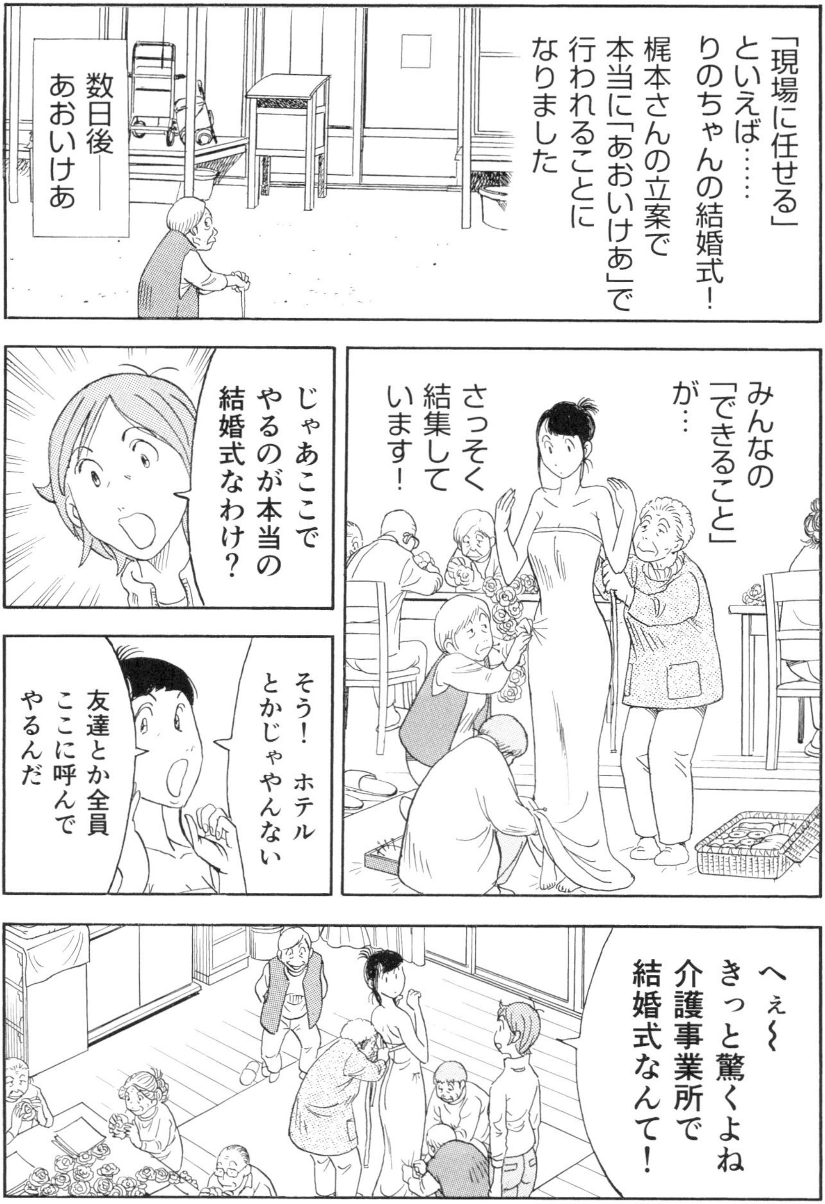
「現場に任せる」といえばりのちゃんの結婚式！梶本さんの立案で本当に「あおいけあ」で行われることになりました
数日後――あおいけあ
みんなの「できること」が…
さっそく結集しています！
じゃあここでやるのが本当の結婚式なわけ？
そう！ホテルとかじゃやんない
友達とか全員ここに呼んでやるんだ
へぇ〜きっと驚くよね介護事業所で結婚式なんて！

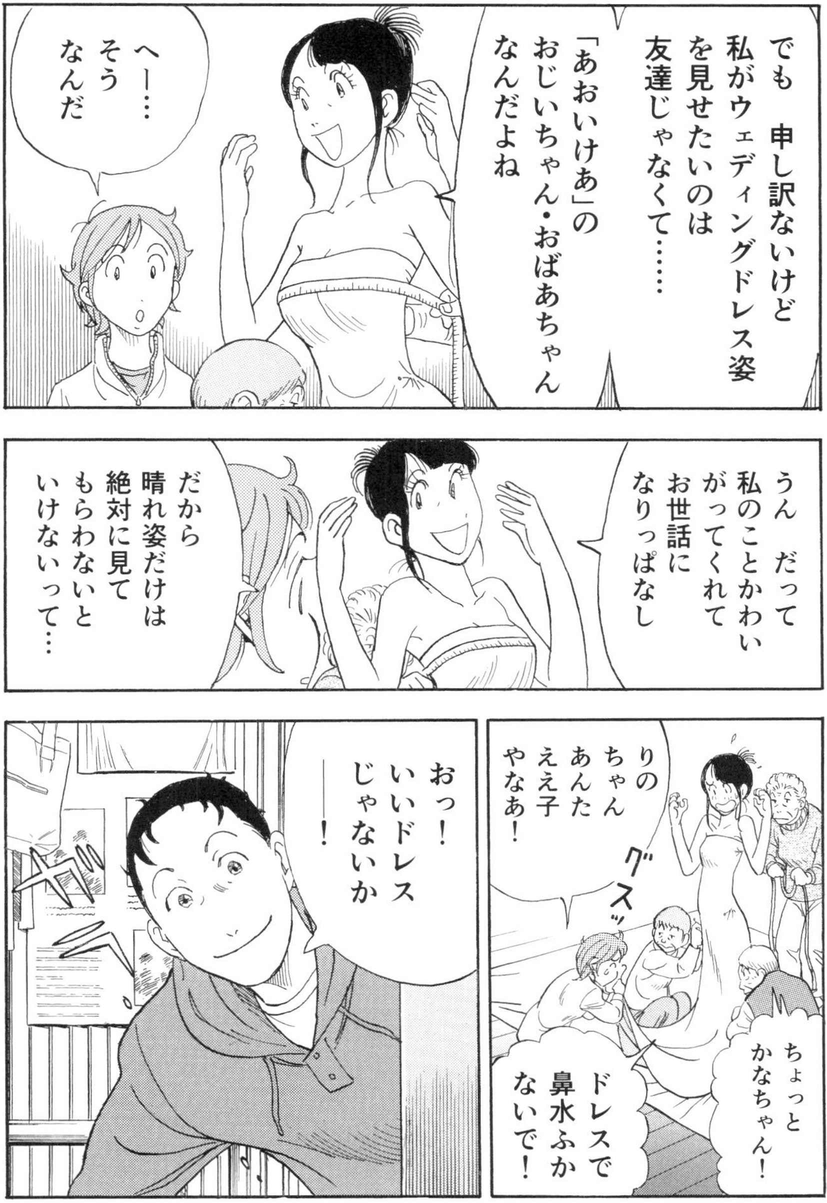
でも　申し訳ないけど私がウェディングドレス姿を見せたいのは友達じゃなくて……「あおいけあ」のおじいちゃん・おばあちゃんなんだよね
へー…そうなんだ
うん　だって私のことかわいがってくれてお世話になりっぱなし
だから晴れ姿だけは絶対に見てもらわないといけないって…
りのちゃんあんたええ子やなあ！
グスッ
ちょっとかなちゃん！
ドレスで鼻水ふかないで！
おっ！いいドレスじゃないか――！

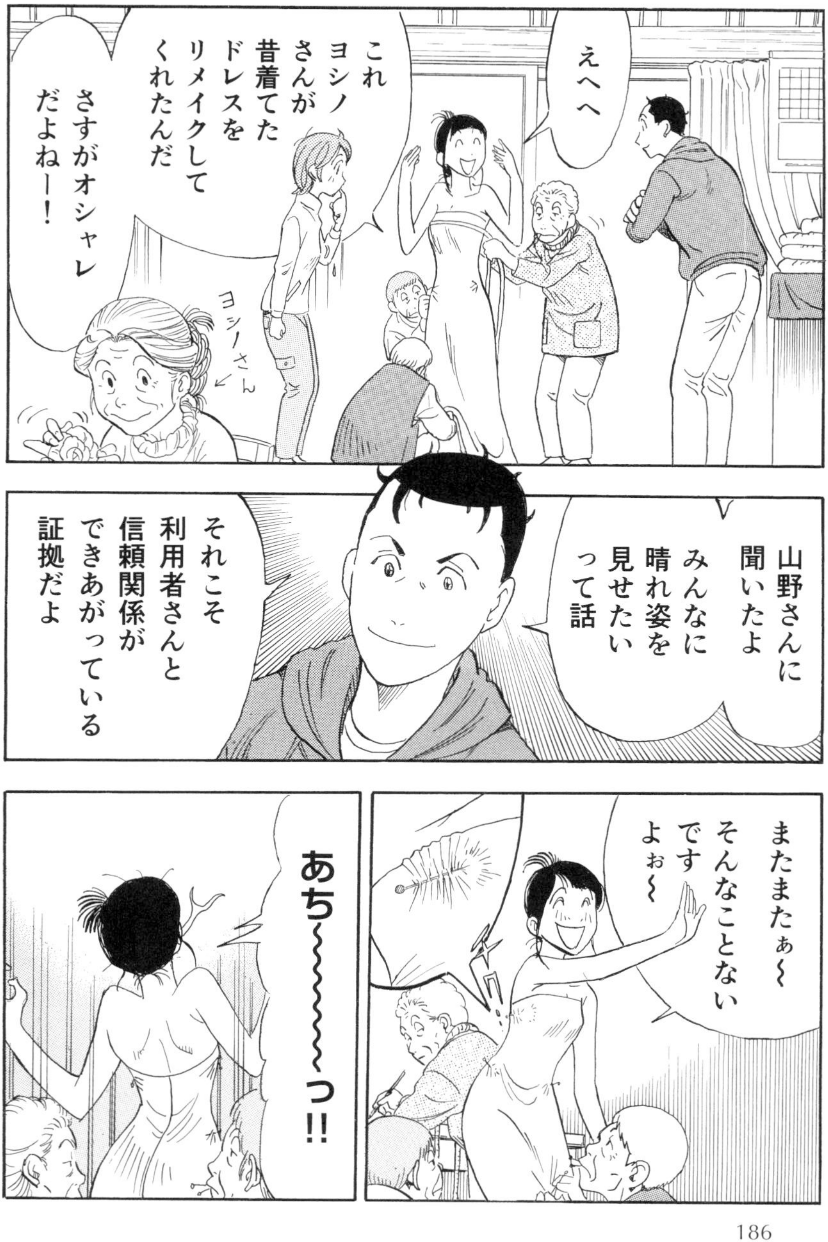
えへへ
これヨシノさんが昔着てたドレスをリメイクしてくれたんだ
さすがオシャレだよねー！
ヨシノさん
山野さんに聞いたよ みんなに晴れ姿を見せたいって話
それこそ利用者さんと信頼関係ができあがっている証拠だよ
またまたぁ〜 そんなことないですよぉ〜
あち〜〜〜〜〜っ!!

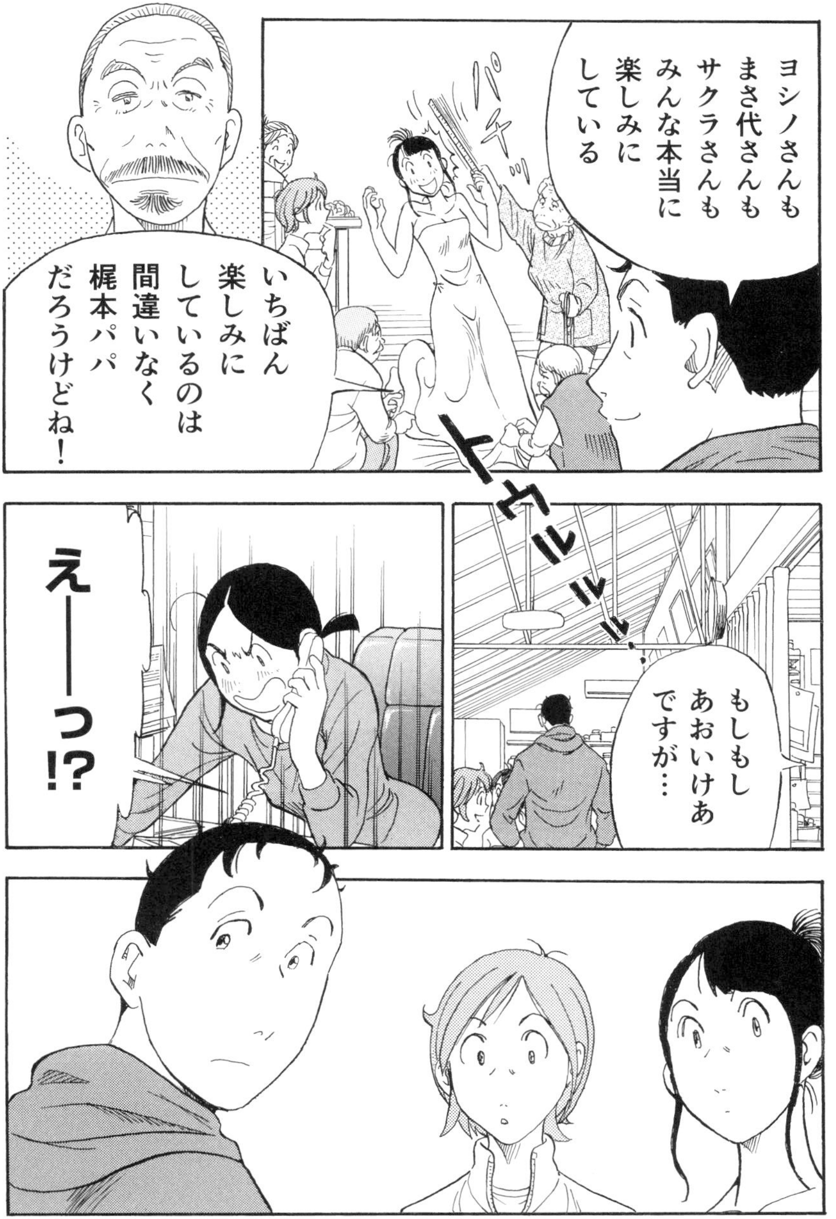
ヨシノさんも
まさ代さんも
サクラさんも
みんな本当に
楽しみに
している
パチ…ッ
いちばん
楽しみに
しているのは
間違いなく
梶本パパ
だろうけどね！
トゥルルル…
もしもし
あおいけあ
ですが…
えーーっ!?

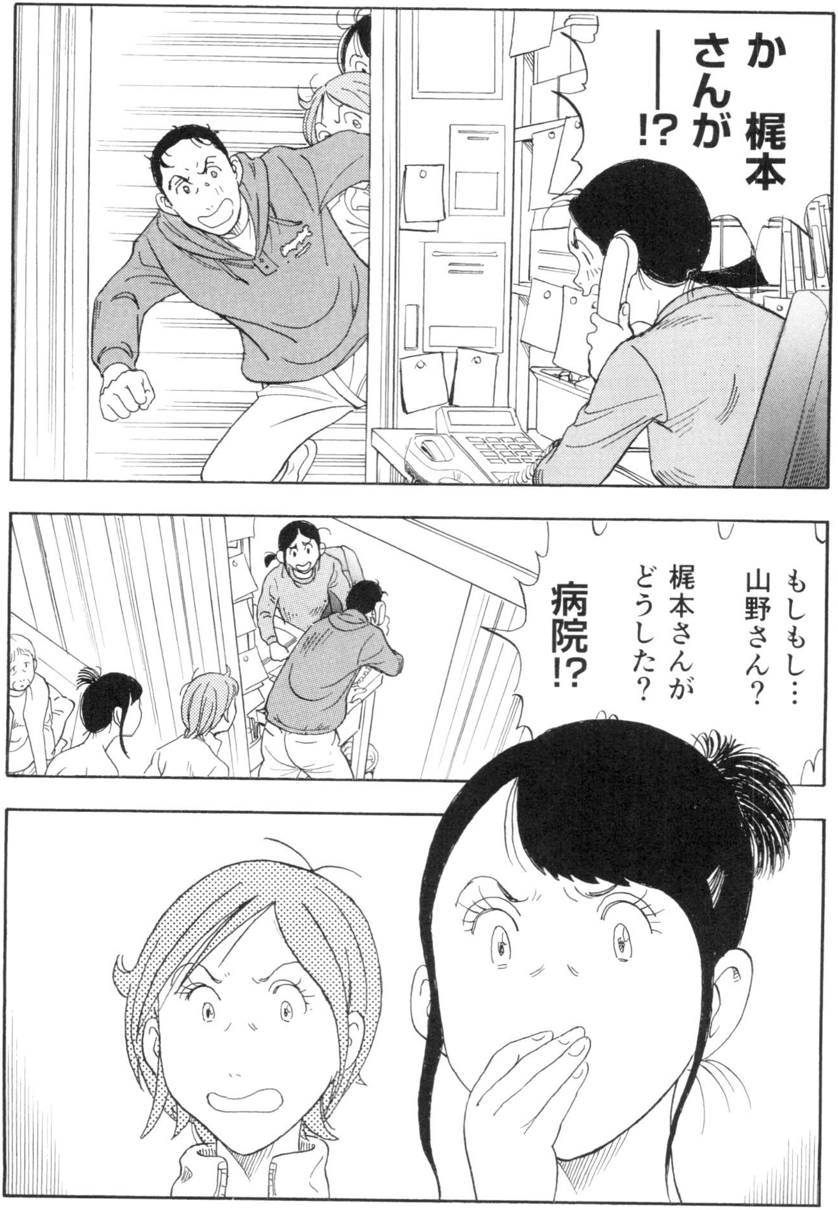
梶本さんが――!?
か
もしもし…山野さん?
梶本さんがどうした?
病院!?

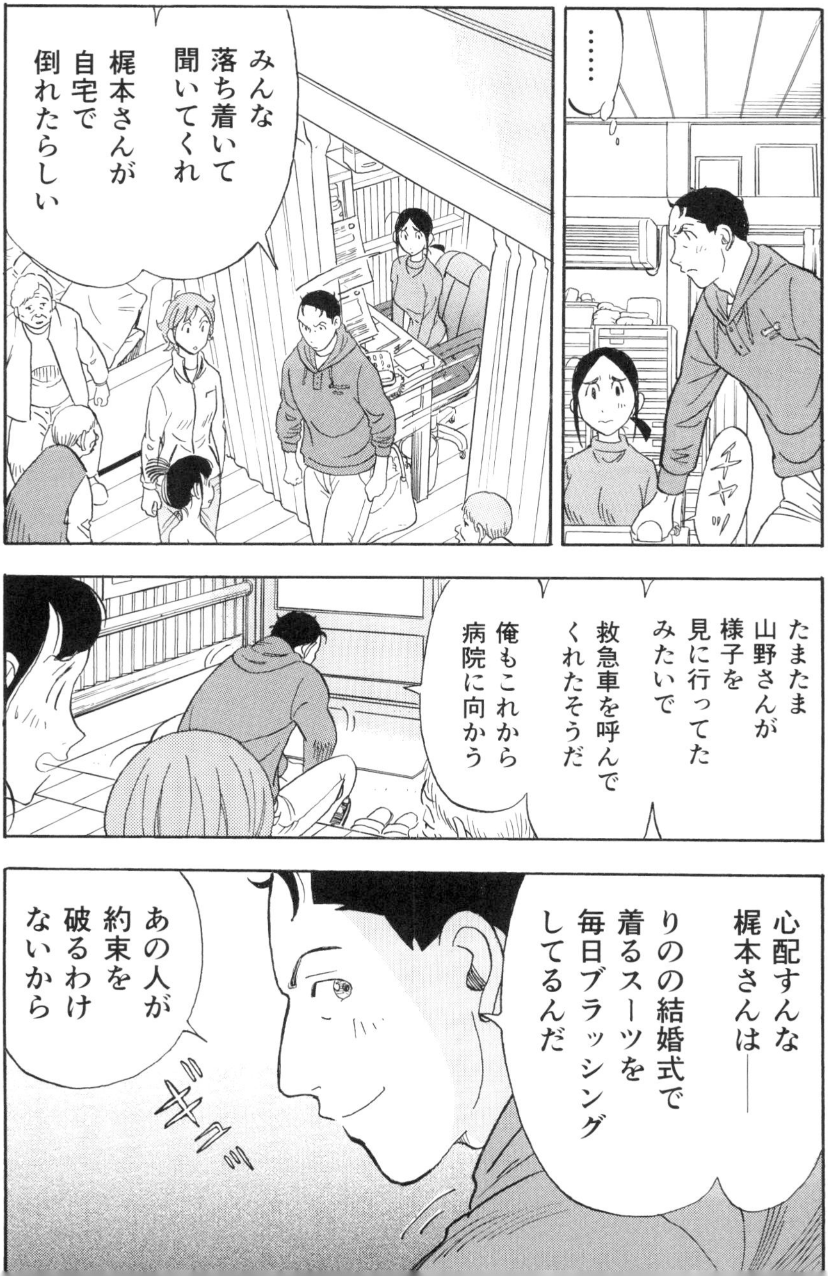
……
みんな落ち着いて聞いてくれ
梶本さんが自宅で倒れたらしい
たまたま山野さんが様子を見に行ってたみたいで
救急車を呼んでくれたそうだ
俺もこれから病院に向かう
心配すんな梶本さんは――
りのの結婚式で着るスーツを毎日ブラッシングしてるんだ
あの人が約束を破るわけないから

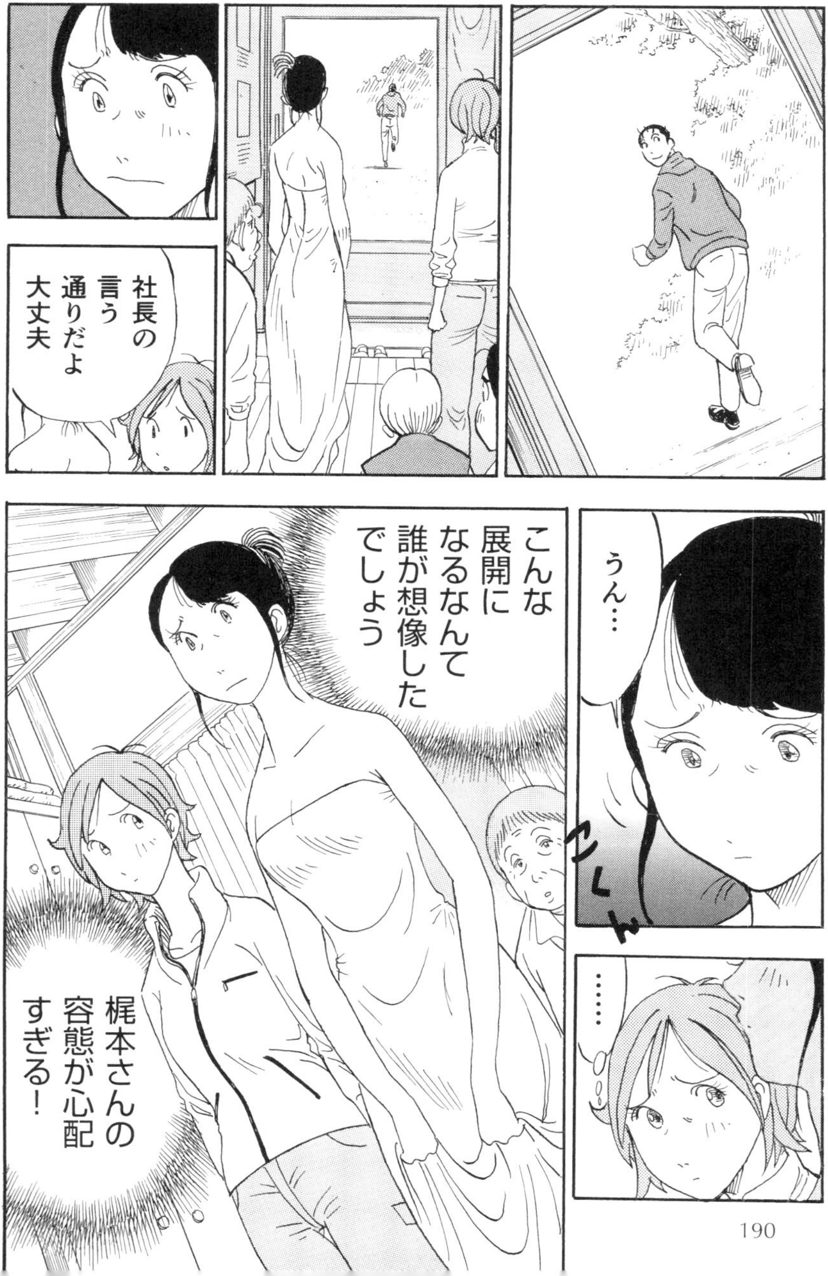
社長の言う通りだよ大丈夫
うん…
……
こんな展開になるなんて誰が想像したでしょう
梶本さんの容態が心配すぎる！

「体が覚えている」ことを活かす！

読者のなかには今、こう思っている方がいるかもしれません。
〈認知症の人が、こんなにいろいろできるわけがない。きっとヤラセか、漫画家の演出だ！〉
いいえ、そんなことはないんです。
確かに、認知症には「記憶障害」、すなわち「忘れる」という中核症状があります。だから世間では、
・認知症の人は、ご飯を食べたことをすぐ忘れて「ご飯まだ？」と言いにくる
・80歳のおばあちゃんが実年齢を忘れて、「私は二十歳《はたち》……」と言いだす
と、こんなことが起こると考えられています。
確かに「あおいけあ」にも、年齢を尋ねると「二十歳」とサバを読む（？）認知症のばあちゃんはいますが、そんな人でも家事はできます。私たちより上手なくらいです。
なぜか？　その秘密は、人間の記憶の仕組みにありました。
記憶はまず、「短期記憶」と「長期記憶」にわけられます。そして長期記憶は、さらに「意味記憶」「エピソード記憶」「プライミング記憶」「手続き記憶」の４つに分類できると言われています。

短期記憶とは、文字通り、短い間だけ維持される記憶のことです。たとえば、食事で考えてみましょう。食べた直後なら、私たちは何を食べたか、どんな具合に調理されていたか……などを思い出すことができます。ところが、数十分から1時間ほどすると忘れてしまいますよね。それが短期記憶です。

ポイントは「手続き記憶」「プライミング記憶」

それに対し、長い時間（あるいは一生涯）維持されるのが、長期記憶です。たとえば、ものすごく美味しいものを食べたとき、私たちは数日、あるいは数年後でも、「あれはウマかったな～」と思い出せたりするものです。あるいは、毎日のように見続けているものや、苦労して習得した技術などは、なかなか忘れませんよね。

以上を捕足説明付きでざっくり整理すると、次ページの図のようになります。

認知症にはいろいろなタイプがありますが、治療法は未だ確立されていませんし、原因がよくわからない場合もあります。しかし、脳がどのように変質するかはわかっていて、言葉などを司る側頭葉、思考を司る前頭葉、そして記憶を司る海馬などが障害されます。すると短期記憶や意味記憶などは壊れ、失われてしまいます。その反面、プライミング記憶や手続

記憶の分類

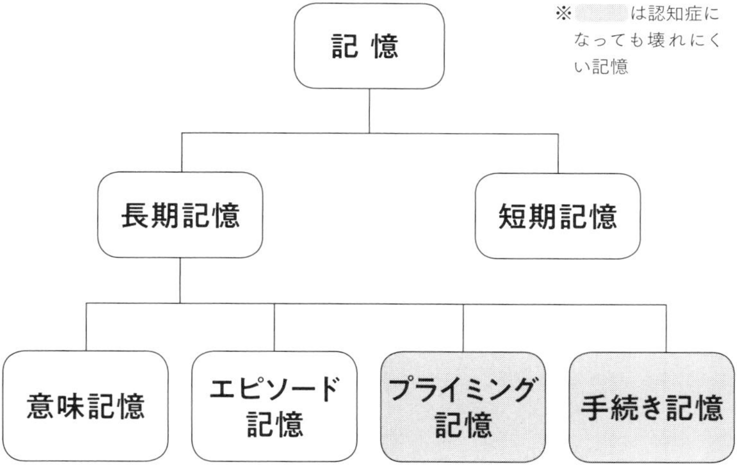

意味記憶：言葉の定義、固有名詞、一般的な法則などについての知識や情報

エピソード記憶：自分が過去に経験した出来事や思い出など

プライミング記憶：他のことを想起するきっかけとなる記憶。「呼び水記憶」とも呼ばれる

手続き記憶：手順を意識しなくてもできる、習得した技能や動作に関する記憶

例

たとえば自転車を目にすると、私たちはそれが「自転車」だと思い出せます（=**意味記憶**）。
「×年前に友人とサイクリングに行ったなあ」などと思い出すこともあるでしょう（=**エピソード記憶**）。
しばらく自転車に乗ってなかった人でも、サドルに座りハンドルを握れば、それらの感触がきっかけとなって（=**プライミング記憶**）、意識しなくても運転できるようになるはずです（=**手続き記憶**）。

き記憶などは、比較的よく残ると考えられています。

私たちはここまで、まさ代さんの巧みな包丁さばきや、ショウジさんの見事な剪定、そしてヨシノさんが美味しいお茶を淹れるところなどを見てきました。

いずれも日々の仕事や生活のなかで「身に付いた」ことです。道具を手に取ることも、思い出す「きっかけ」になったかもしれません。つまり、**認知症になっても壊れにくい「手続き記憶」「プライミング記憶」にもとづいた行為だからできた**わけです。

畑仕事も、それが身に付いたことであれば十分できます。この章では、まさ代さんが地域の方に農業を教えていましたが、「あおいけあ」には「農業部長」と呼ばれている男性利用者が本当にいます。もともとは寝たきりの人でしたが、後にスタッフに農作業を熱血指導するまでに回復しました。

「農業部長」はNHKの取材を受けたことがあります。畝《うね》づくりの様子が放送され、「本職だから」「ま、底力」と決めゼリフ。カメラの前でニカッと笑っていました。担当ディレクターは局の月間賞を獲得したそうですが、これも部長の底力（?）でしょう。

即決・即行しなければ忘れてしまう

もうおわかりでしょう。認知症の人の、壊れにくい記憶を活用すること――「強みにアプローチする」とは、そういうことでもあるわけです。

たとえば、「あおいけあ」では、ばあちゃんに包丁を使って料理してもらいますが、その理由は「家庭的な雰囲気をアピールしたいから」ではありません。「手続き記憶」「プライミング記憶」を積極的に使うためです。

ばあちゃん世代なら、40年、50年……と、毎日毎日、料理をしてきたはずです。そういう人の場合、認知症が少々進んでも、包丁の扱いは手が覚えています。

こうした**手続き記憶に刻まれている作業は、本人にとっても「得意なこと・好きなこと」です。いざ始めれば集中しやすく、失敗もそうそう起こりません。**上手にできれば自信につながりますし、周囲がほめれば、いよいよ意欲がわくでしょう。第2章でも触れましたが、記憶が障害される代わりに扁桃体が優位になるため、認知症の人は感情面ではかえって敏感になります。ほめられた経験が「いい感情」として残りやすくなっているのです。

得意なこと・好きなことを続ける。そして周囲に評価される――前にも書きましたが、そんなときにこそ人は「その人らしさ」を実感できるのではないでしょうか?

短期記憶の力が必要なことを一生懸命やってもらったところで、高齢者のプライドは傷つくばかりです。「できない自分」にひたすら向き合わねばなりません。そんな環境にお年寄りを置いて、介護する側がケアした気になっていて、果たしていいのでしょうか。同じ「やる」なら、日常生活のなかで長く続けてきた活動がいいのです。

仮に日本国民の7〜8割が折り紙を折るのが大好きなら、デイサービスで折り紙をすればいいと思います。でも、皆さんそんなに折り紙したいですか？　帰りたくなりませんか？

計算とかドリルはどうでしょう。それが昔から好きだった、というならいいでしょうが、数字や勉強が苦手な人にとっては苦痛でしかありません。嫌がられて当然です。

ちなみに、「あおいけあ」では企画書や稟議書がいらないと聞いて、マンガのなかで多賀さんが驚いていましたね。

たとえば「〇〇しましょう」とお年寄りと申し合わせて、その後、企画を通すのに2週間かかったとしましょう。実行するときに介護者が「〇〇しましょう」と言っても高齢者は忘れてしまっているし、すでに「やらせる人／やらされる人」の関係ができてしまっています。

でも、**即決すれば「みんなでやる！」になりますよね。**だから企画書・稟議書は不要――それどころか、邪魔でさえあると私は思っています。

その代わり大切なのは信頼感で、事業所では「加藤に聞いて『やって！』と言うと思ったら行動してください！」とスタッフには伝えています。〝何でもＯＫ〟という意味ではありません。普段から話ができる関係を、お互い気をつけてつくっているからできるんです。

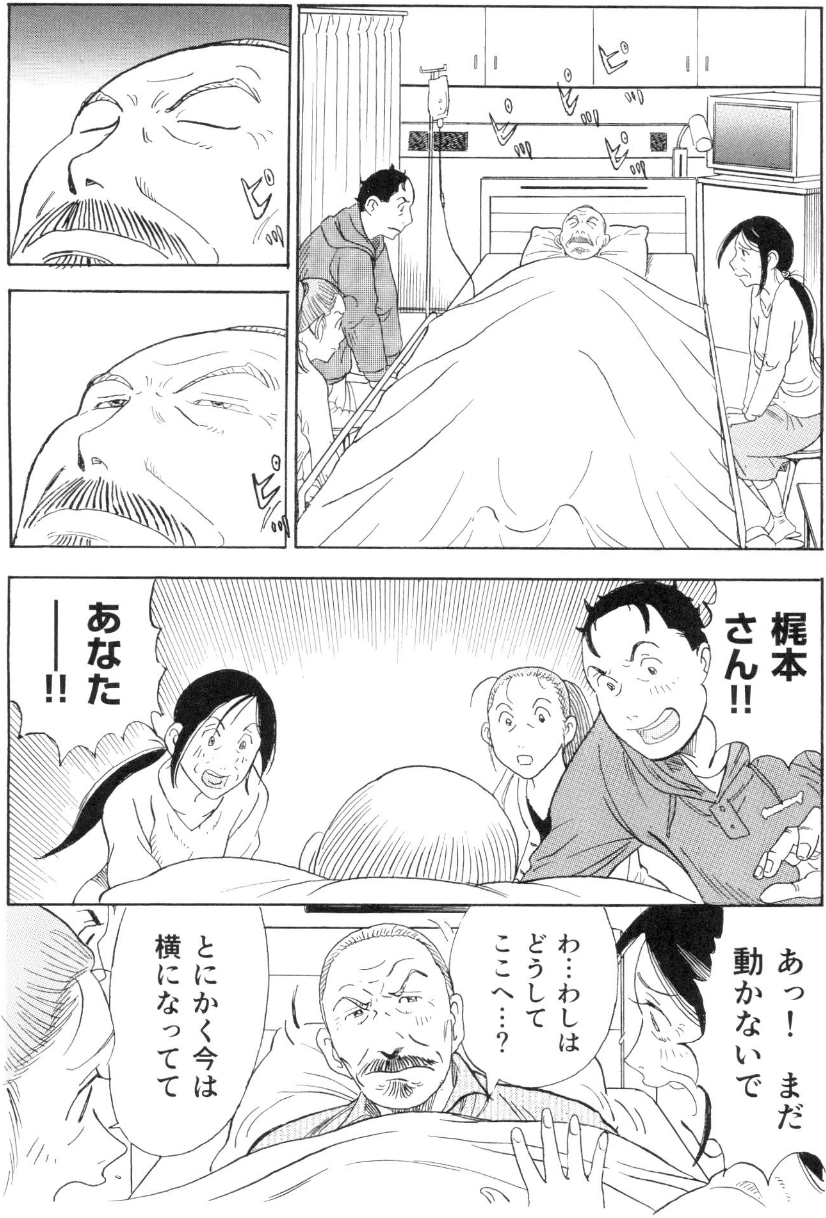
ピ
ピ
ピ
ピ
ピ
ピ
梶本《かじもと》さん!!
あなた——!!
あっ! まだ動かないで
わ…わしはどうしてここへ…?
とにかく今は横になってて

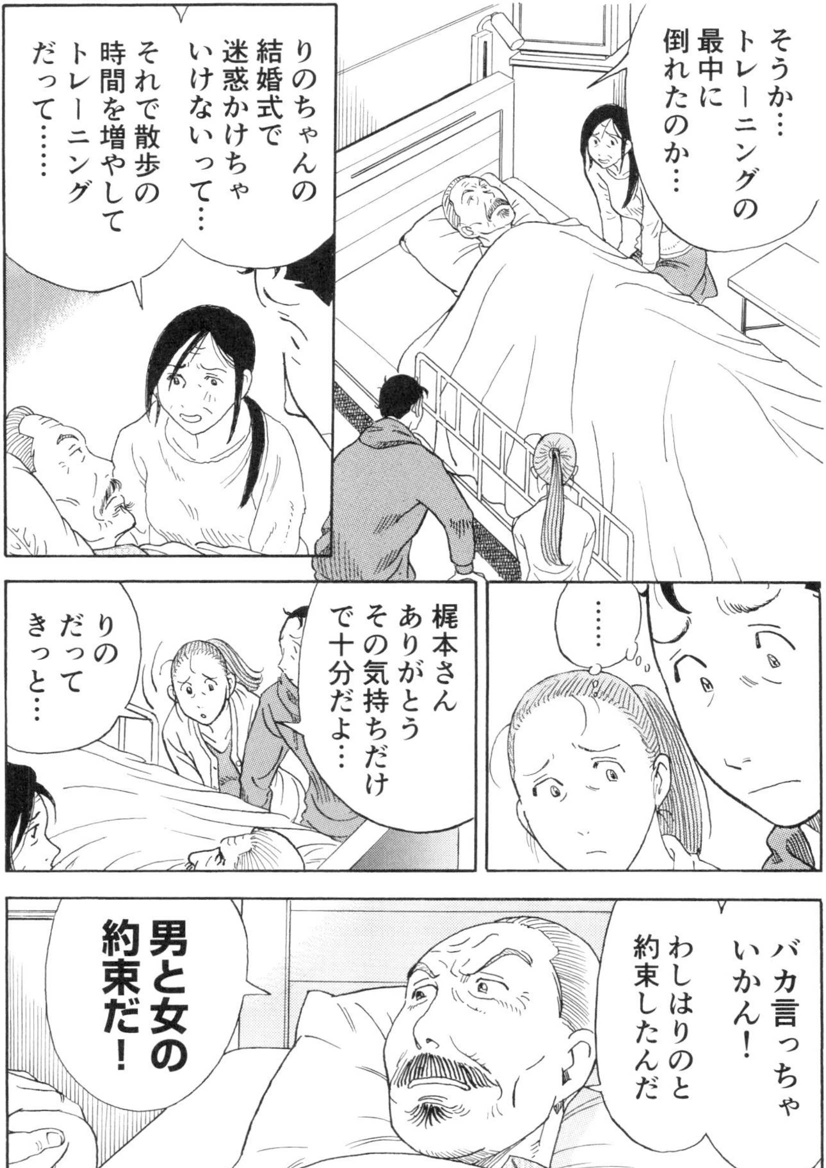
そうか…トレーニングの最中に倒れたのか…
りのちゃんの結婚式で迷惑かけちゃいけないって…それで散歩の時間を増やしてトレーニングだって……
……
梶本さんありがとうその気持ちだけで十分だよ…
りのだってきっと…
バカ言っちゃいかん！わしはりのと約束したんだ
男と女の約束だ！

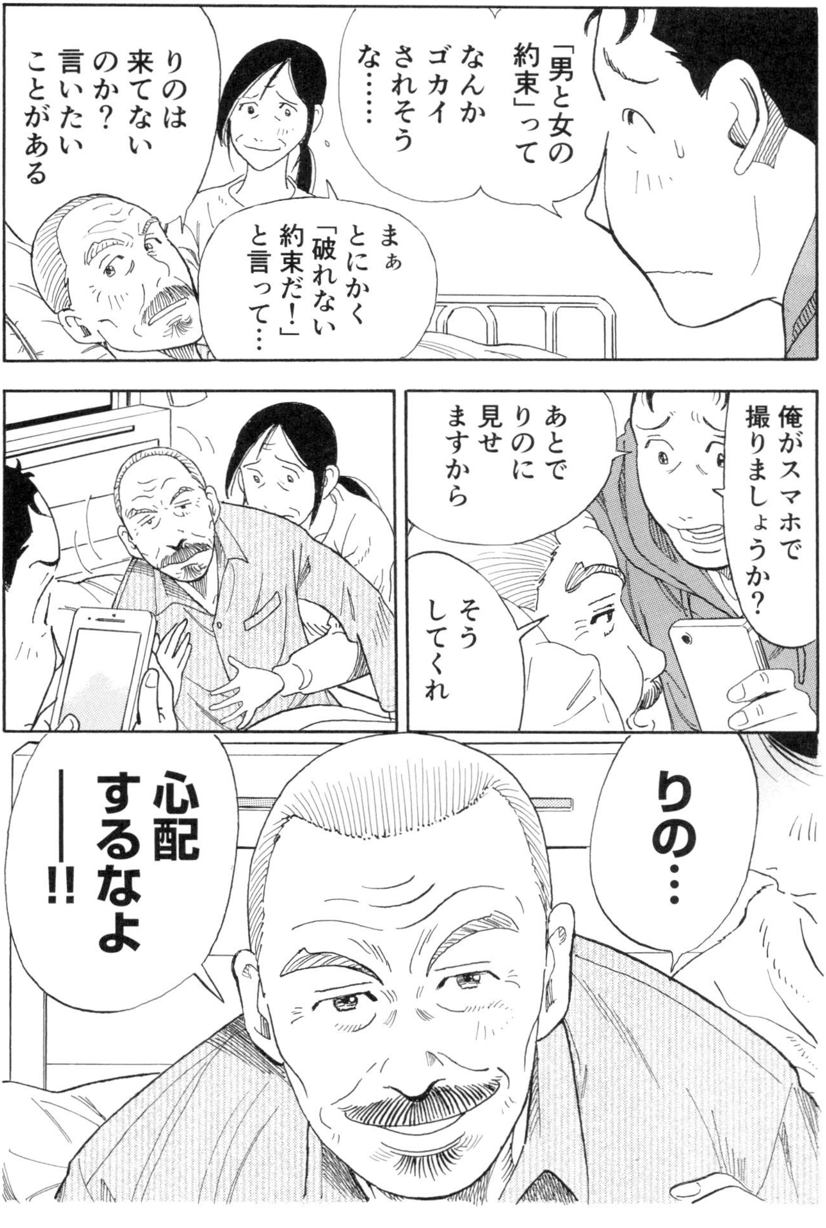
「男と女の約束」ってなんかゴカイされそうな……
りのは来てないのか？言いたいことがある
まぁとにかく「破れない約束だ！」と言って…
俺がスマホで撮りましょうか？
あとでりのに見せますから
そうしてくれ
りの…
心配するなよ——!!

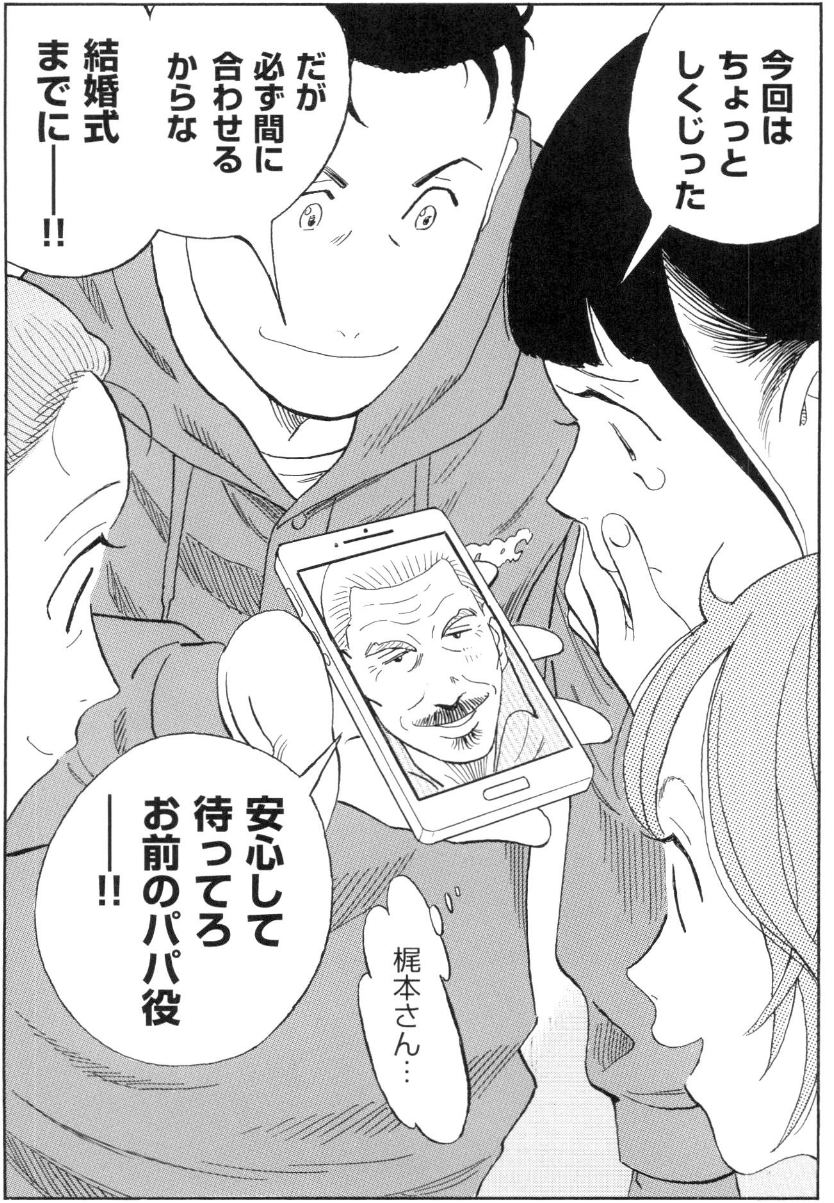
今回はちょっとしくじった
だが必ず間に合わせるからな
結婚式までに――!!
安心して待ってろお前のパパ役――!!
梶本さん…

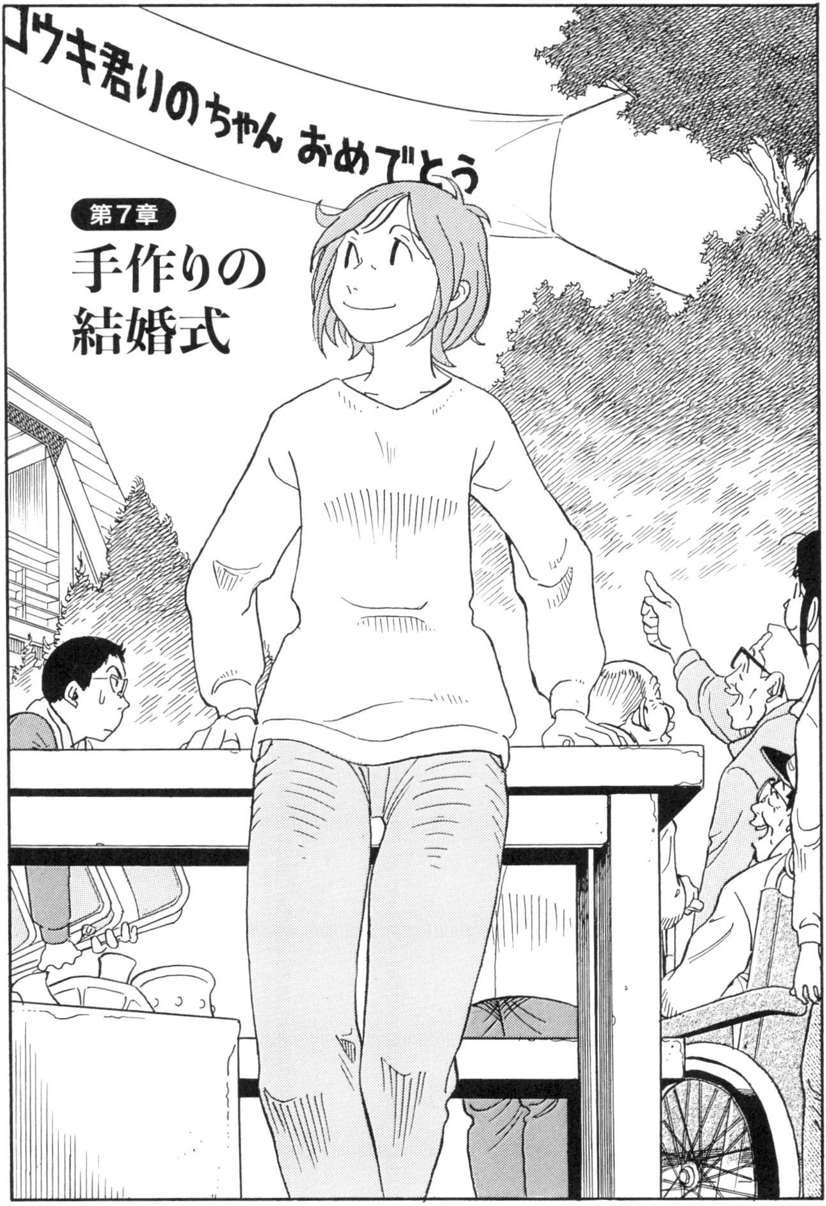

第7章

手作りの結婚式

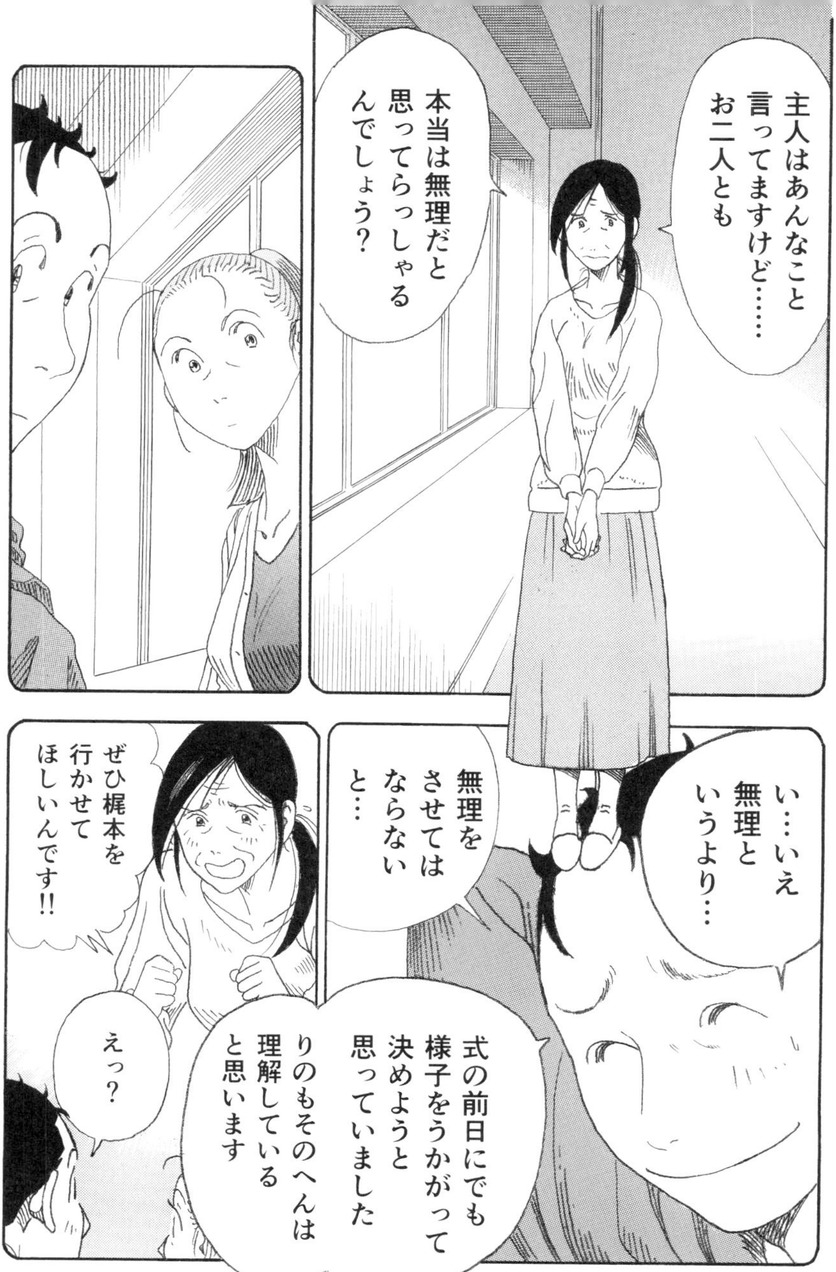
主人はあんなこと言ってますけど……お二人とも
本当は無理だと思ってらっしゃるんでしょう？
い…いえ無理というより…
無理をさせてはならないと…
式の前日にでも様子をうかがって決めようと思っていましたりのもそのへんは理解していると思います
ぜひ梶本を行かせてほしいんです!!
えっ？

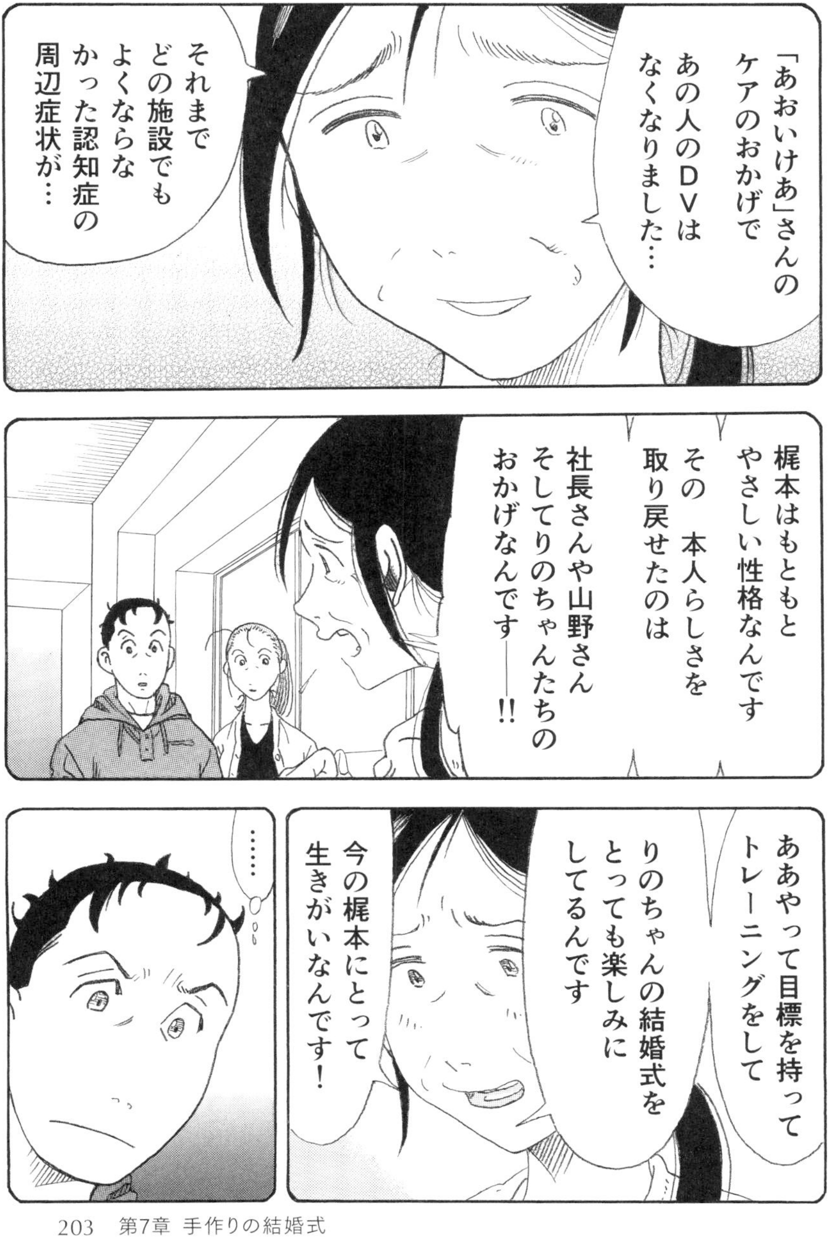
「あおいけあ」さんのケアのおかげであの人のDVはなくなりました…
それまでどの施設でもよくならなかった認知症の周辺症状が…
梶本はもともとやさしい性格なんです その 本人らしさを取り戻せたのは社長さんや山野さん そしてりのちゃんたちのおかげなんです——!!
ああやって目標を持ってトレーニングをして
りのちゃんの結婚式をとっても楽しみにしてるんです
今の梶本にとって生きがいなんです!
……

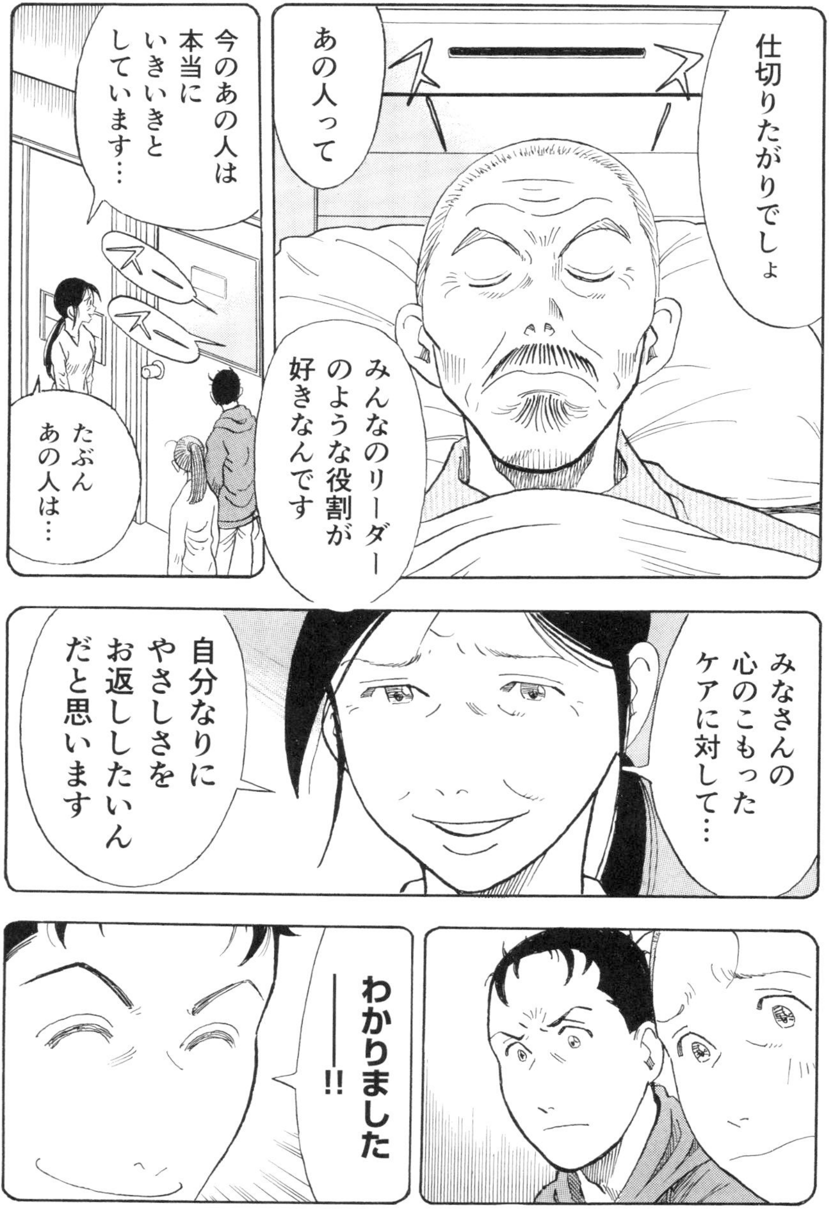
仕切りたがりでしょ
あの人って
スーー
ス
みんなのリーダーのような役割が好きなんです
今のあの人は本当にいきいきとしています…
スー
スー
たぶんあの人は…
みなさんの心のこもったケアに対して…
自分なりにやさしさをお返ししたいんだと思います
わかりました——!!

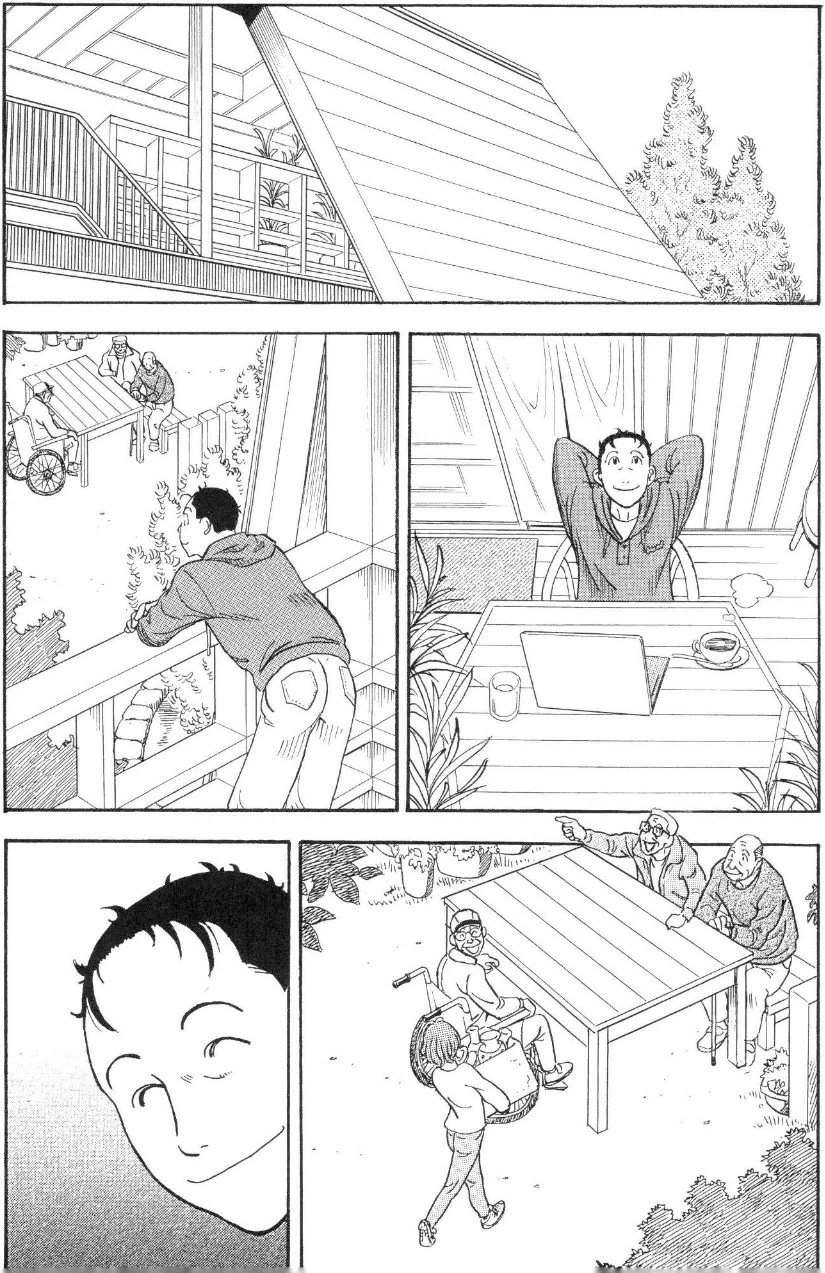

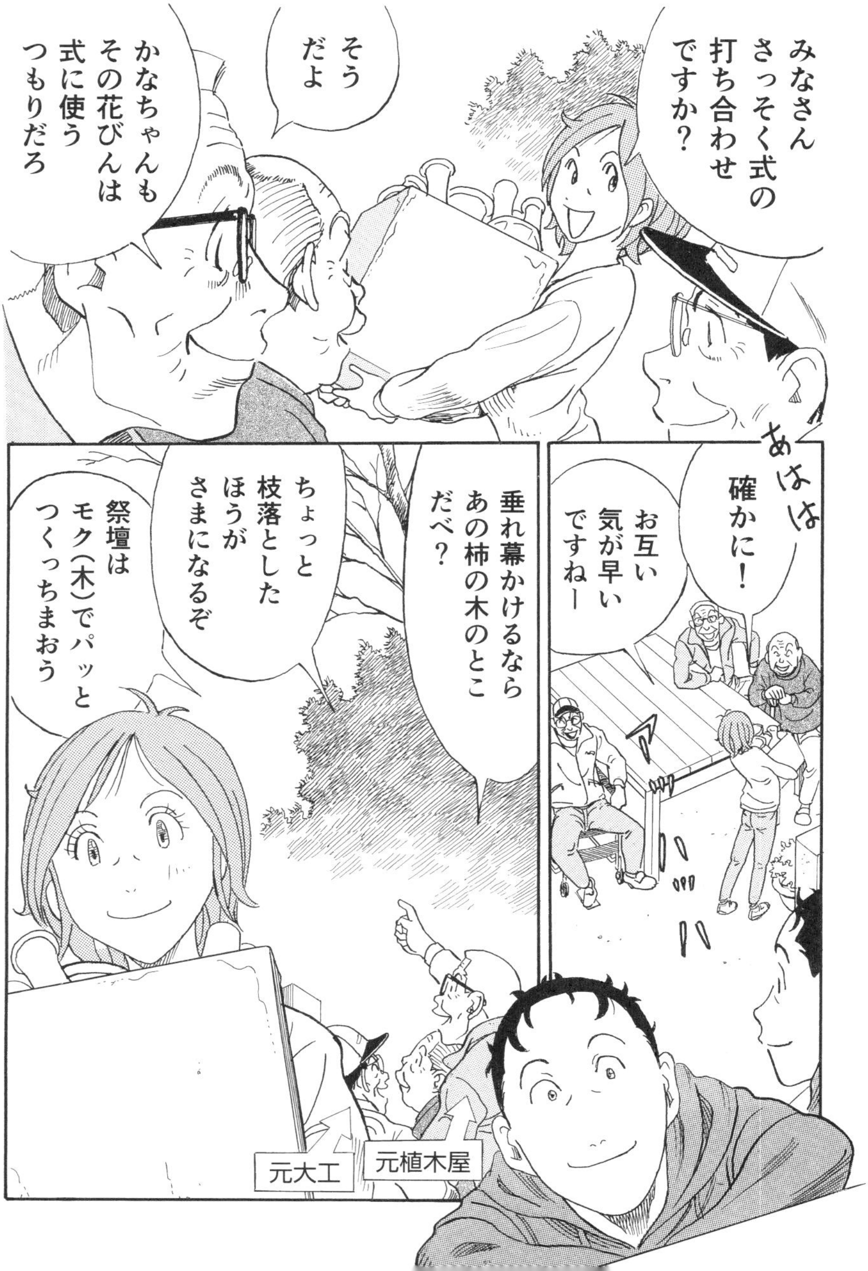
みなさんさっそく式の打ち合わせですか？
そうだよ
かなちゃんもその花びんは式に使うつもりだろ
あはは
確かに！
お互い気が早いですねー
垂れ幕かけるならあの柿の木のとこだべ？
ちょっと枝落としたほうがさまになるぞ
祭壇はモク(木)でパッと つくっちまおう
元大工
元植木屋

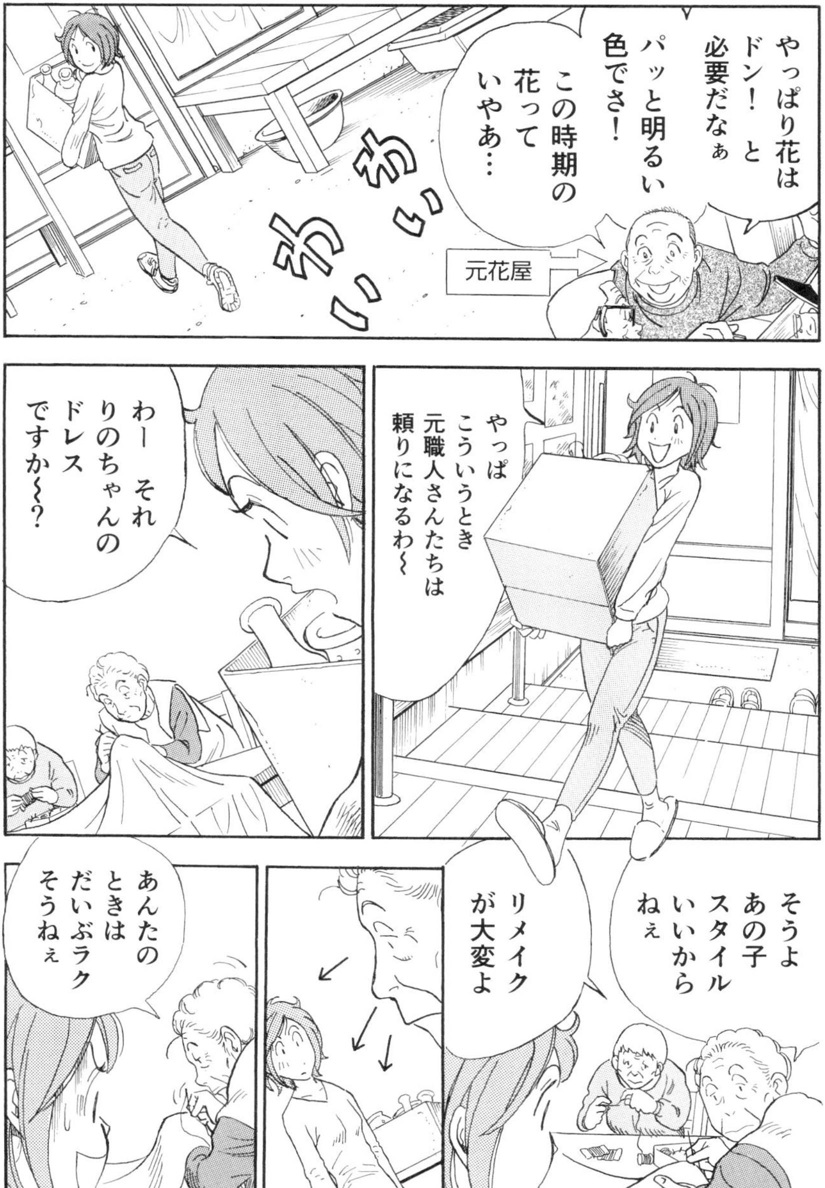
やっぱり花は
ドン！ と
必要だなぁ
パッと明るい
色でさ！
この時期の
花って
いやあ…
元花屋
わぁいい
やっぱ
こういうとき
元職人さんたちは
頼りになるわ〜
わー それ
りのちゃんの
ドレス
ですか〜？
そうよ
あの子
スタイル
いいから
ねぇ
リメイク
が大変よ
あんたの
ときは
だいぶラク
そうねぇ

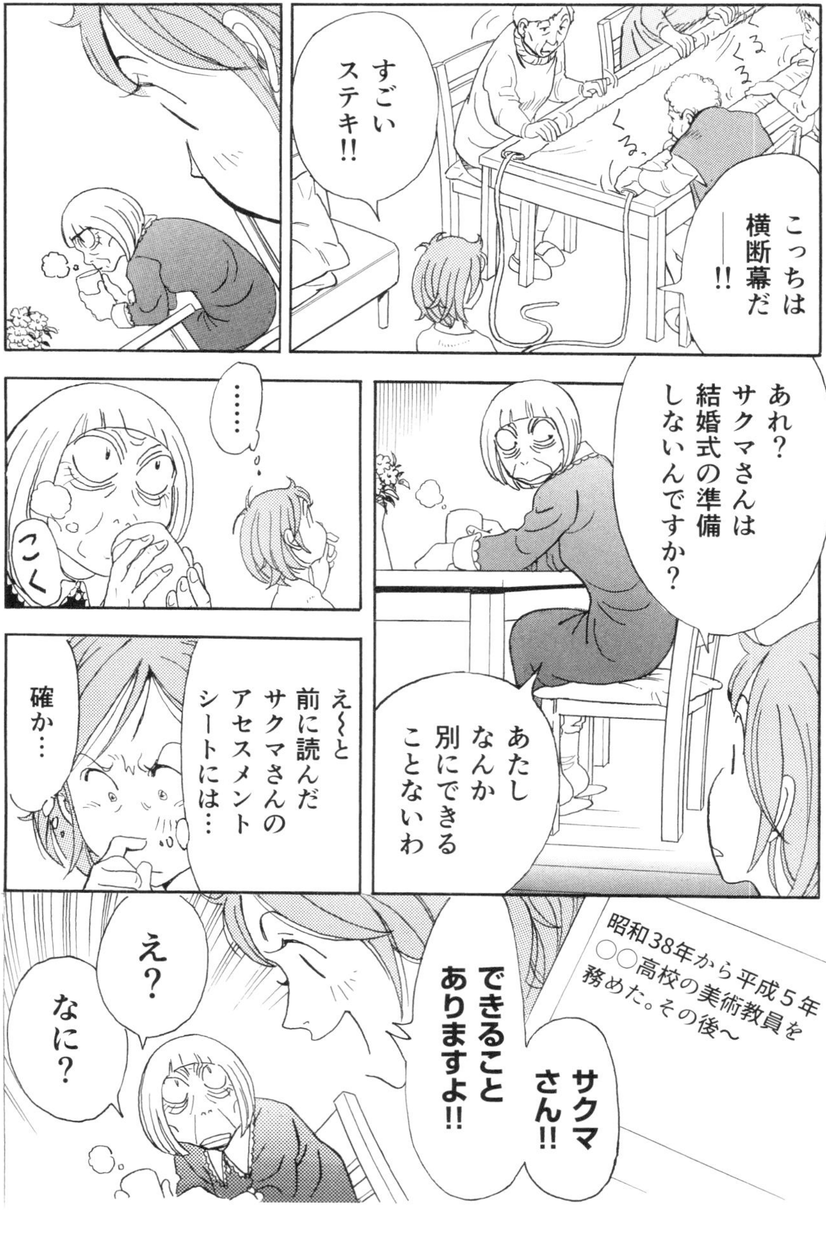
こっちは横断幕だ——!!
くるくる
くるっ
すごいステキ!!
あれ？サクマさんは結婚式の準備しないんですか？
あたしなんか別にできることないわ
……
こく
え〜と前に読んだサクマさんのアセスメントシートには…
確か…
昭和38年から平成５年○○高校の美術教員を務めた。その後〜
サクマさん!!
できることありますよ!!
え？
なに？

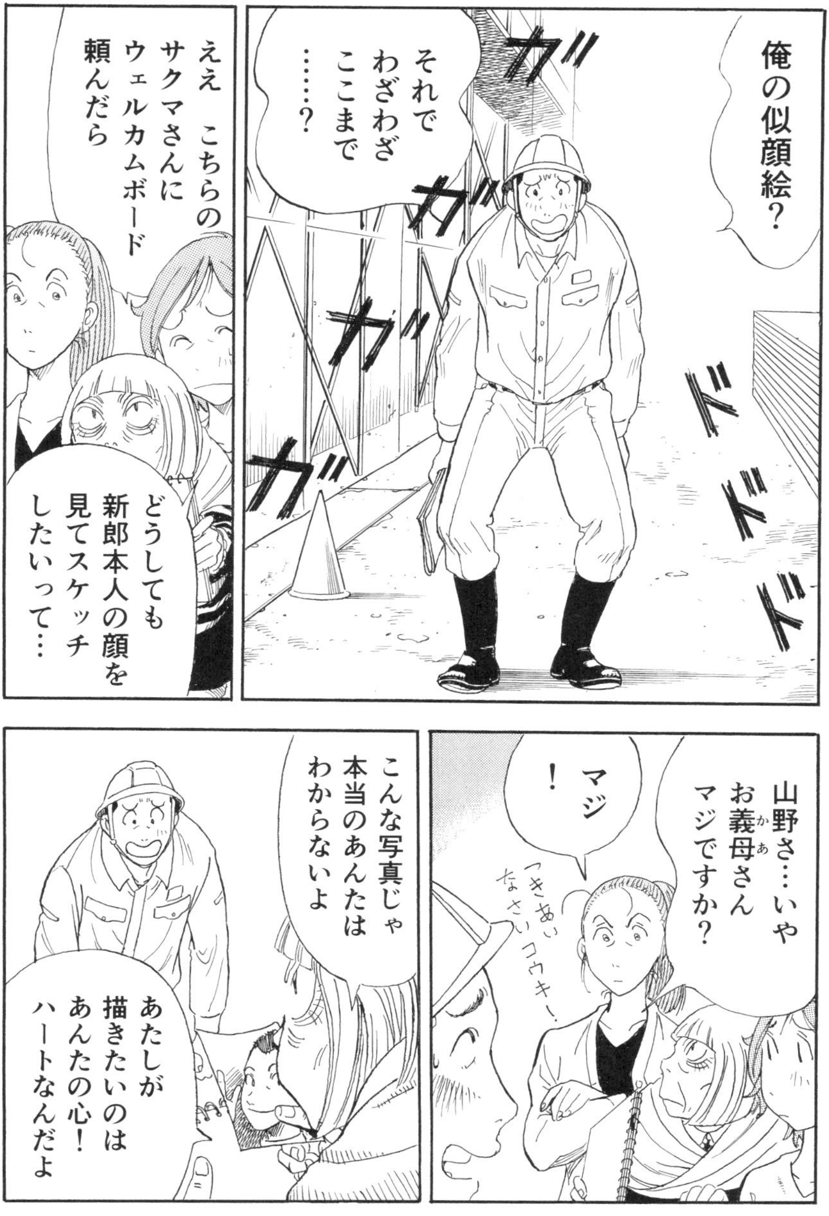
俺の似顔絵?
ドドドド
ガガガガ
それで わざわざ ここまで ……?
ええ こちらの サクマさんに ウェルカムボード 頼んだら
どうしても 新郎本人の顔を 見てスケッチ したいって…
山野さ…いや お義母《かあ》さん マジですか?
マジ!
つきあいなさい コウキ!
こんな写真じゃ 本当のあんたは わからないよ
あたしが 描きたいのは あんたの心! ハートなんだよ

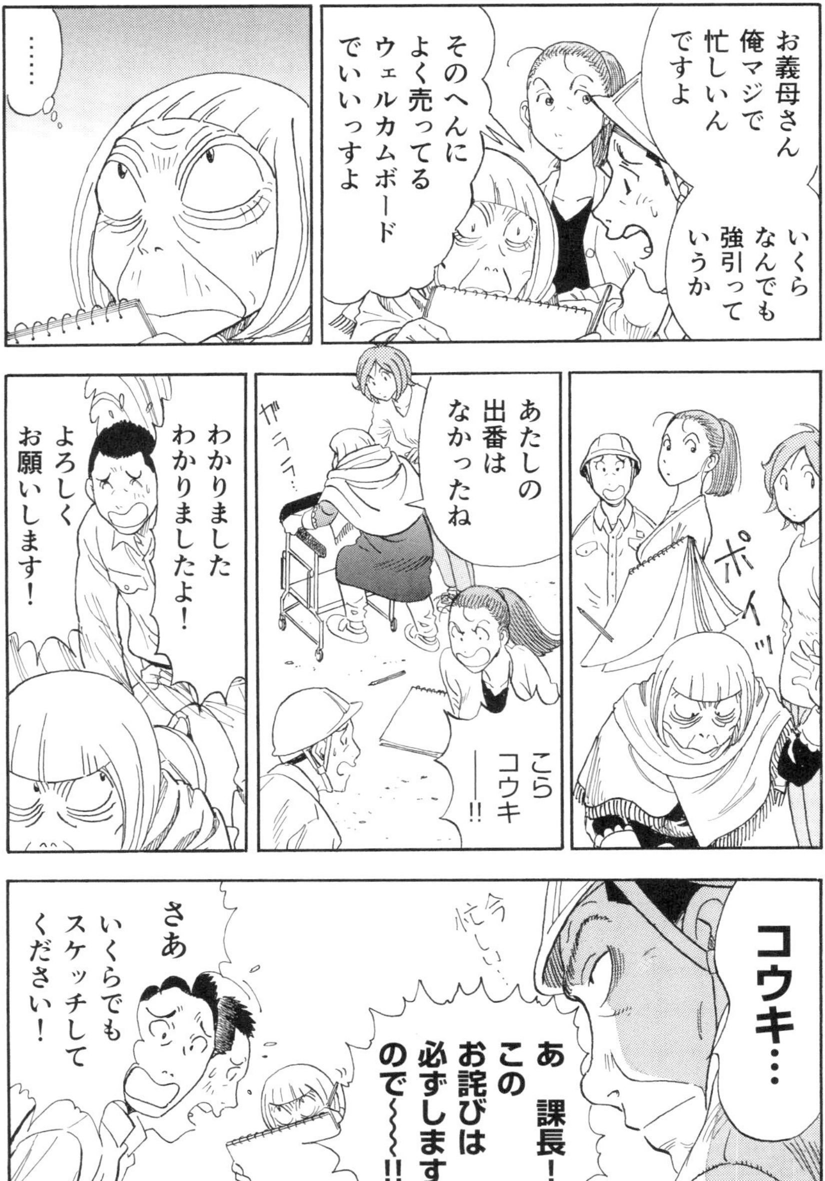
お義母さん俺マジで忙しいんですよ
いくらなんでも強引っていうか
そのへんによく売ってるウェルカムボードでいいっすよ
……
ポイッ
あたしの出番はなかったね
ガラララ…
こらコウキ——!!
わかりましたわかりましたよ！
よろしくお願いします！
コウキ…
今忙しい…
あ 課長！このお詫びは必ずしますので〜〜〜!!
さあ いくらでもスケッチしてください！

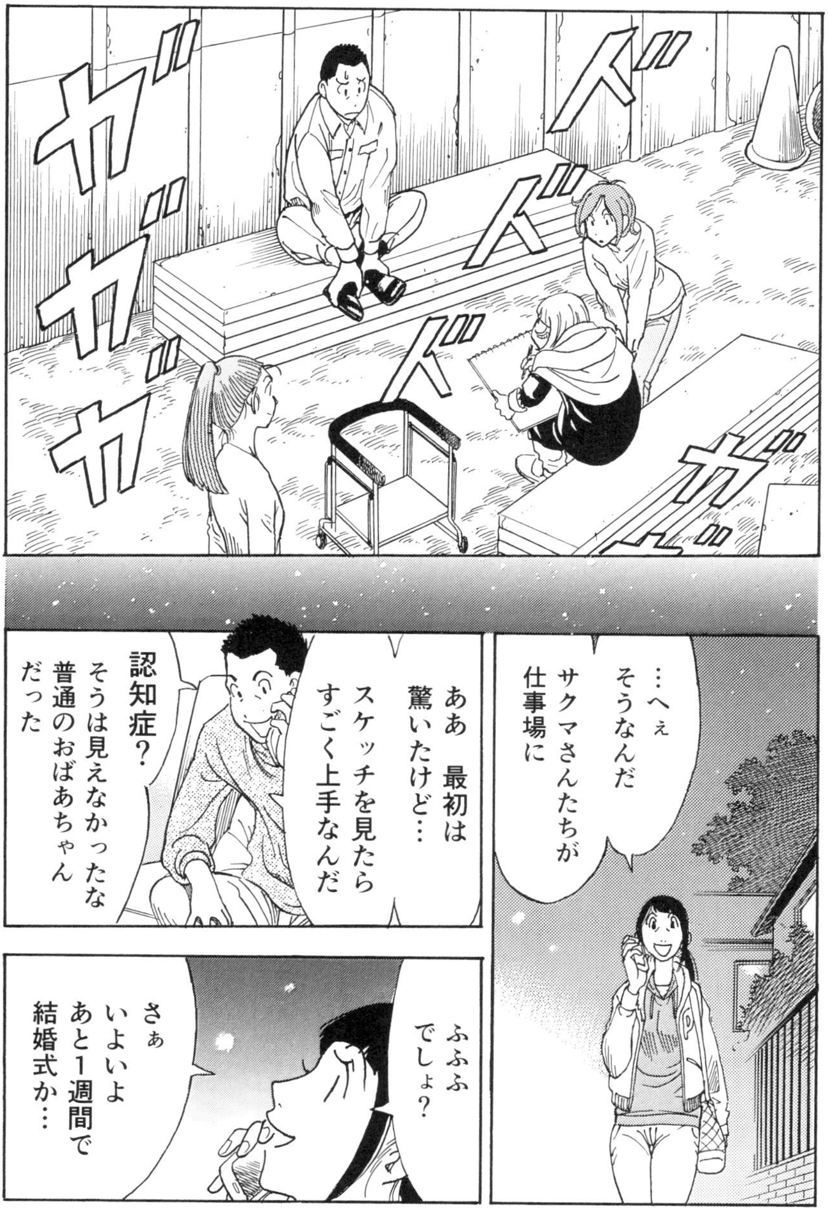
ガガガ
ドドド
ガガ
…へぇ
そうなんだ
サクマさんたちが
仕事場に
ああ 最初は
驚いたけど…
スケッチを見たら
すごく上手なんだ
認知症?
そうは見えなかったな
普通のおばあちゃん
だった
ふふふ
でしょ?
さぁ
いよいよ
あと1週間で
結婚式か…

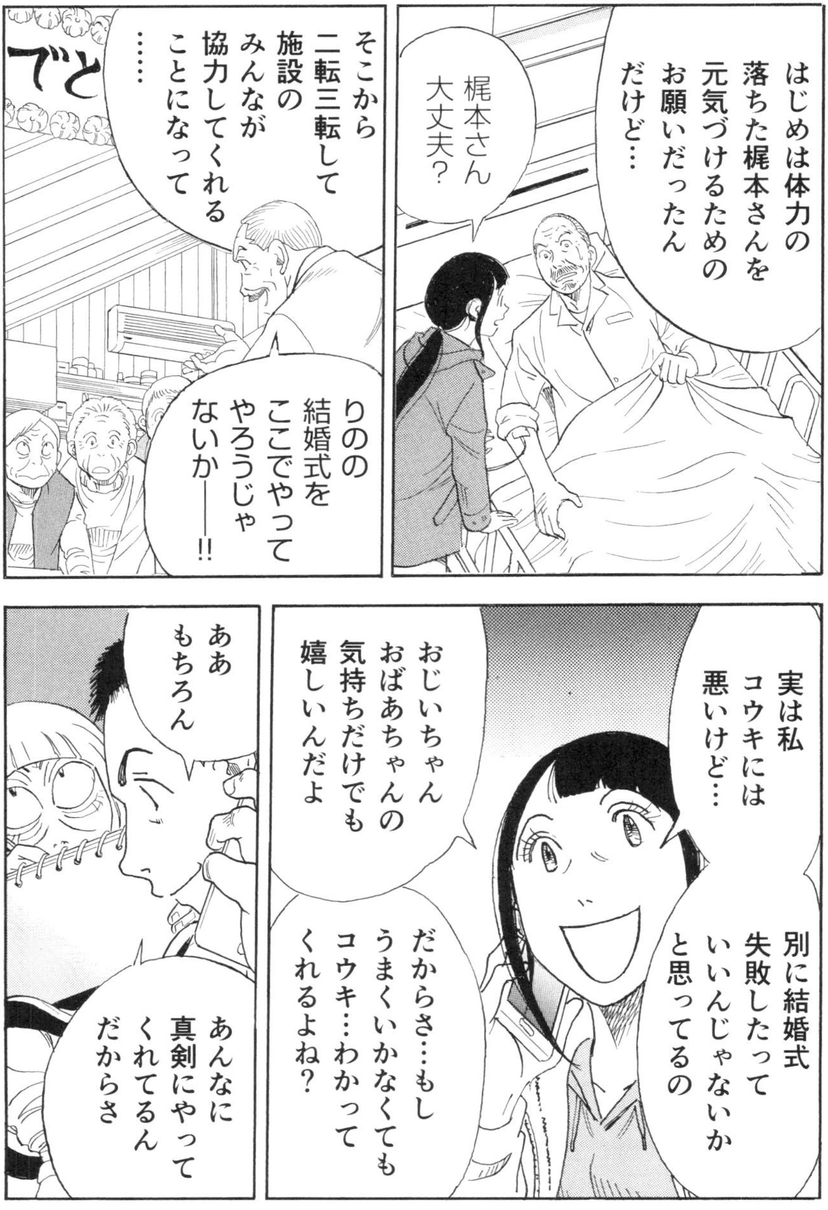

はじめは体力の落ちた梶本さんを元気づけるためのお願いだったんだけど…
梶本さん大丈夫?
そこから二転三転して施設のみんなが協力してくれることになって……
でど
りのの結婚式をここでやってやろうじゃないか——!!
実は私コウキには悪いけど…
別に結婚式失敗したっていいんじゃないかと思ってるの
おじいちゃんおばあちゃんの気持ちだけでも嬉しいんだよ
だからさ…もしうまくいかなくてもコウキ…わかってくれるよね?
ああもちろん
あんなに真剣にやってくれてるんだからさ

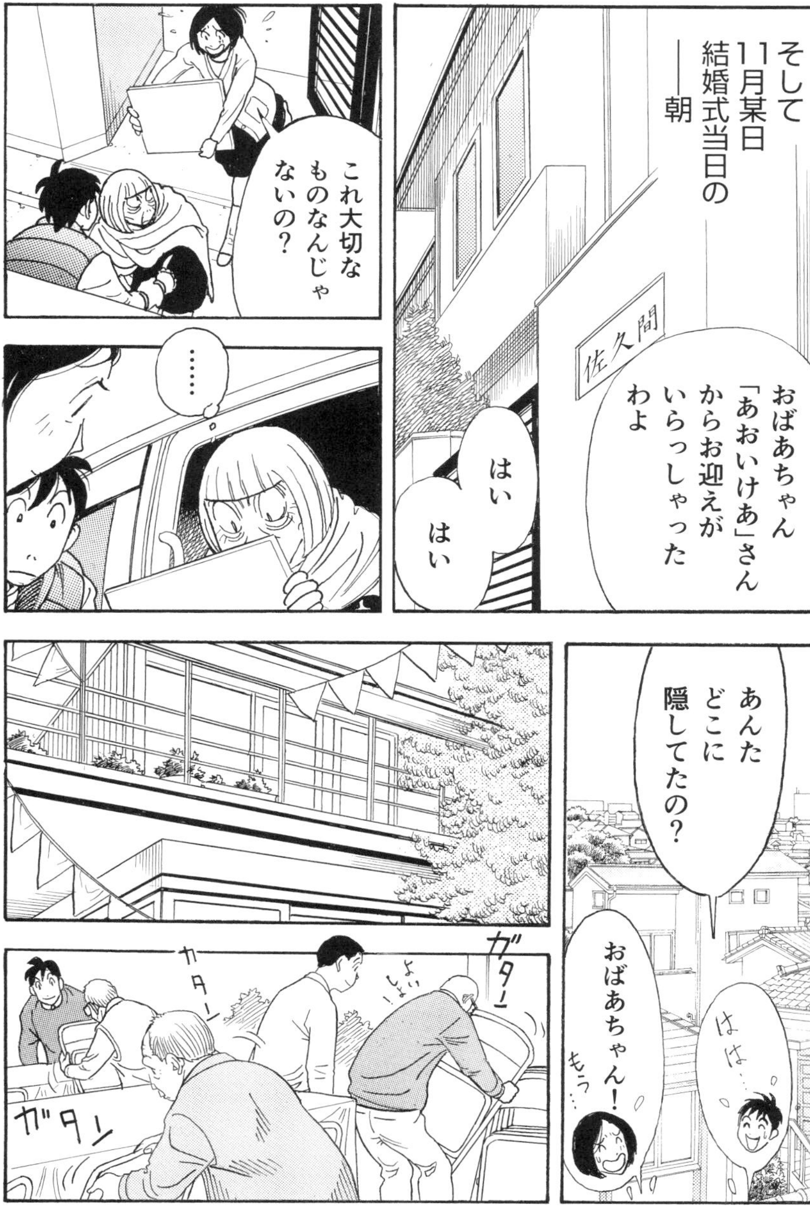
そして
11月某日
結婚式当日の
——朝
佐久間
おばあちゃん「あおいけあ」さんからお迎えがいらっしゃったわよ
はい
はい
これ大切なものなんじゃないの？
……
あんたどこに隠してたの？
はは…
おばあちゃん！
もう…
ガタン
カタン
よいしょ！
ガタン

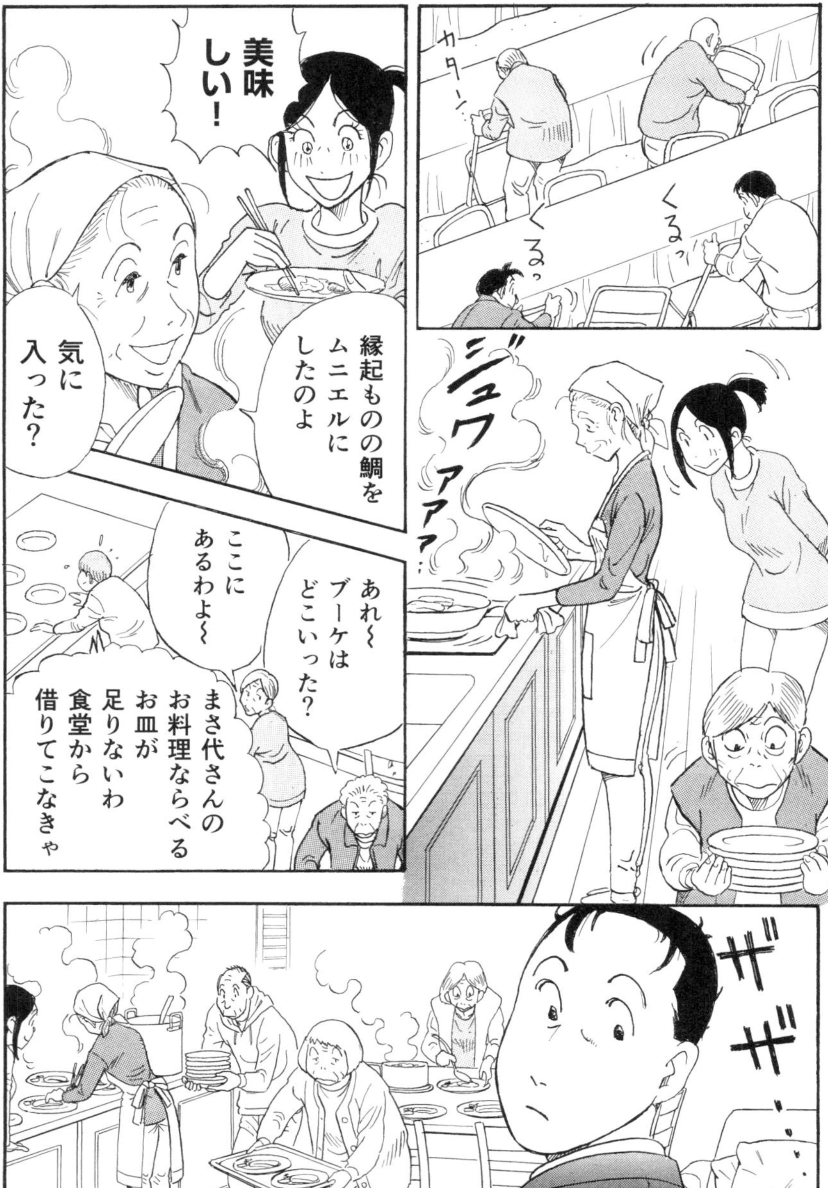
カターン…
くるっ
くるっ
美味しい!
縁起ものの鯛をムニエルにしたのよ
気に入った?
ジュワァァァ…
あれ〜ブーケはどこいった?
ここにあるわよ〜
まさ代さんのお料理ならべるお皿が足りないわ食堂から借りてこなきゃ
ザザザ…

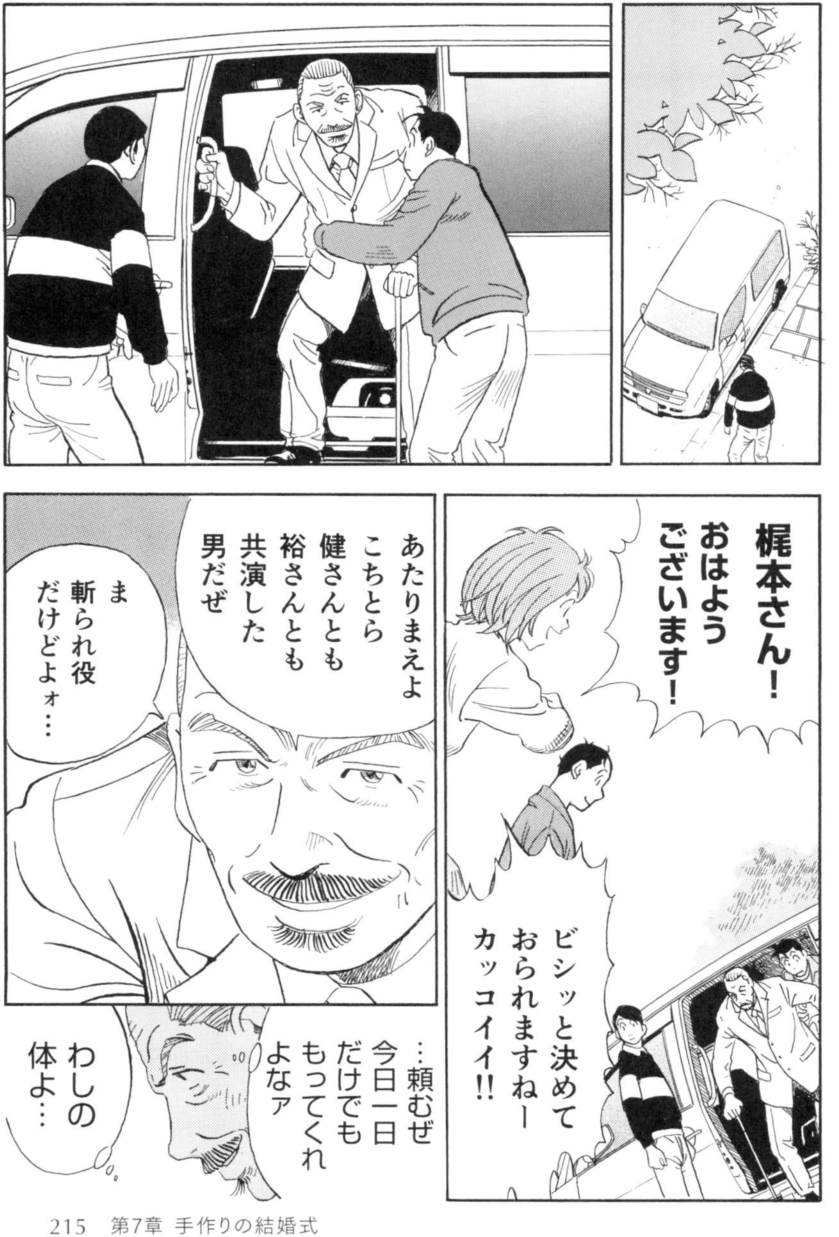
梶本さん！おはようございます！
ビシッと決めておられますねーカッコイイ!!
あたりまえよこちとら健さんとも裕さんとも共演した男だぜ
ま斬られ役だけどよォ…
…頼むぜ今日一日だけでももってくれよなァ
わしの体よ…

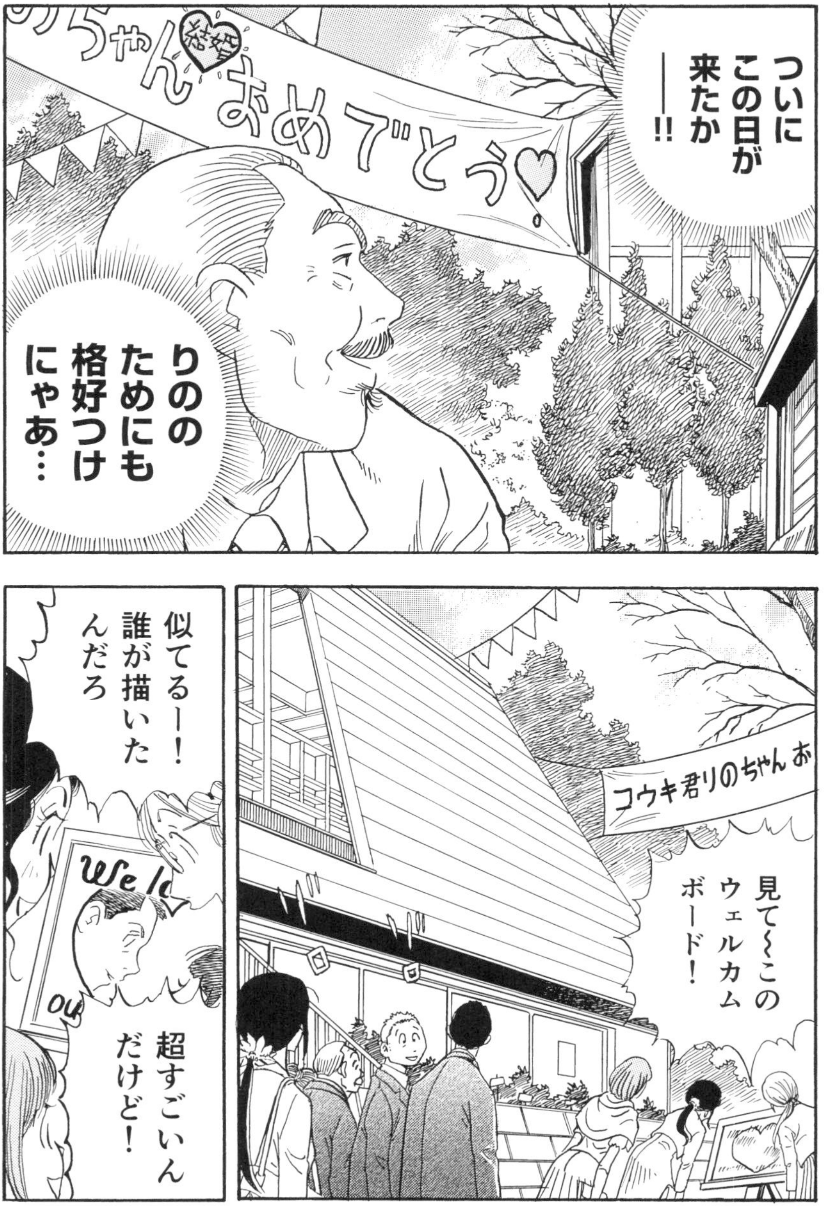
のちゃん結婚おめでとう♡
ついにこの日が来たか――!!
りののためにも格好つけにゃあ…
コウキ君りのちゃん お
見て～このウェルカムボード！
似てるー！誰が描いたんだろ
超すごいんだけど！

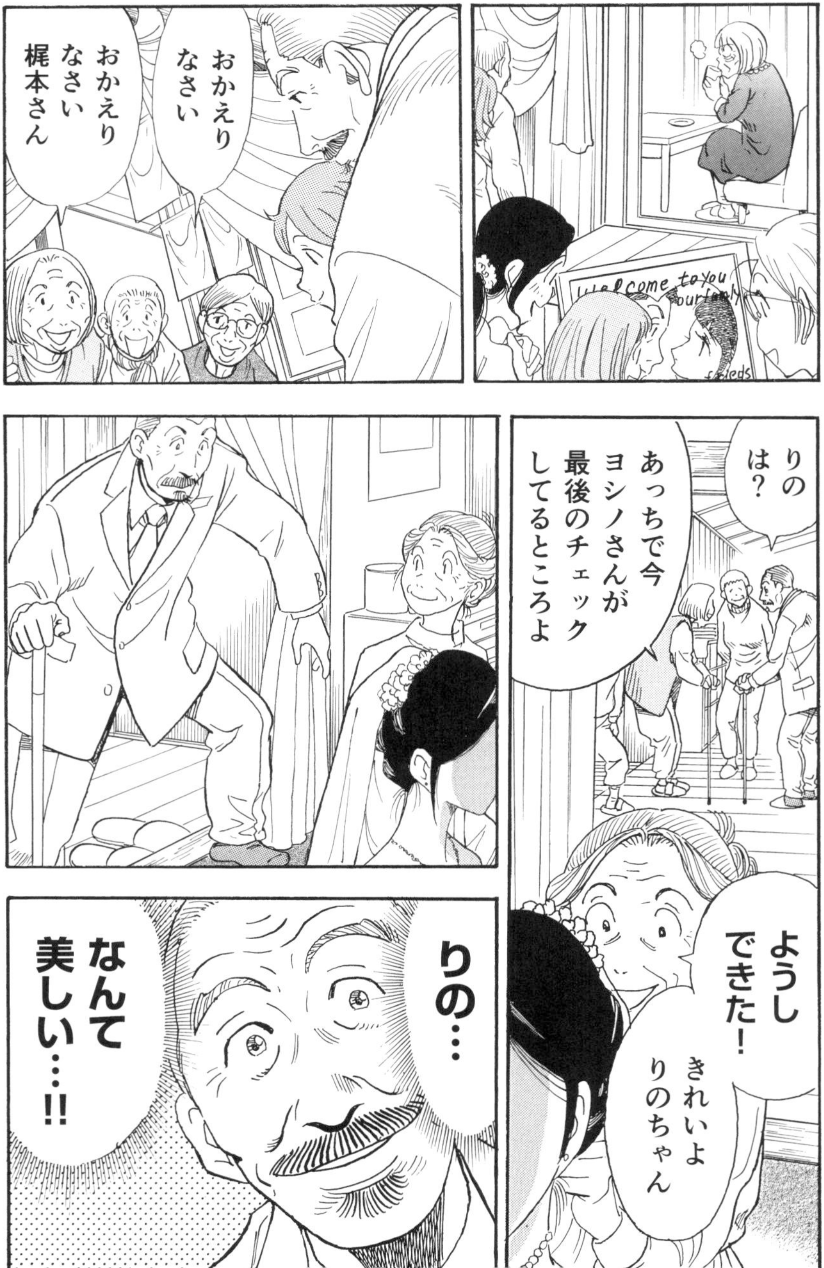
おかえりなさい
おかえりなさい梶本さん
りのは？
あっちで今ヨシノさんが最後のチェックしてるところよ
ようしできた！
きれいよりのちゃん
りの…
なんて美しい…!!

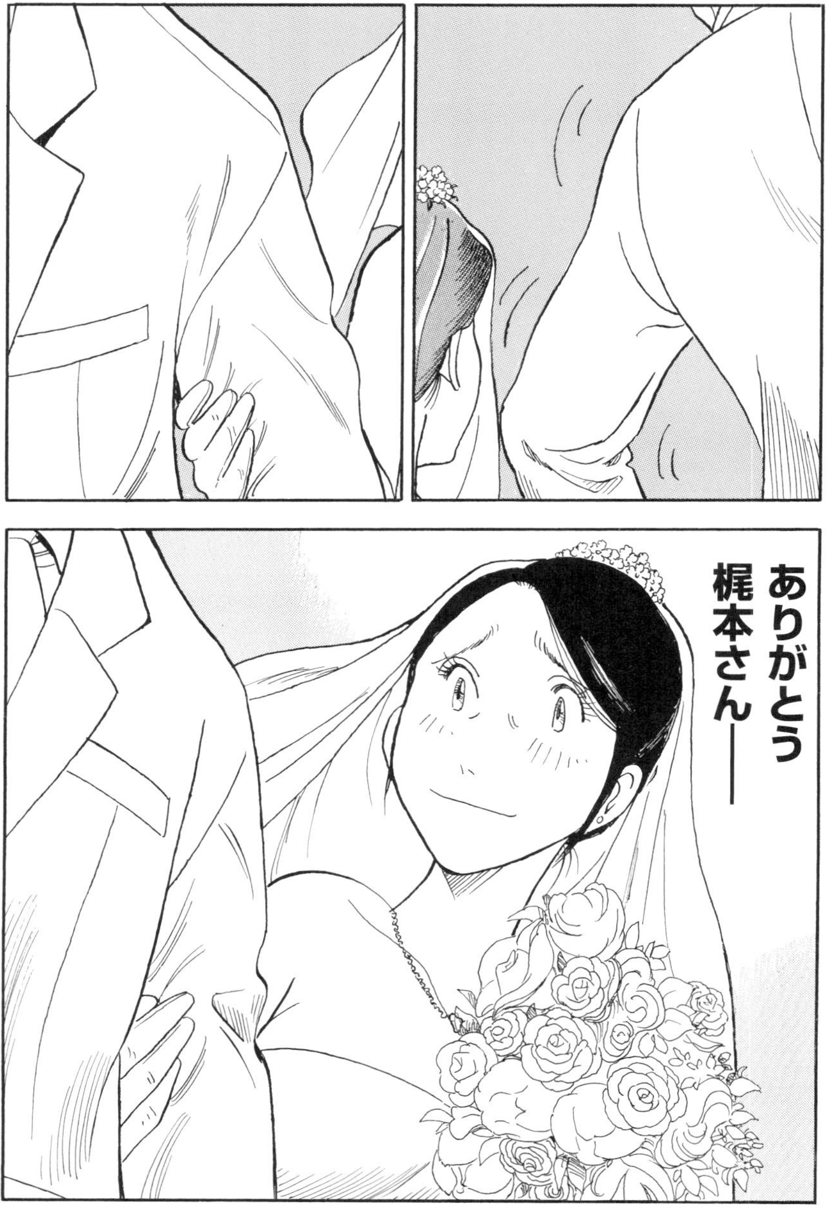
ありがとう
梶本さん――

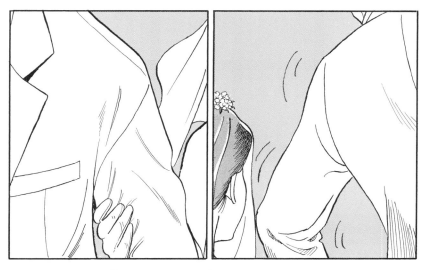

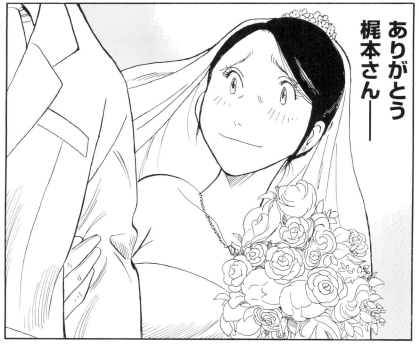

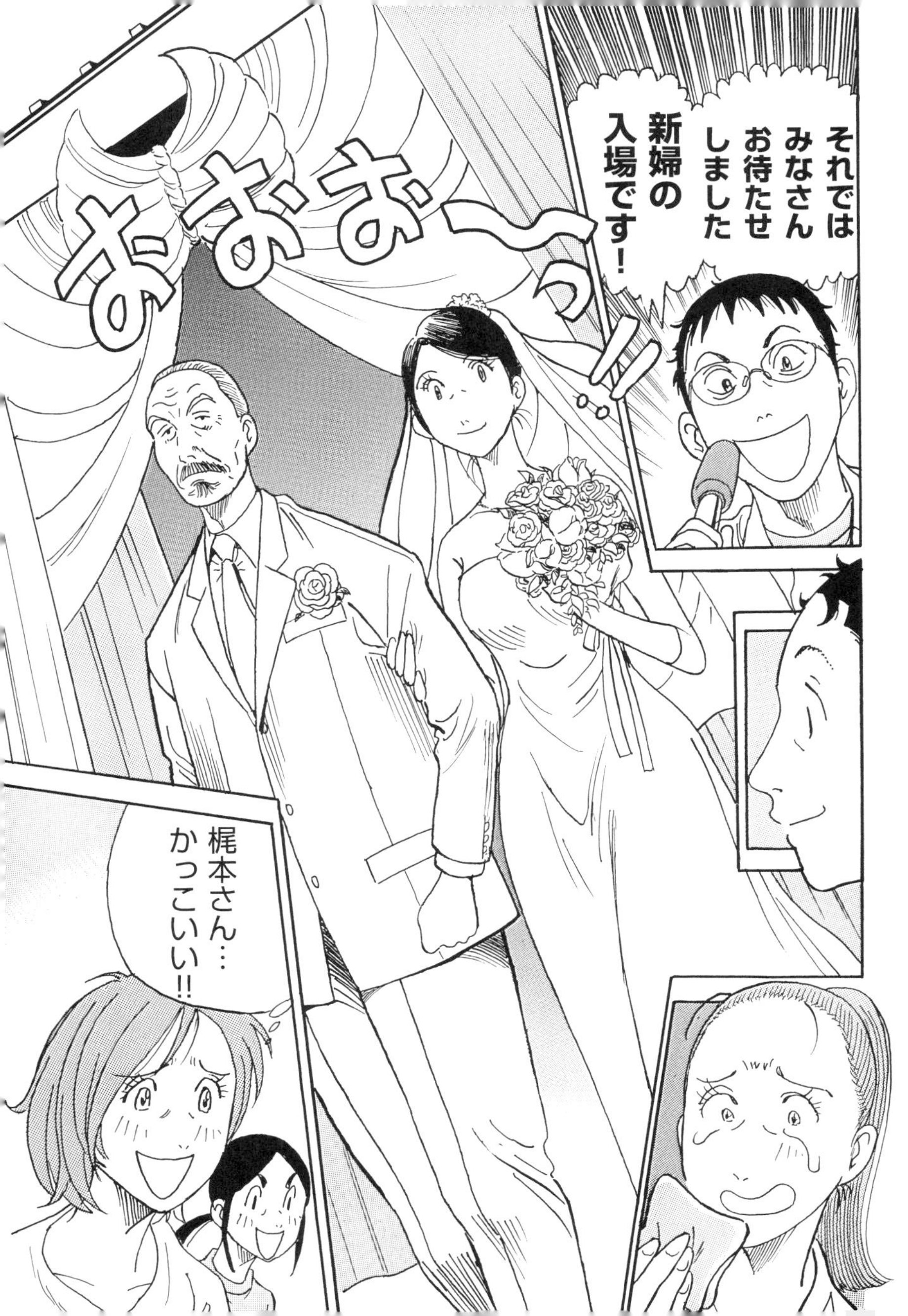

それでは
みなさん
お待たせ
しました
新婦の
入場です！
おおお〜っ!!
梶本さん…
かっこいい!!

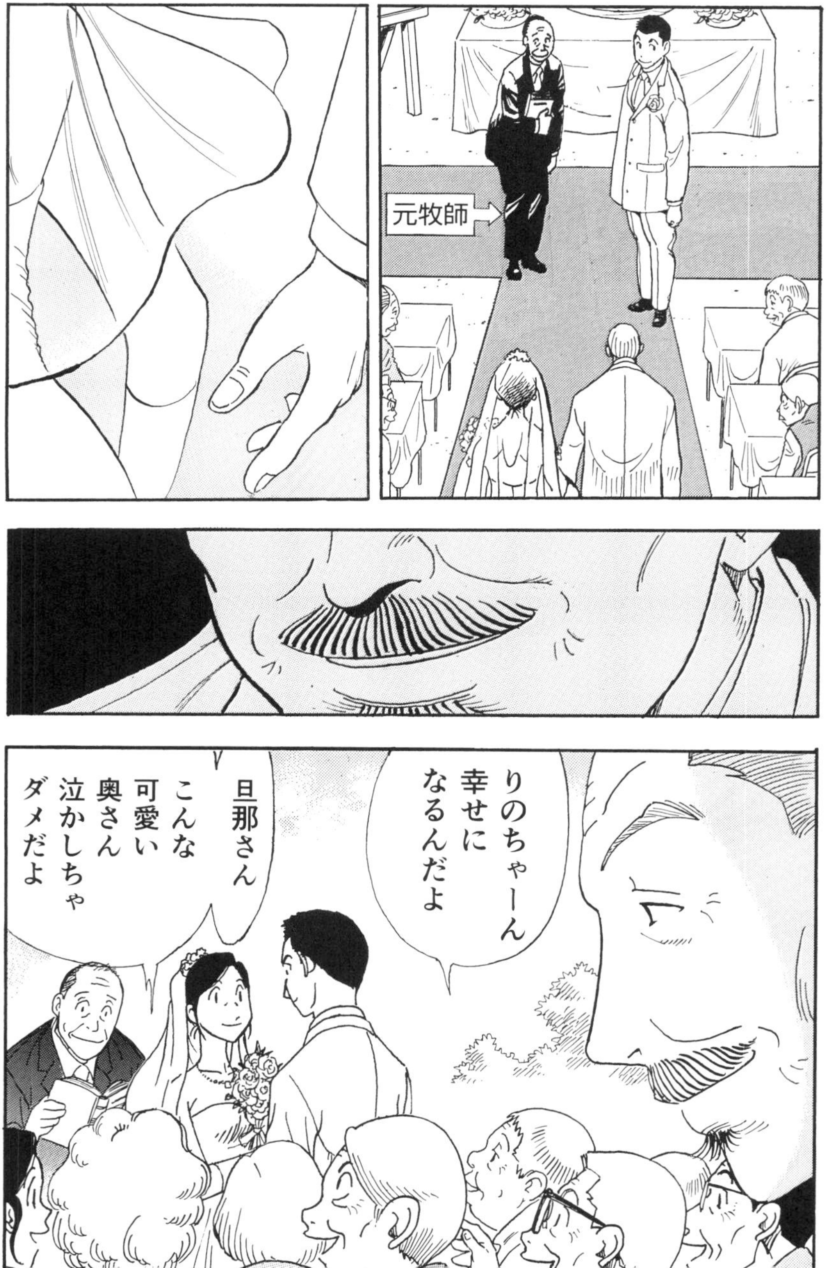
元牧師
りのちゃーん 幸せに なるんだよ
旦那さん こんな 可愛い 奥さん 泣かしちゃ ダメだよ

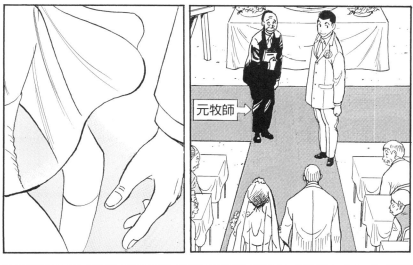

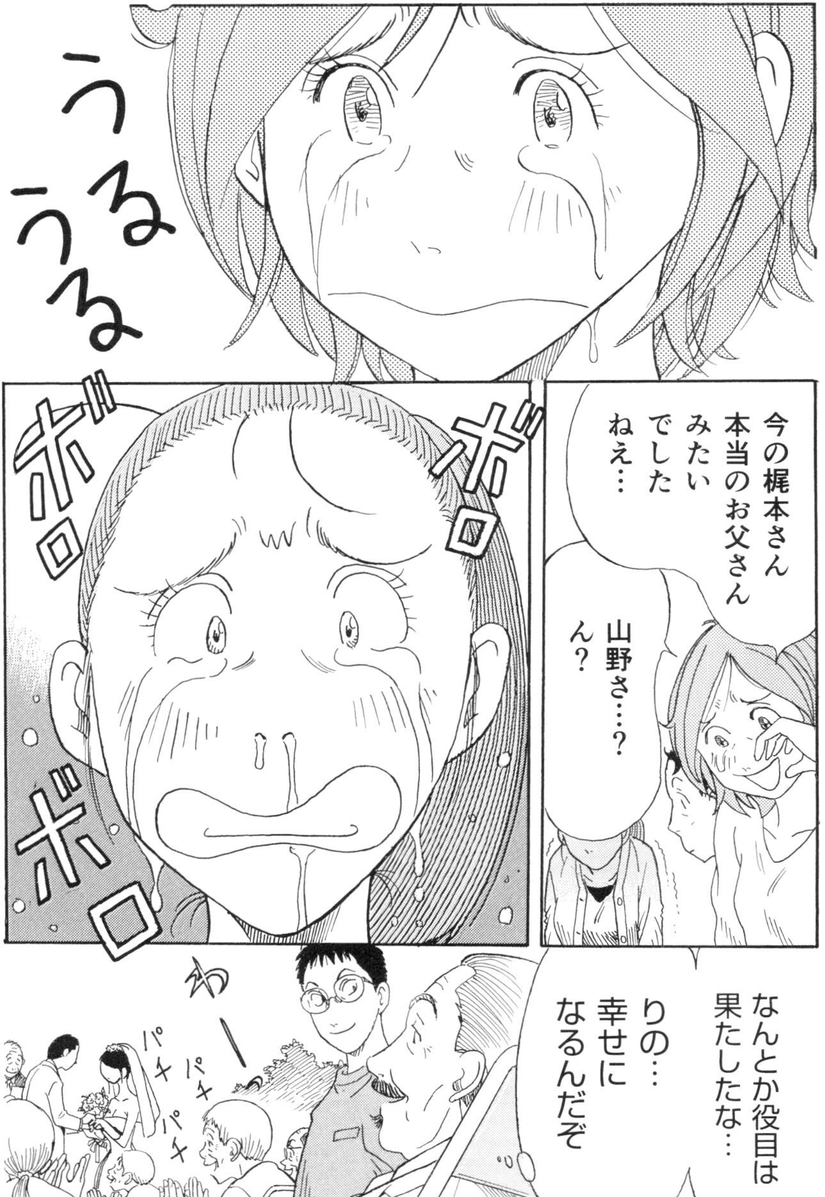
うるうる
今の梶本さん本当のお父さんみたいでしたねえ…
山野さ…？
ん？
ボロボロ
ボロボロ
なんとか役目は果たしたな…
りの…幸せになるんだぞ
わー
パチパチパチパチ

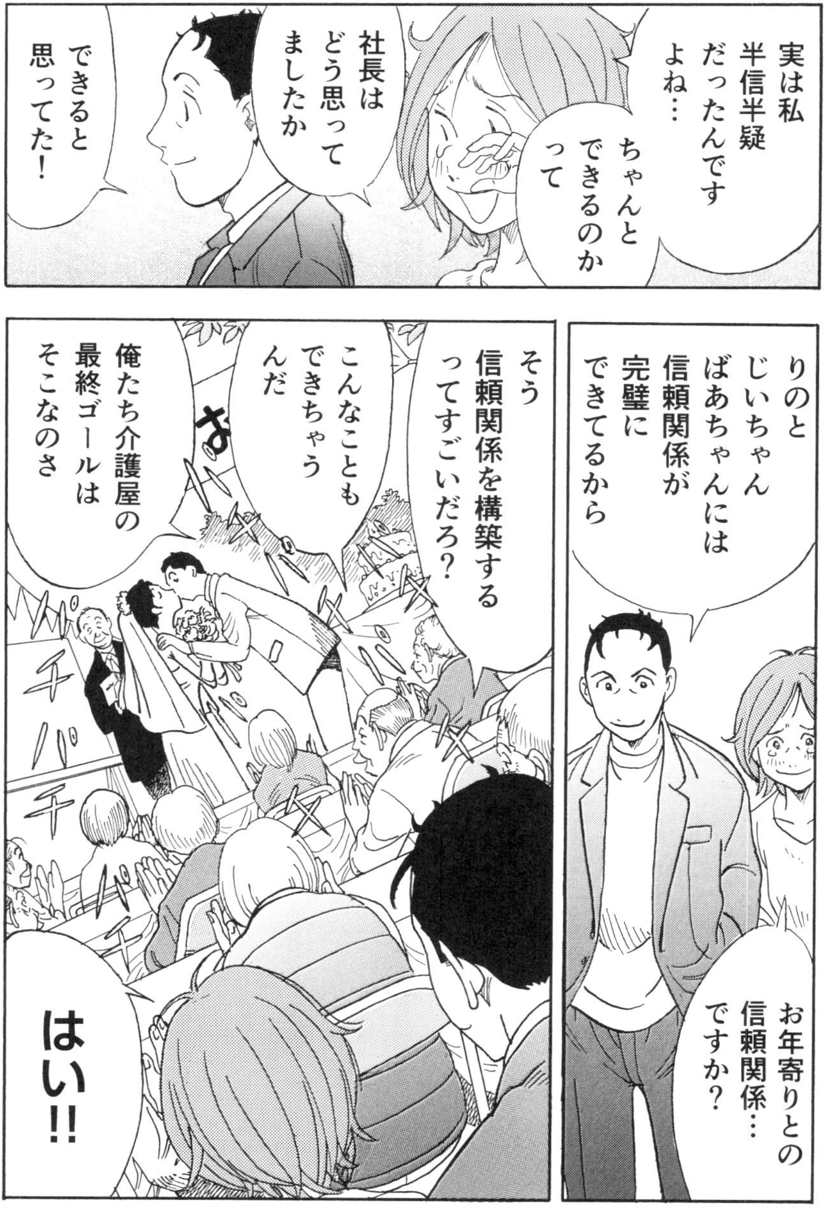

実は私半信半疑だったんですよね…
ちゃんとできるのかって
社長はどう思ってましたか
できると思ってた!
りのとじいちゃんばあちゃんには信頼関係が完璧にできてるから
お年寄りとの信頼関係…ですか?
そう信頼関係を構築するってすごいだろ?
こんなこともできちゃうんだ
俺たち介護屋の最終ゴールはそこなのさ
はい!!

外に出る・巻き込んで広げる発想を

お年寄りが準備し、施設内で挙式――フィクションだと早合点しないでください。「あおいけあ」では、これまでに2度、結婚式を行ったことがあります。以前、森田洋之先生との共著『あおいけあ流　介護の世界』（南日本ヘルスリサーチラボ）や、國廣《くにひろ》幸亜《ゆきえ》さんの『1時間でわかる　介護のお仕事』（秋田書店）などで詳しく取り上げていただいたので省略しますが、マンガのように大成功でした。

そして、この章では結婚式のほかにもう一つ、成功したことがあります。それは本書の主人公・多賀さんのケアです。

彼女は元美術教師のサクマさんに絵の制作を頼んでいました。外に連れ出し、新郎・コウキくんを巻き込んですらいましたが、これは「あおいけあ」的には正解です。

きっと彼女は、お年寄りに活動を「やらせよう」と考えたのではなく、

「『その人がやりたがりそうなこと』『やりたいが、要介護になってできないこと』は何か」

と考えたはず。それが、お年寄りの「その人らしさ」を引き出すことにつながります。

主体性を引き出す言葉のかけ方

以前、産経新聞の記者が取材に来たとき、多賀さんと同じ発想が垣間見える場面を目撃していました。記事（２０１３年10月10日朝刊）から引用してみましょう。

朝10時、元表具師の男性（86）が木工道具を抱えて（引用者註・「いどばた」に）やってきた。リビングでイベント用の花作りが始まっても身の入らぬ様子に、笑顔のスタッフがそぐわぬ大声で声を掛けた。耳の遠い男性への配慮だ。

「この本棚に、このファイルをこう入れたいんだけど、棚が狭いのよ。入るようにならないかなぁ」

「簡単だよ、そんなこと。棚を動かせばいいんだ。じゃあ、そいつが先だな。こいつは後だ」

作りかけの花を投げ出し、男性は意気揚々と持参のドライバーで棚を外し始めた。

前章でも、多賀さんの発案で、まさ代さんが野菜づくりをし、さらにそれを地域の人に教えていました。仮に、まさ代さんに木工を頼んでも、喜んでやってはくれなかったでしょう。**「介護する側がさせたいこと」ではなく、「お年寄りがやりたいこと」に合わせていく**のが大切なのです。

声のかけ方も大事です。ただ頼むといっても、「○○してください」なんて言ってしまうと、その瞬間に「やらせる／やらされる」という関係性ができてしまいます。

「豚汁のこんにゃくって、包丁で切るんだっけ？　手でちぎるんだっけ？」

「これからサラダを小鉢に盛り付けるんですが、これでいいんでしたっけ？」

というオープンな感じで始めると、お年寄りが「どれどれ……」と主体的に関わる機会ができます。声のかけ方ひとつで、大きな違いが生まれるわけですね。

内でやれば「介護」、外でやれば「地域共生ケア」

私たちの事業所では、単に活動を行うだけでなく、「外出して地域の人を巻き込む」ようにしています。活動の場として外を選ぶことで、地域のネットワークに入っていけるからです。といっても、難しいことを考えたり、やっているわけではありません。

たとえば、自宅や施設の敷地内で花を植えたら、それは「園芸」「レクリエーション」です。ところが、それを公園や街路樹の下で行えば、「ボランティア」に早変わりします。

これは、活動する場所が変わっただけですよね。やっていることの内容も、かかるお金もほとんど変わらないでしょう。

でも、結果は大きく変わります。通りかかった地域の人から「きれいな花ですね」「ありがとう」などと声をかけられれば、じいちゃん・ばあちゃんは間違いなく喜びますよね。「地域に貢献している」という誇りも生まれます。

閉じこもりがちで「見えない存在」になっていた人も、「個人」として、地元に貢献する「社会資源」として認知され、気にかけてもらえるようになるわけです。

事業所ではほかにも、こんなことをしました。

たとえば私たちは、お年寄りと梅干しを手づくりしていますが、余ったシソをジュースにし、近くの公園に体操をしに集まる人たちに振る舞ったことがあります。

また、古いシャツやタオルを集めて、ばあちゃんたちと雑巾づくりをしたこともあります。事業所内で使うだけでなく、お年寄りが小学校に寄付しに行っていました。

単なる家庭菜園や雑巾づくりが、外に出るだけで立派な「地域共生ケア」になりました。

外に出ようとする認知症のお年寄りを目にすると、私たちはつい「帰宅願望がある」などと言ってしまいます。でも、「やること」がなければ、誰だってそこを去ろうとするものでしょう?
「散歩に行きましょう」という、ボンヤリした誘いでは動かなかったのに、
「地域のゴミ拾いに行こうよ」
と声をかけたら、「よっしゃ、行くか」とゴミバサミ片手に出かけるお年寄りを、私はたくさん見てきました。誰だって「社会のために自分の力を使いたい」と考えています。あえて言うなら、そこにあるのは帰宅願望ではなく「活躍願望」でしょう。お年寄りの活躍願望を無視したり抑えつけるのは、おかしいですよね?

感染症が流行していても外出を止めるのはおかしい

しかし最近は、コロナ禍ですっかり「外出しにくい雰囲気」が社会に根付いた感がありま す。「高齢者は重症化するリスクが高い」なんて言われると、経営者をはじめ、みんなが「もうじいちゃんを外に出せない」「ばあちゃんのお出かけ、止めなきゃ」なんて発想になってしまうかもしれません。
私たちは、コロナ禍のなかでも高齢者の外出を無理に止めたりはしませんでした。もちろん、繁華街とか、人でごった返すスーパーみたいなところにお年寄りを行かせるわけにはい

きません。でも、

・幼稚園の送迎バスが来るところまで孫のお迎えに

・近所にある神社まで、散歩がてらお参りに

こういった外出は一切、止めません。「止めるのはおかしいよね」と、現場スタッフとも確認しあっています。

感染症自体は、めずらしいものではありません。インフルエンザやノロウイルス感染による食中毒などの病気は毎年流行しますし、亡くなる方もいます。

新型コロナウイルスは確かに未知の存在ですが、その感染ルートは（空気感染するかどうかが不明瞭ではあるものの）、わりとハッキリしていると思います。施設内で大勢で過ごすより、一人とか二人ほどで屋外にいるほうが、むしろリスクは減るでしょう。

外出し、人と会い、おしゃべりし、お腹が空いたら自分でご飯を用意して美味しく食べる——そんな**何気ない日常の行為こそが、お年寄りの健康を支えている**のです。その「日常」を支えるのが、介護の仕事ではないでしょうか？

外に出ず閉じこもっていたら、筋力も落ち認知症も進むでしょう。同居家族もストレスがたまり、人間関係が悪化してさらに認知症も進む……そんな悪循環も起こります。過度に恐れず、情報にもとづいて冷静な判断をする必要があるのではないでしょうか。

第8章

「リスクなき介護」はない！

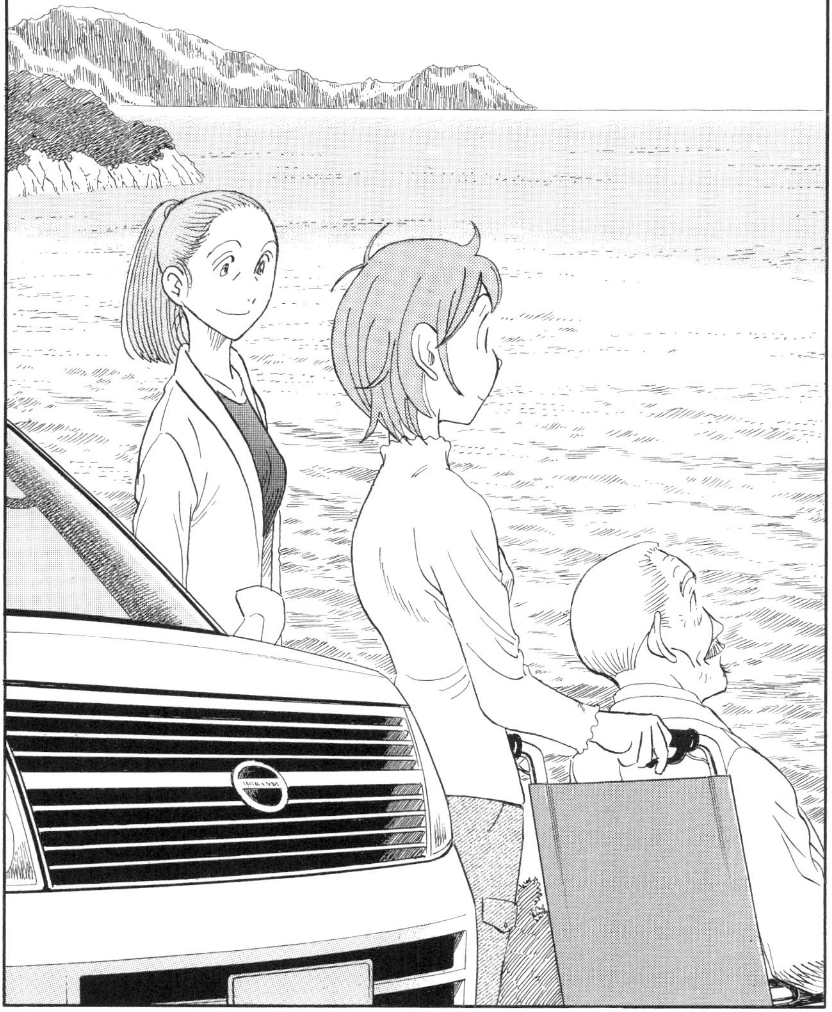

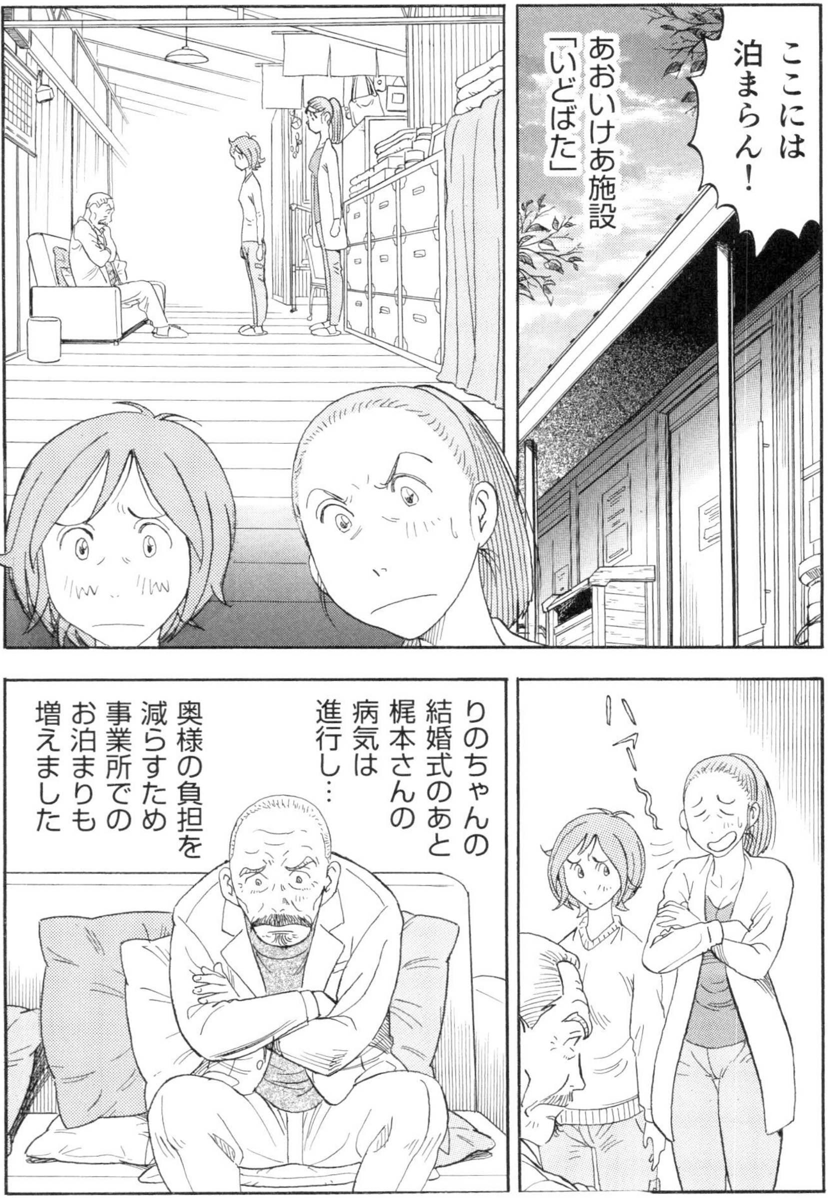
ここには泊まらん！
あおいけあ施設「いどばた」
ハァ〜
りのちゃんの結婚式のあと梶本さんの病気は進行し…
奥様の負担を減らすため事業所でのお泊まりも増えました

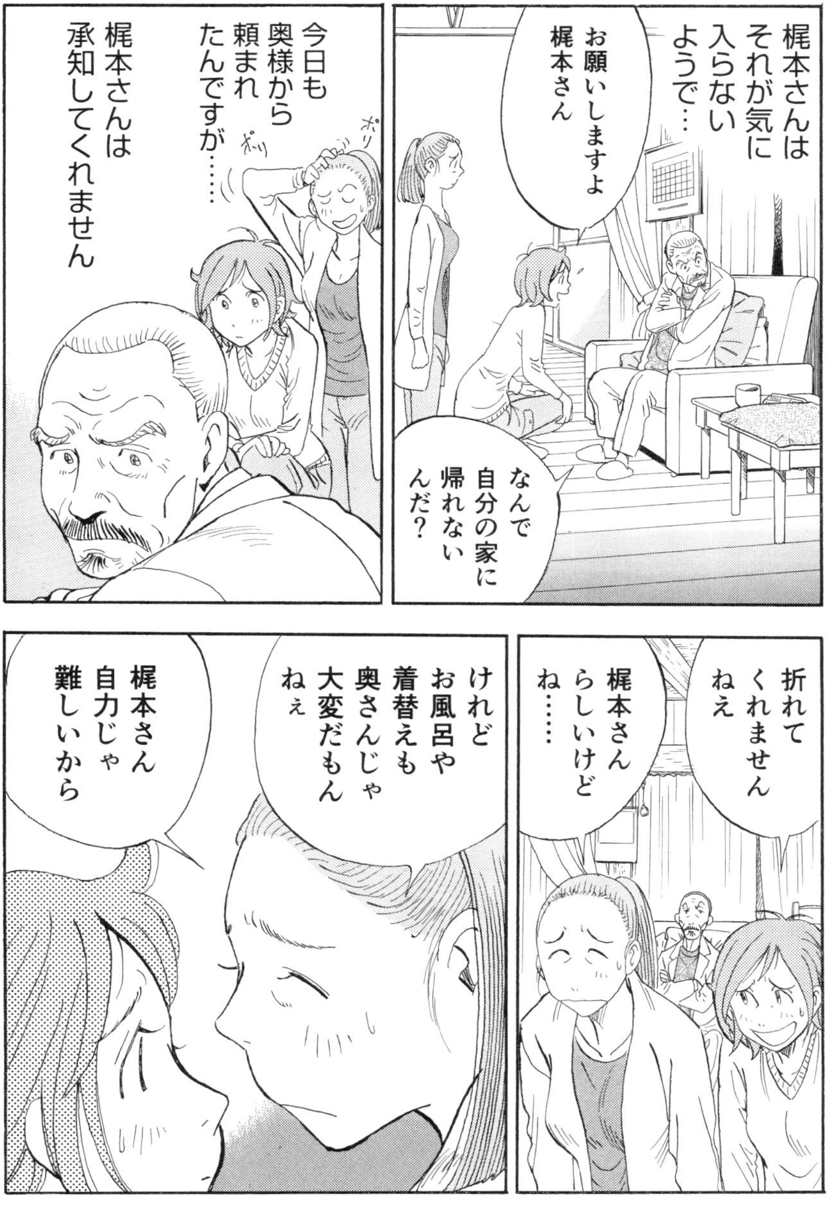
梶本さんはそれが気に入らないようで…
お願いしますよ梶本さん
なんで自分の家に帰れないんだ？
ポリ
ポリ
今日も奥様から頼まれたんですが……
梶本さんは承知してくれません
折れてくれませんねえ
梶本さんらしいけどね……
けれどお風呂や着替えも奥さんじゃ大変だもんねぇ
梶本さん自力じゃ難しいから

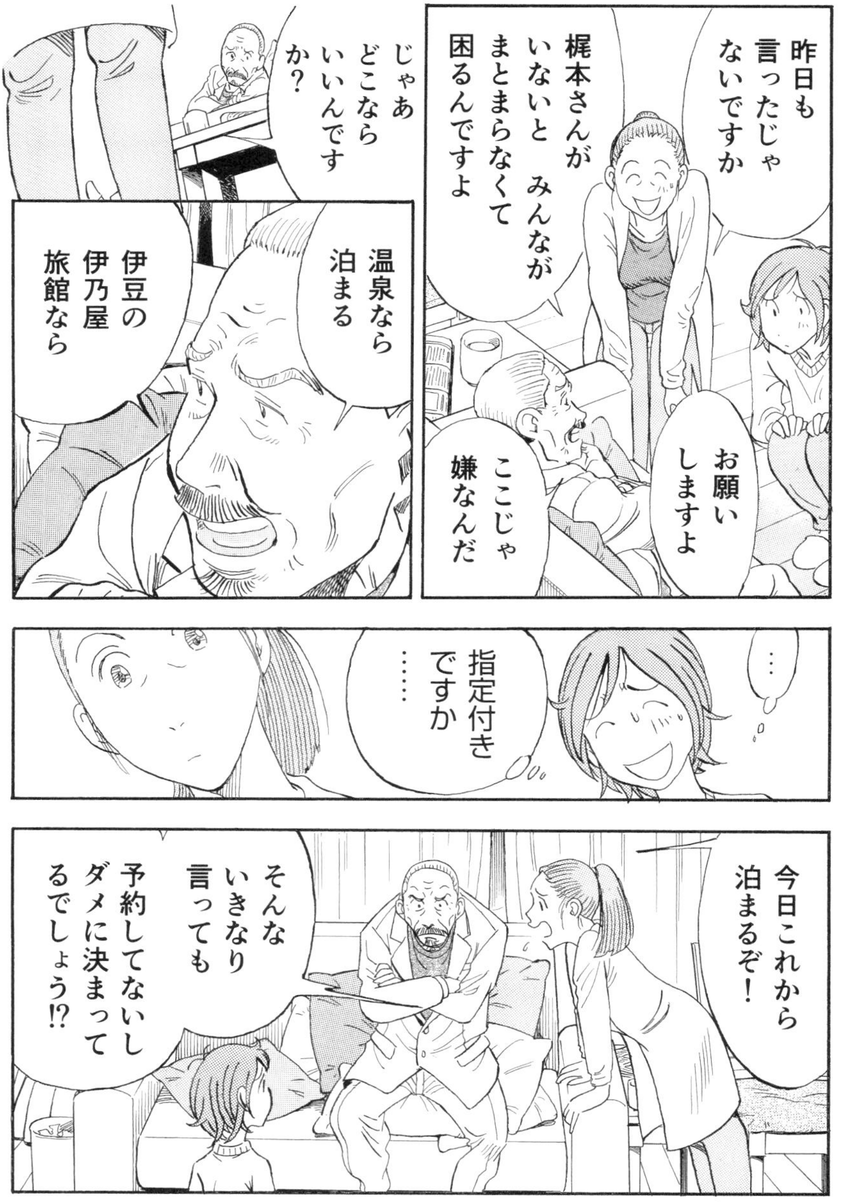
昨日も言ったじゃないですか
梶本さんがいないとまとまらなくて困るんですよ　みんなが
じゃあどこならいいんですか？
お願いしますよ
ここじゃ嫌なんだ
温泉なら泊まる
伊豆の伊乃屋旅館なら
…
指定付きですか
……
今日これから泊まるぞ！
そんないきなり言っても予約してないしダメに決まってるでしょう!?

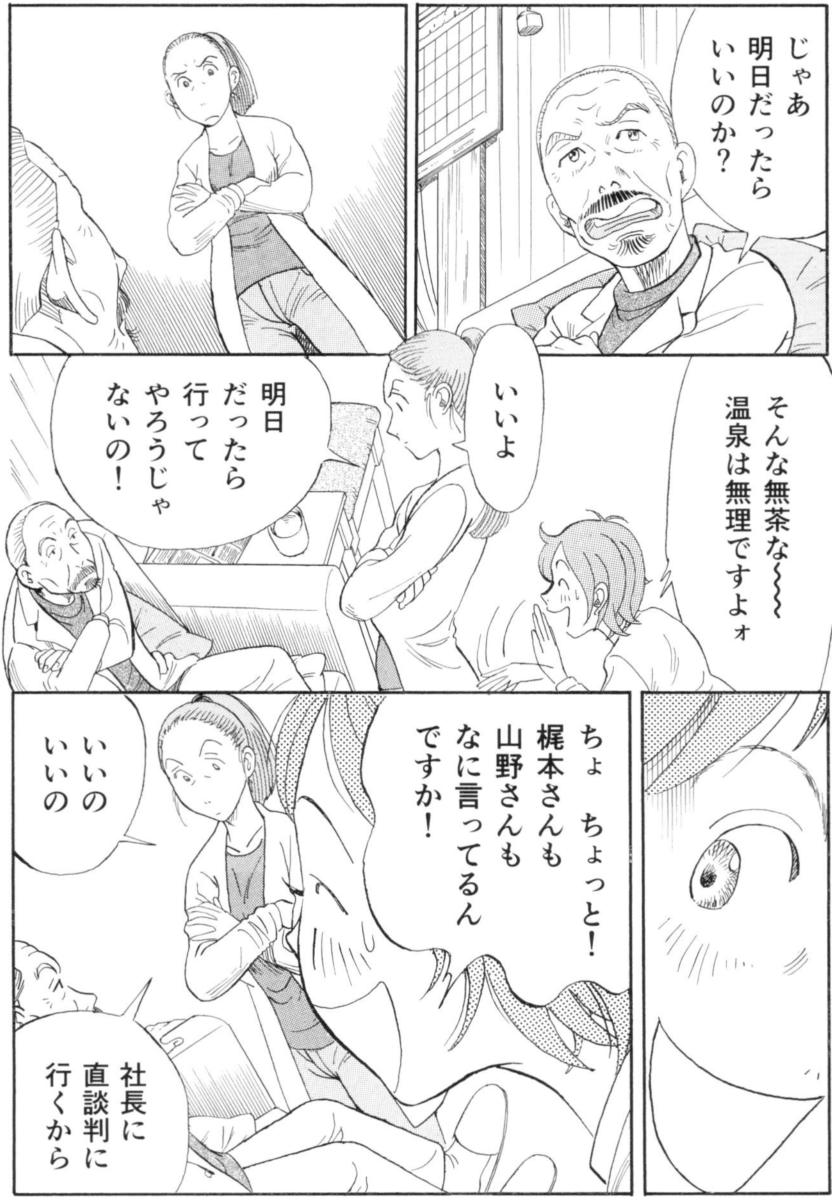
じゃあ明日だったらいいのか？
そんな無茶な〜〜温泉は無理ですよォ
いいよ
明日だったら行ってやろうじゃないの！
ちょ ちょっと！梶本さんも山野さんもなに言ってるんですか！
いいのいいの
社長に直談判に行くから

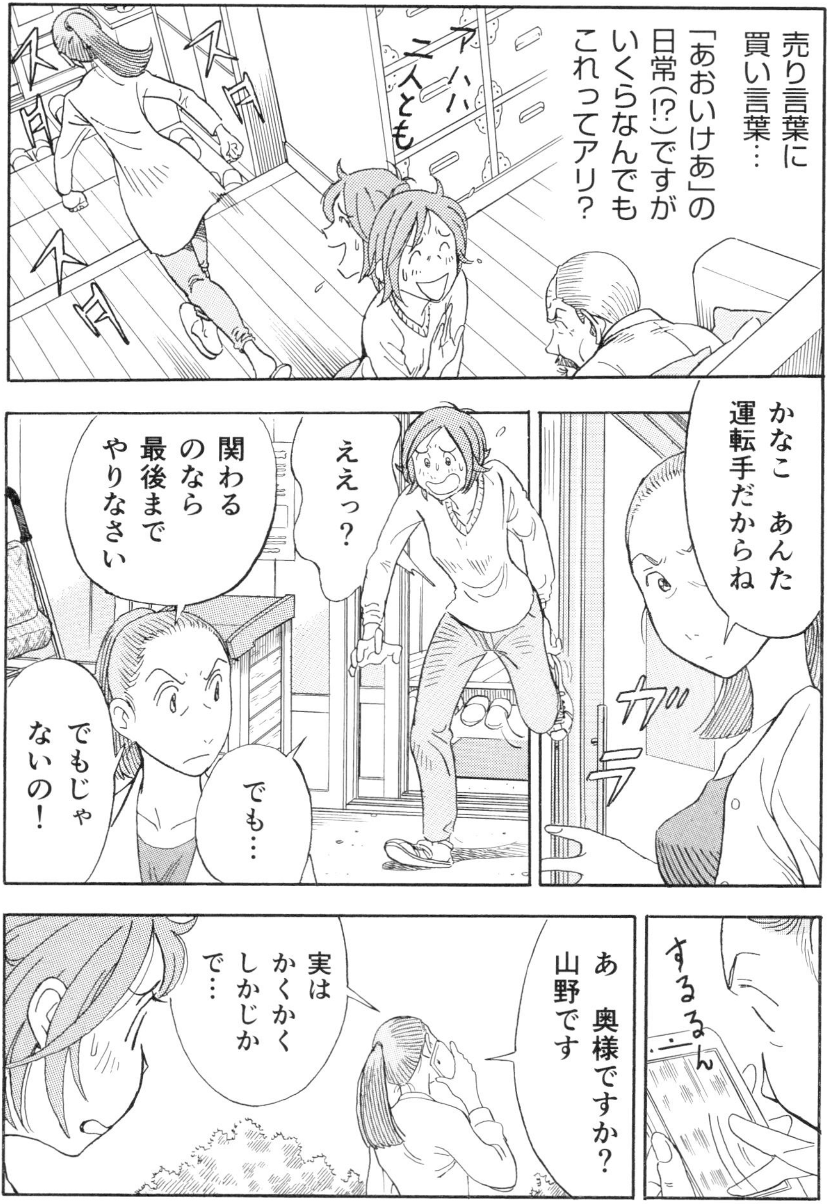
売り言葉に
買い言葉…
「あおいけあ」の
日常(!?)ですが
いくらなんでも
これってアリ?
アハハ
二人とも
かなこ あんた
運転手だからね
ガラ
ええっ?
関わるのなら
最後まで
やりなさい
でも…
でもじゃ
ないの!
するるん
あ 奥様ですか?
山野です
実は
かくかく
しかじか
で…

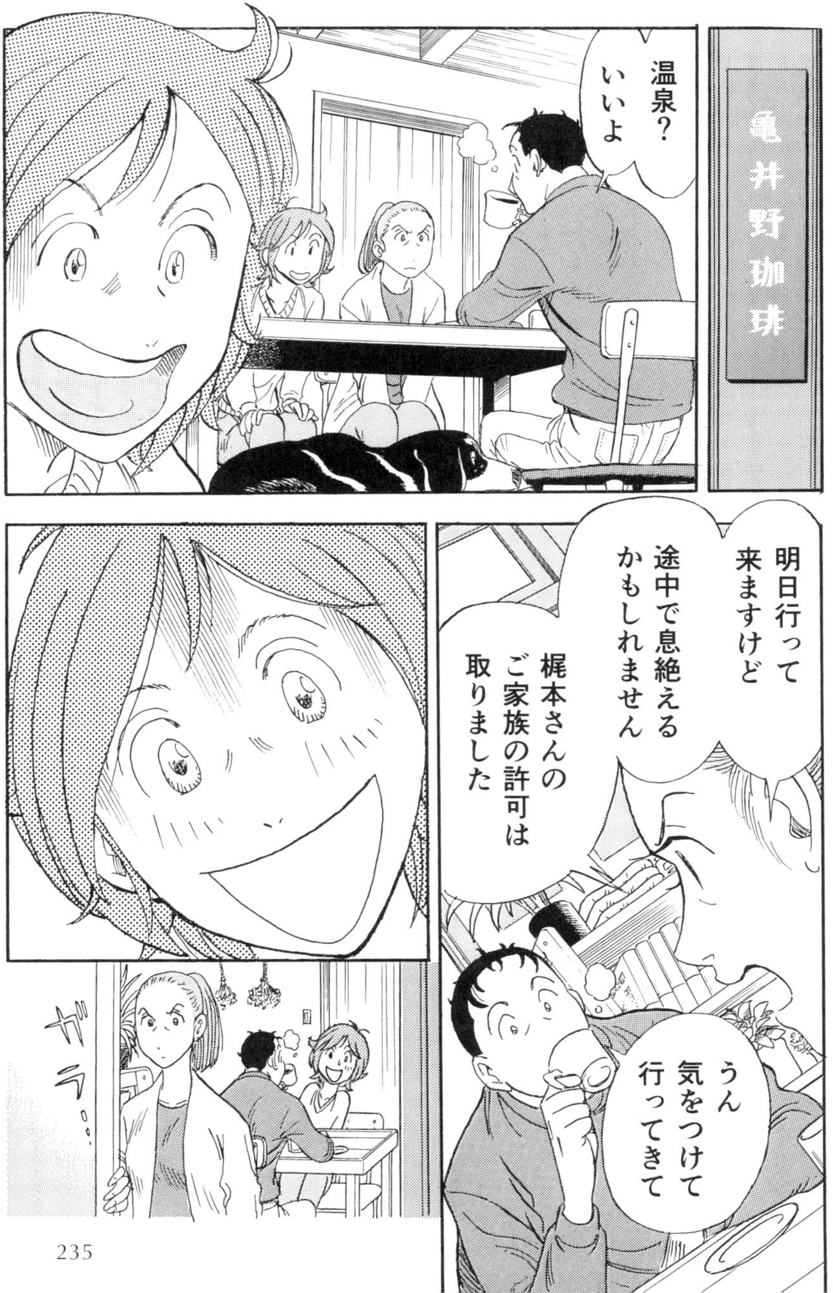
亀井野珈琲
温泉?
いいよ
明日行って来ますけど
途中で息絶えるかもしれません
梶本さんのご家族の許可は取りました
うん
気をつけて
行ってきて
ガラ。。。

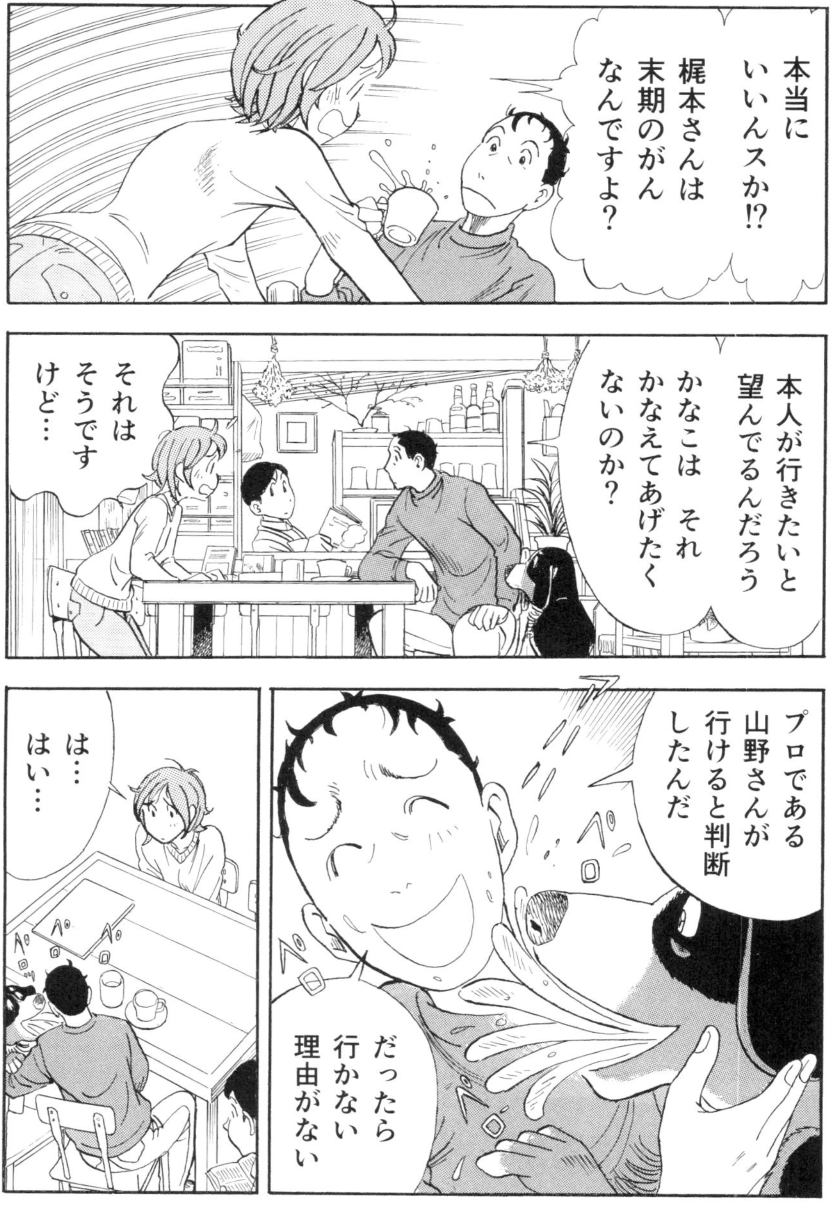

本当にいいんスか!?梶本さんは末期のがんなんですよ?
本人が行きたいと望んでるんだろうかなこは　それかなえてあげたくないのか?
それはそうですけど…
プロである山野さんが行けると判断したんだ
だったら行かない理由がない
は…はい…

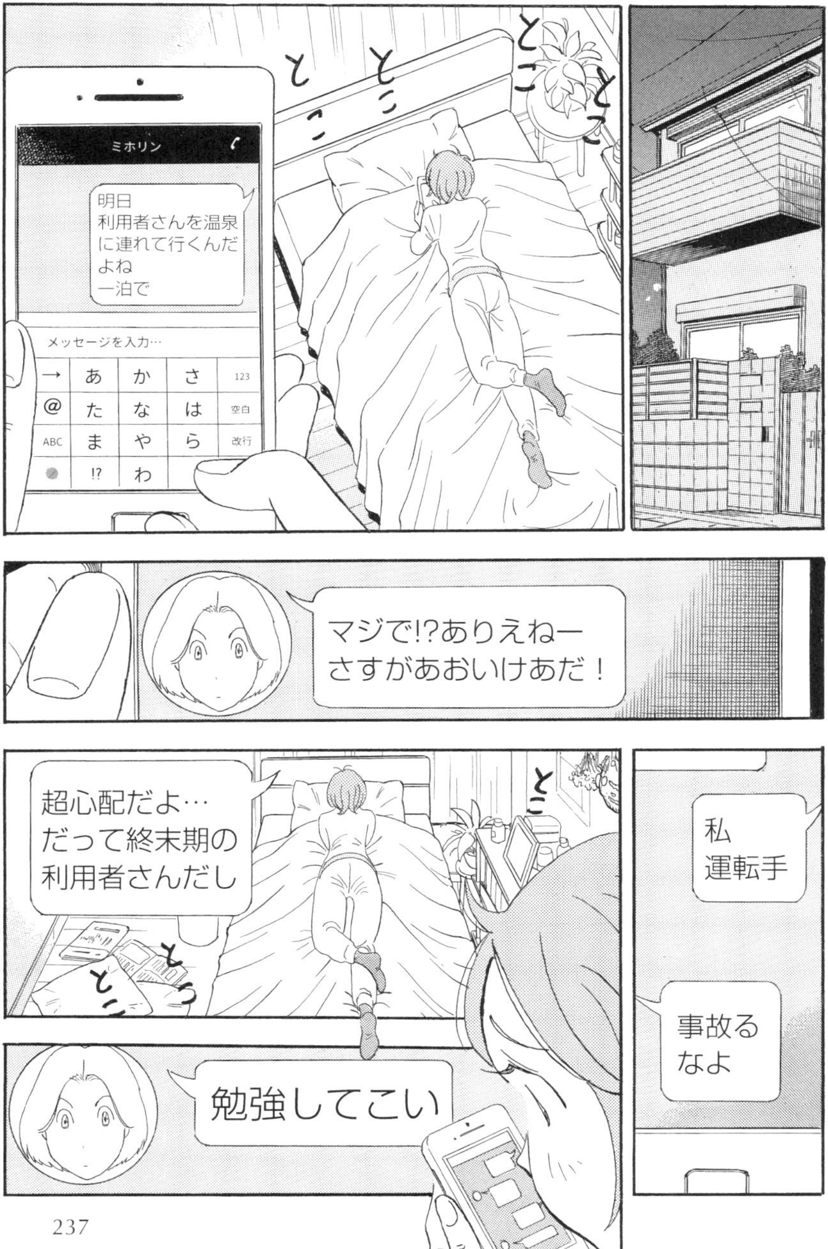
とことこ
とことこ
ミホリン
明日
利用者さんを温泉
に連れて行くんだ
よね
一泊で
メッセージを入力…
→ あ か さ 123
@ た な は 空白
ABC ま や ら 改行
!? わ
マジで!?ありえねー
さすがあおいけあだ！
超心配だよ…
だって終末期の
利用者さんだし
とこ
とことこ
勉強してこい
私
運転手
事故る
なよ

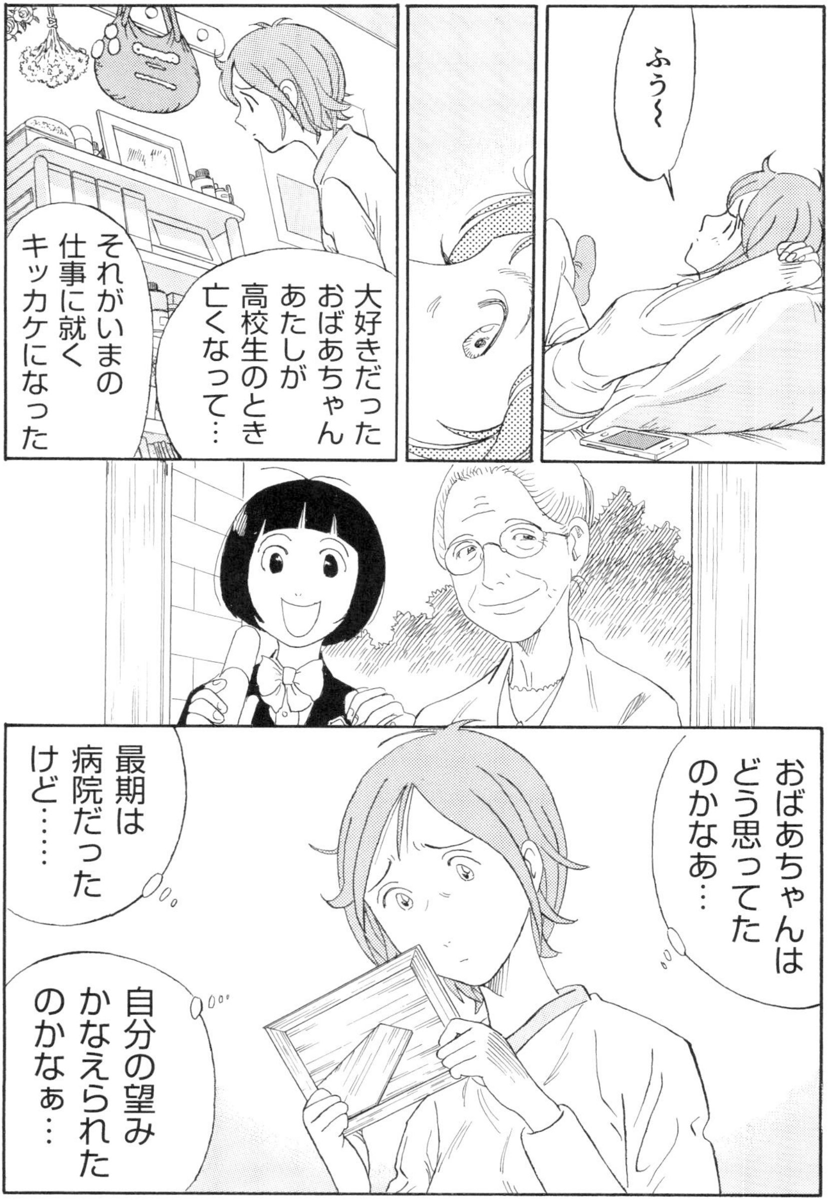
ふう〜
大好きだったおばあちゃんあたしが高校生のとき亡くなって…
それがいまの仕事に就くキッカケになった
おばあちゃんはどう思ってたのかなあ…
最期は病院だったけど……
自分の望みかなえられたのかなぁ…

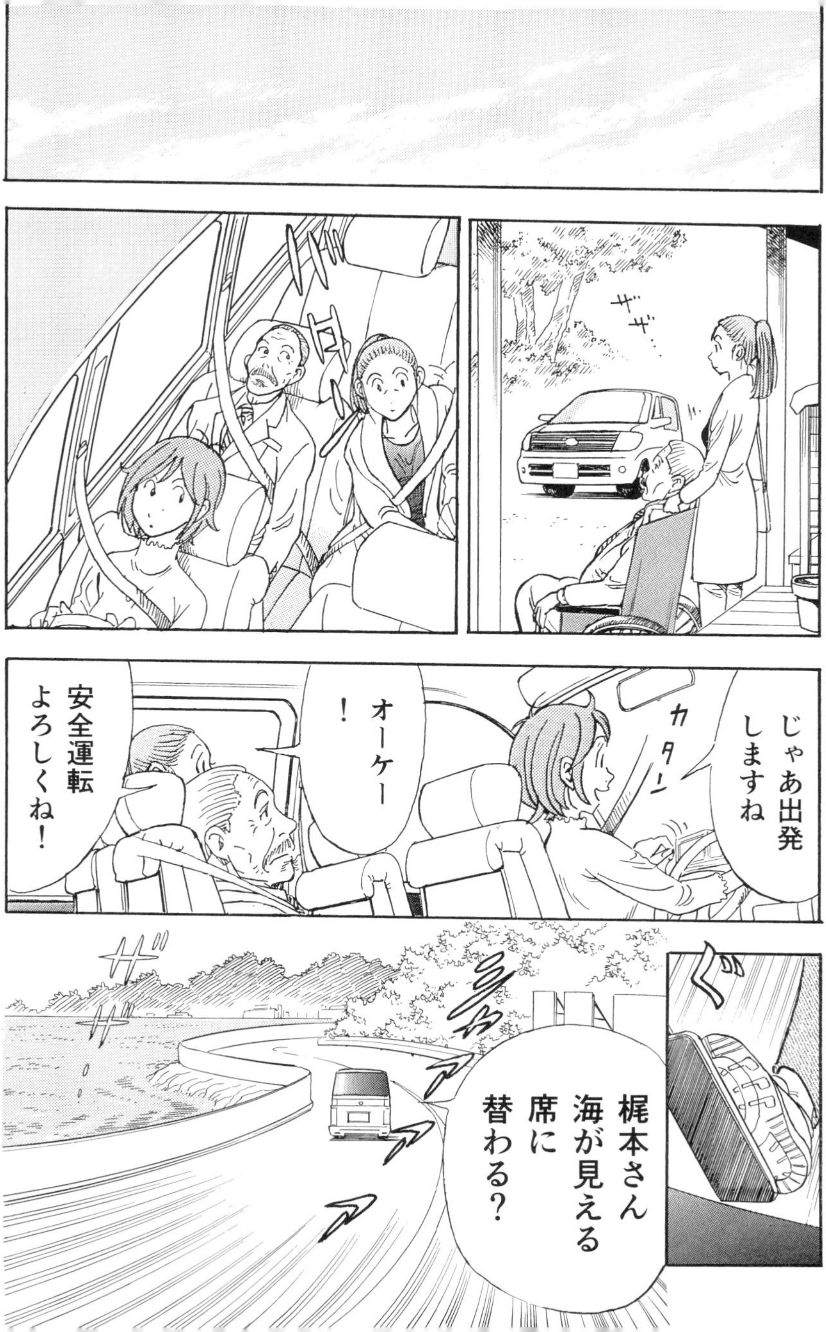
ザザ…
じゃあ出発しますね
カタン
オーケー！
安全運転よろしくね！
ぐっ
梶本さん海が見える席に替わる？
ザザ

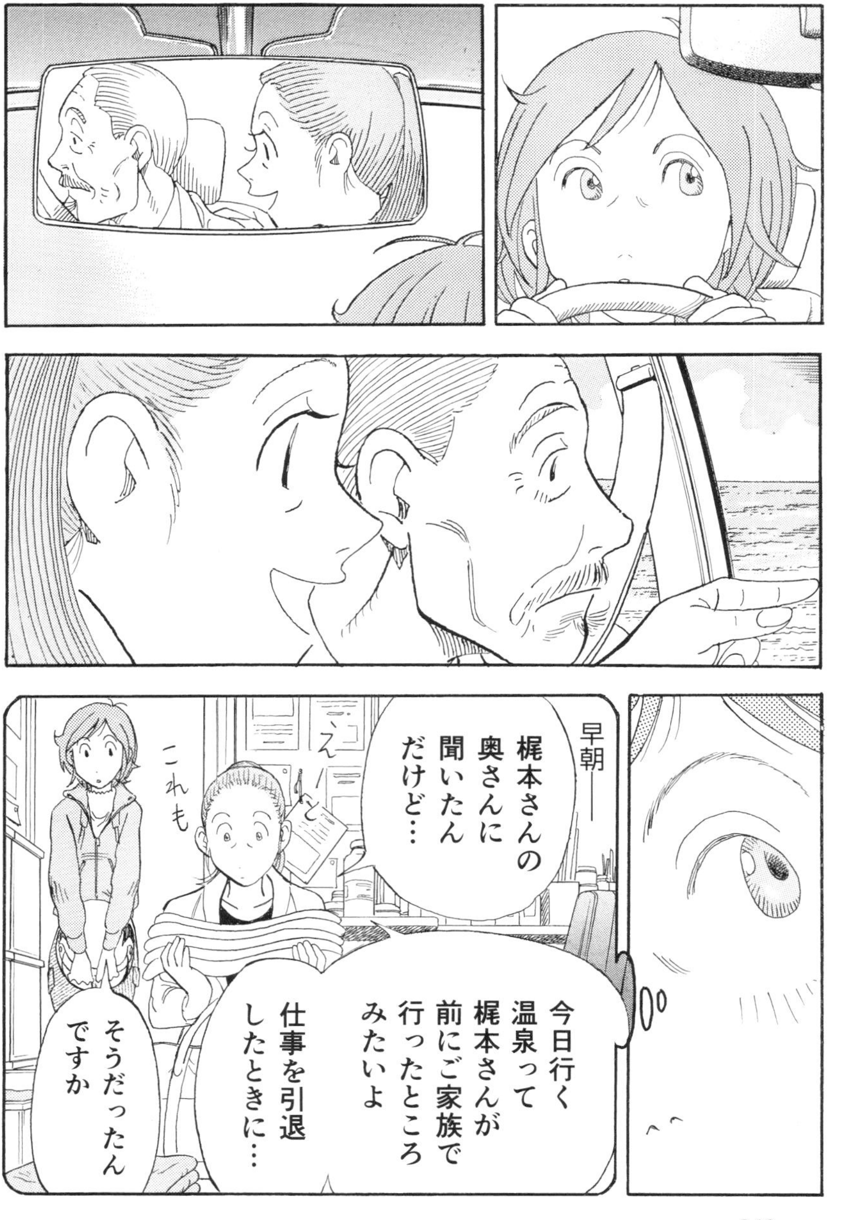
早朝――
梶本さんの奥さんに聞いたんだけど…
これも
今日行く温泉って梶本さんが前にご家族で行ったところみたいよ
仕事を引退したときに…
そうだったんですか

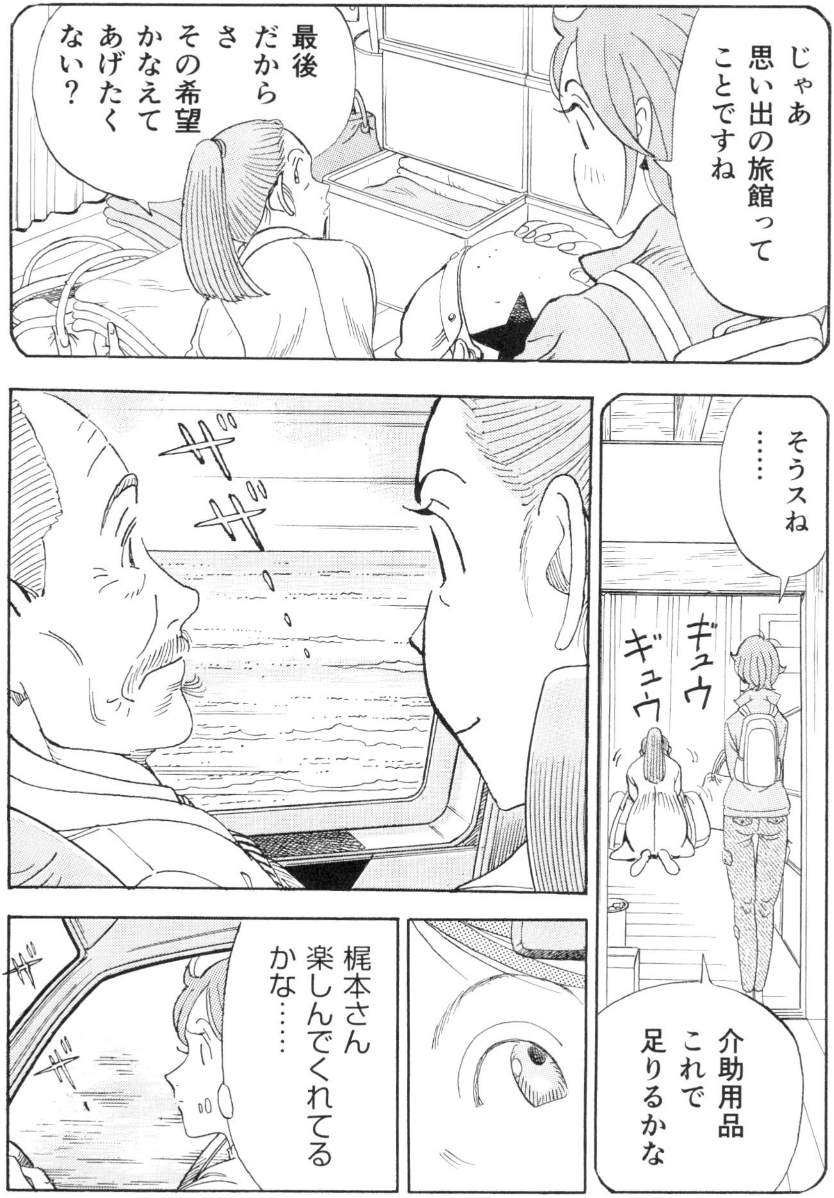
じゃあ
思い出の旅館って
ことですね
最後
だから
さ
その希望
かなえて
あげたく
ない？
そうスね
……
ギュウ
ギュウ
ザザ
介助用品
これで
足りるかな
梶本さん
楽しんでくれてる
かな……

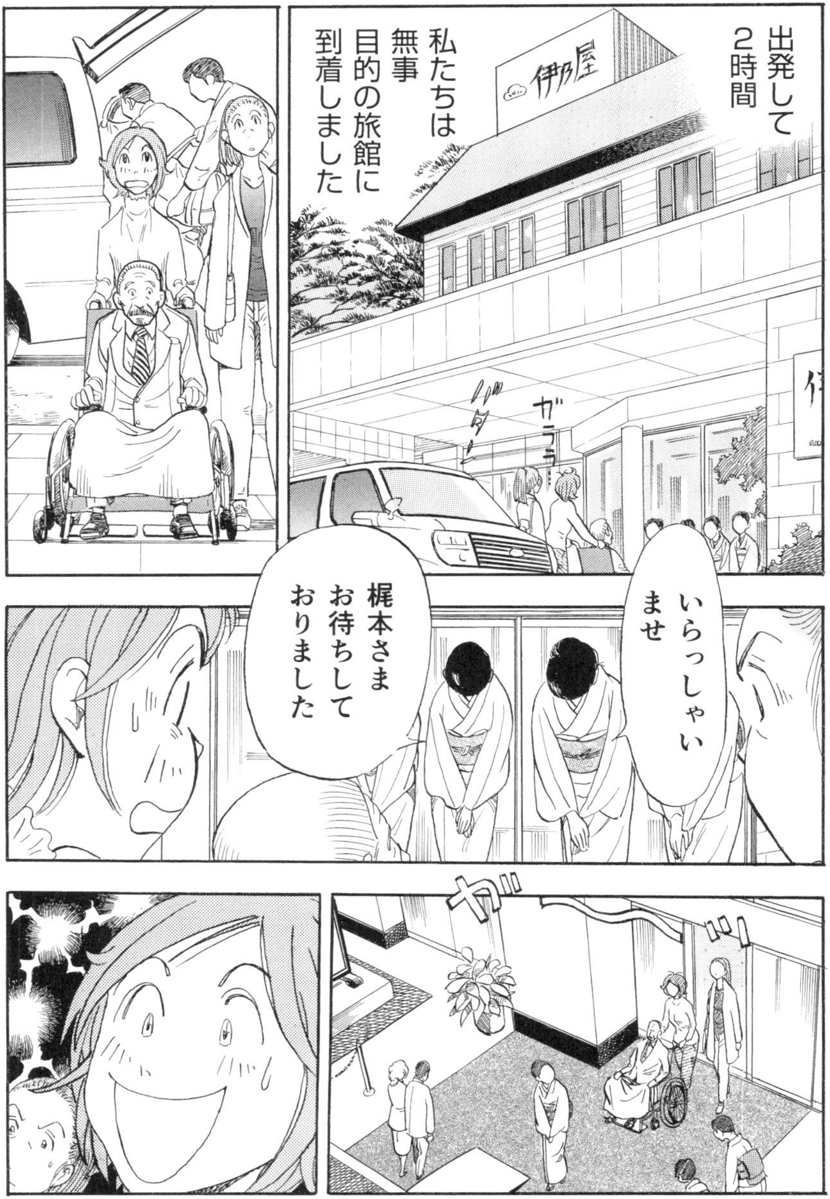
伊乃屋
出発して2時間
私たちは無事目的の旅館に到着しました
いらっしゃいませ
梶本さまお待ちしておりました

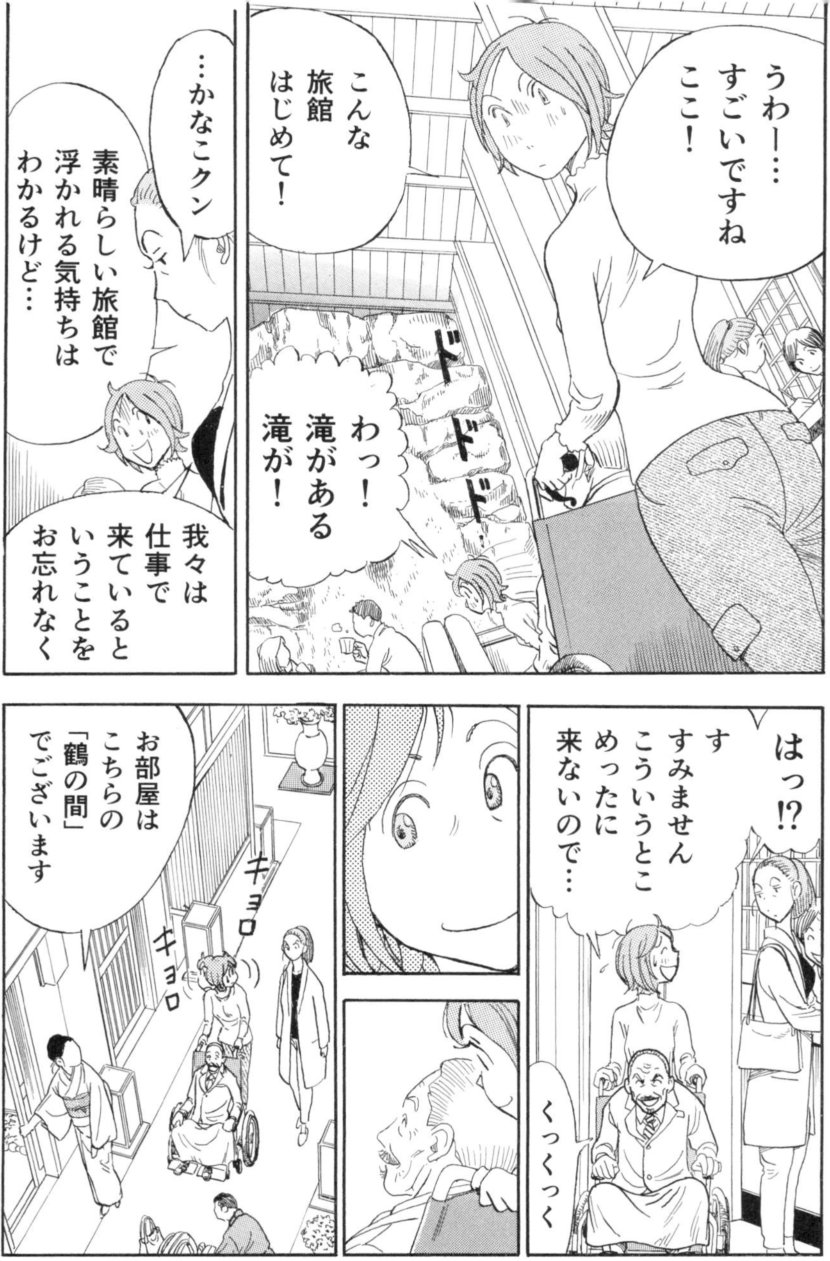
うわー…すごいですねここ！
こんな旅館はじめて！
ドドドド
わっ！滝がある滝が！
…かなこクン
素晴らしい旅館で浮かれる気持ちはわかるけど…
我々は仕事で来ているということをお忘れなく
はっ!? すすみませんこういうとこめったに来ないので…
くっくっく
キョロキョロ
お部屋はこちらの「鶴の間」でございます

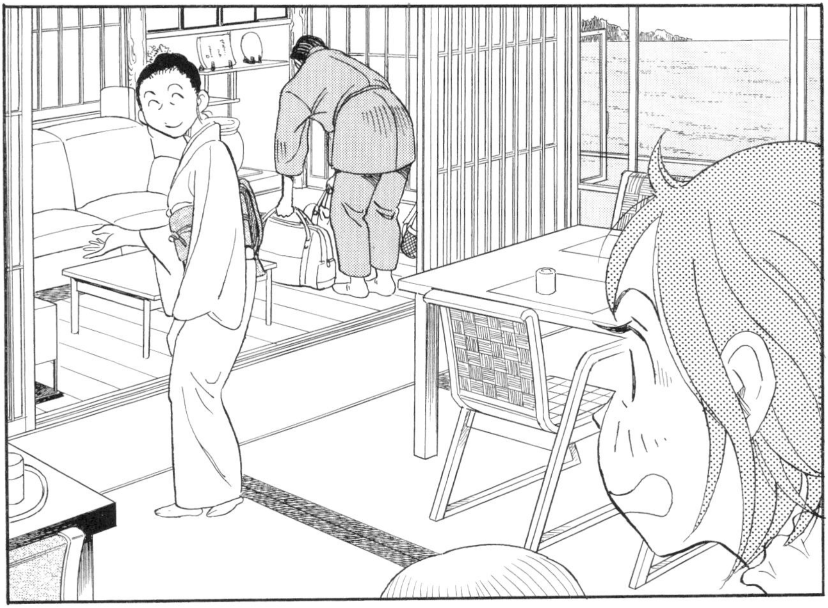

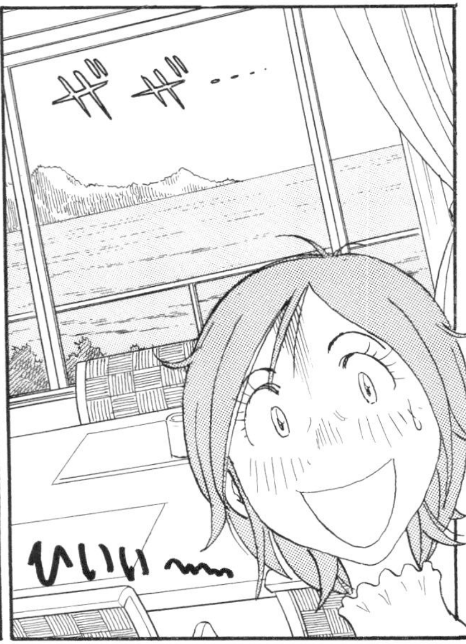
ザザ…
ひいぃ〜

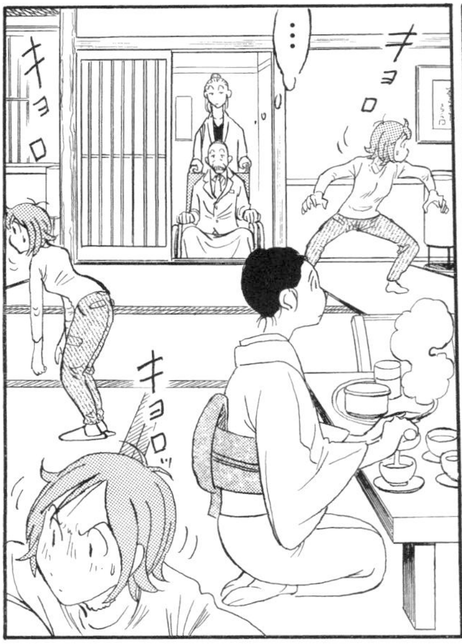
キョロ
…
キョロ
キョロッ

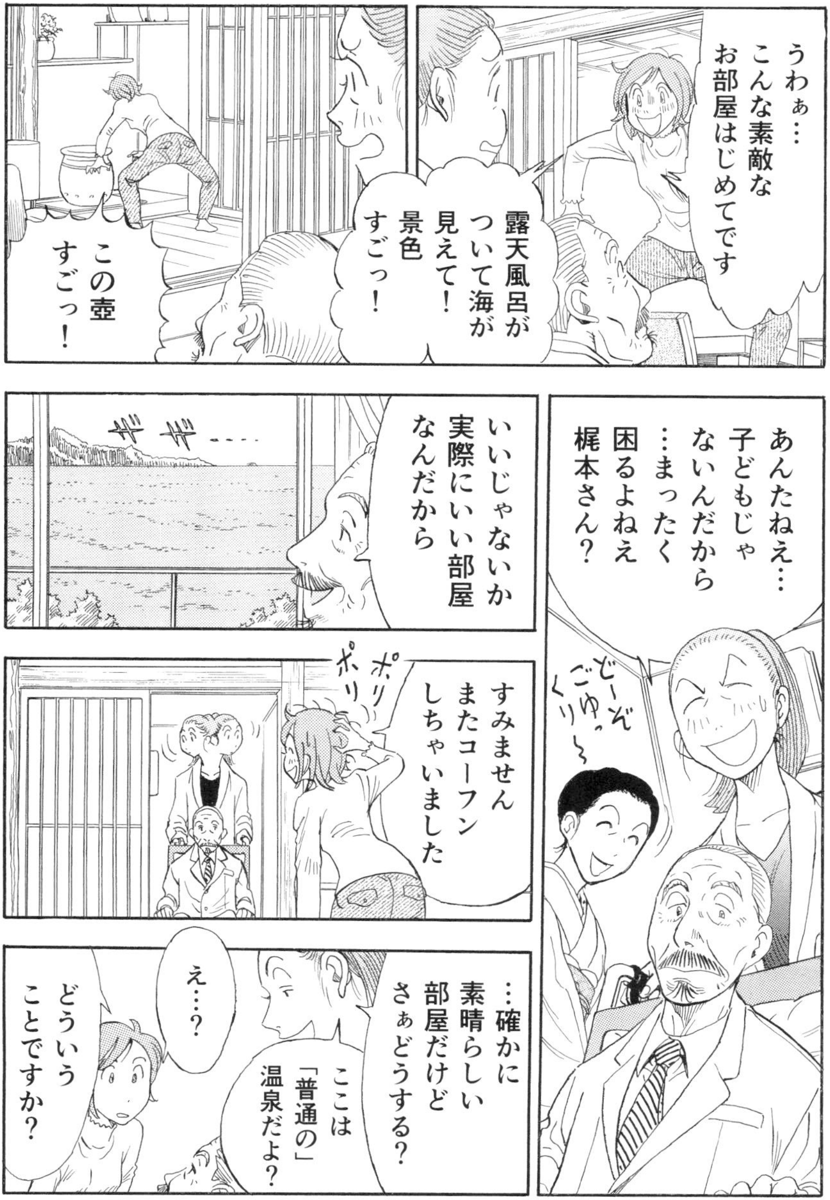
うわぁ…こんな素敵なお部屋はじめてです
露天風呂がついて海が見えて！景色すごっ！
この壺すごっ！
あんたねえ…子どもじゃないんだから…まったく困るよねえ梶本さん？
いいじゃないか実際にいい部屋なんだから
ザザ－－－－
どーぞごゆっくり～
ポリポリ
すみませんまたコーフンしちゃいました
…確かに素晴らしい部屋だけどさぁどうする？
ここは「普通の」温泉だよ？
え…？
どういうことですか？

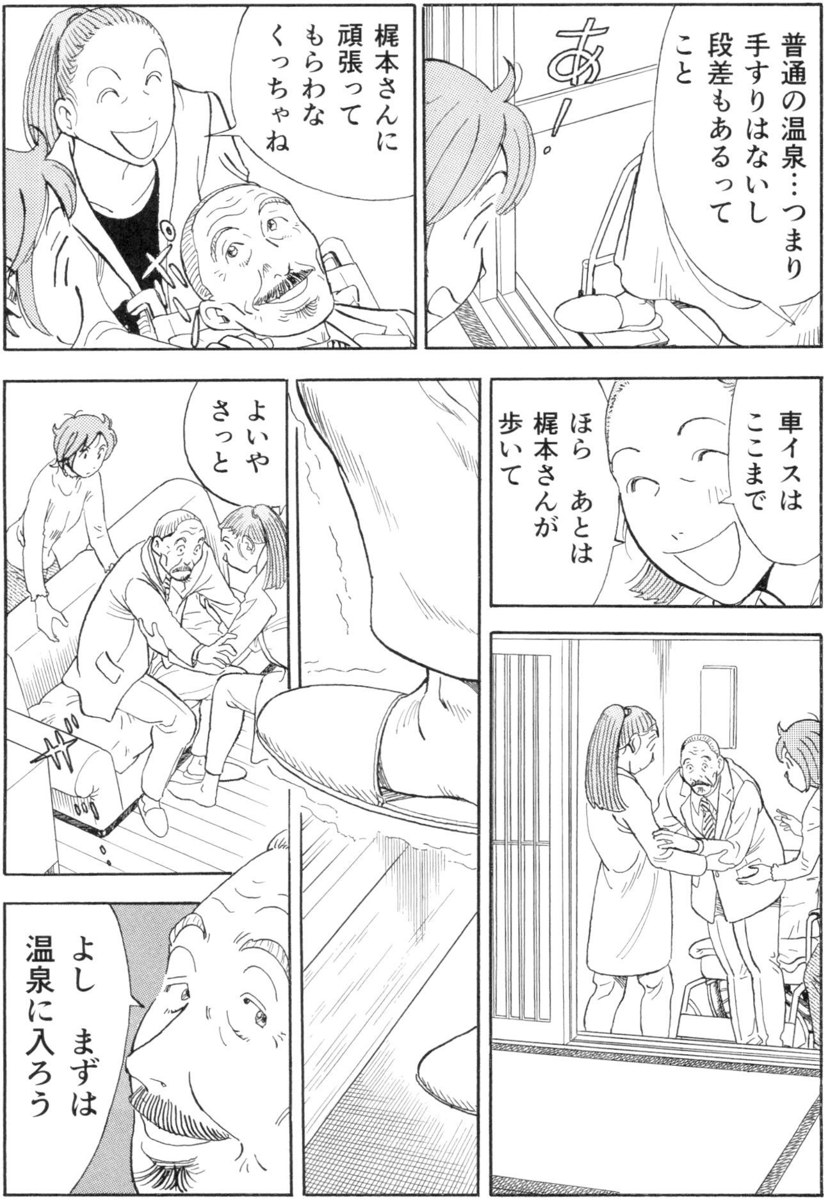
普通の温泉…つまり
手すりはないし
段差もあるって
こと
あ!
梶本さんに
頑張って
もらわな
くっちゃね
車イスは
ここまで
ほら あとは
梶本さんが
歩いて
よいや
さっと
よし まずは
温泉に入ろう

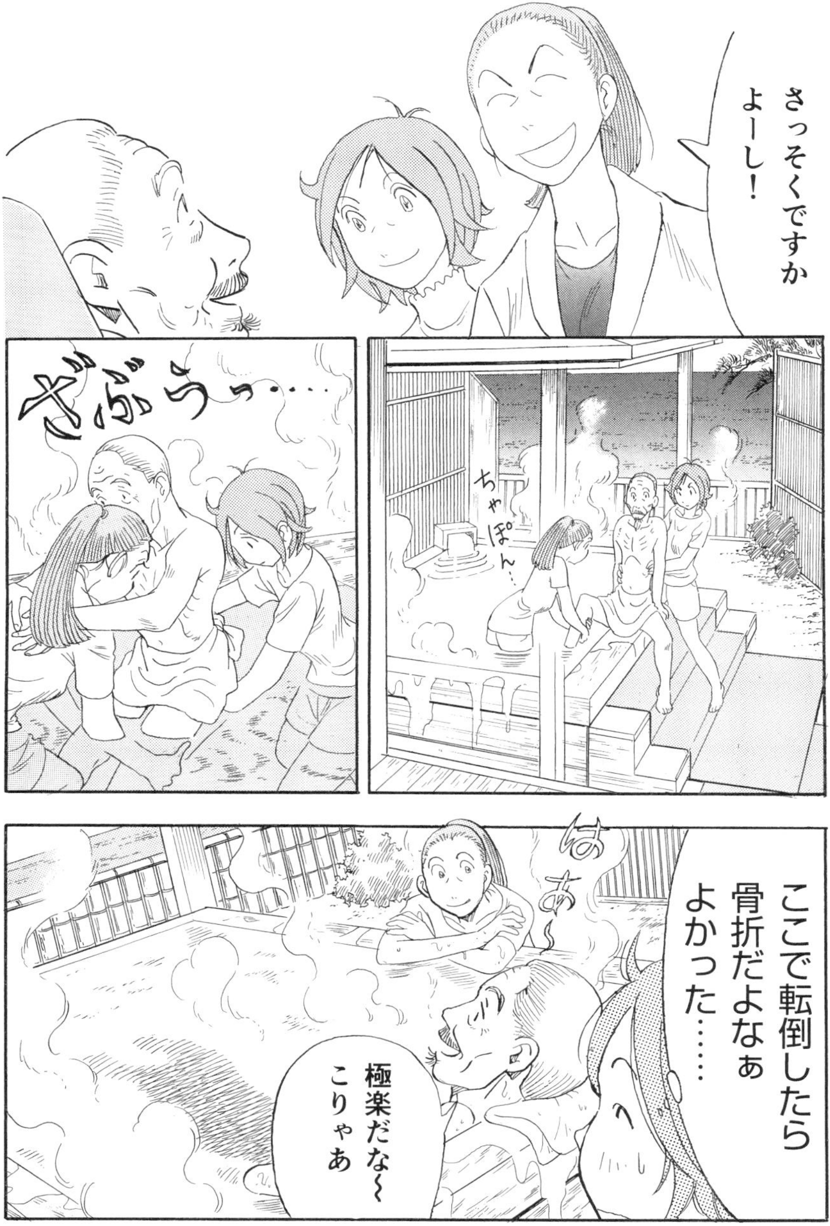
よーし！
さっそくですか
ざぶうっ……
ちゃぽん…
はあ
ここで転倒したら
骨折だよなぁ
よかった……
極楽だな〜
こりゃあ

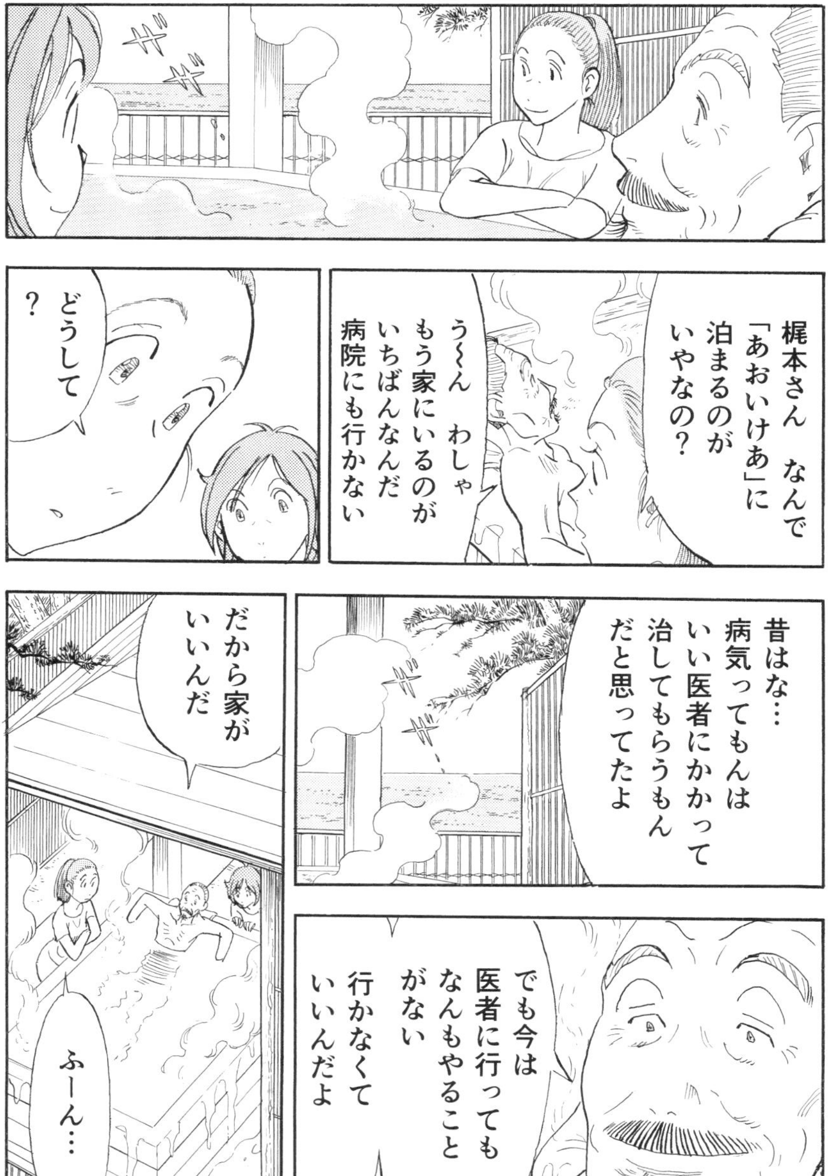
梶本さん　なんで「あおいけあ」に泊まるのがいやなの？
う〜ん　わしゃもう家にいるのがいちばんなんだ病院にも行かない
どうして？
昔はな…病気ってもんはいい医者にかかって治してもらうもんだと思ってたよ
でも今は医者に行ってもなんもやることがない行かなくていいんだよ
だから家がいいんだ
ふーん…

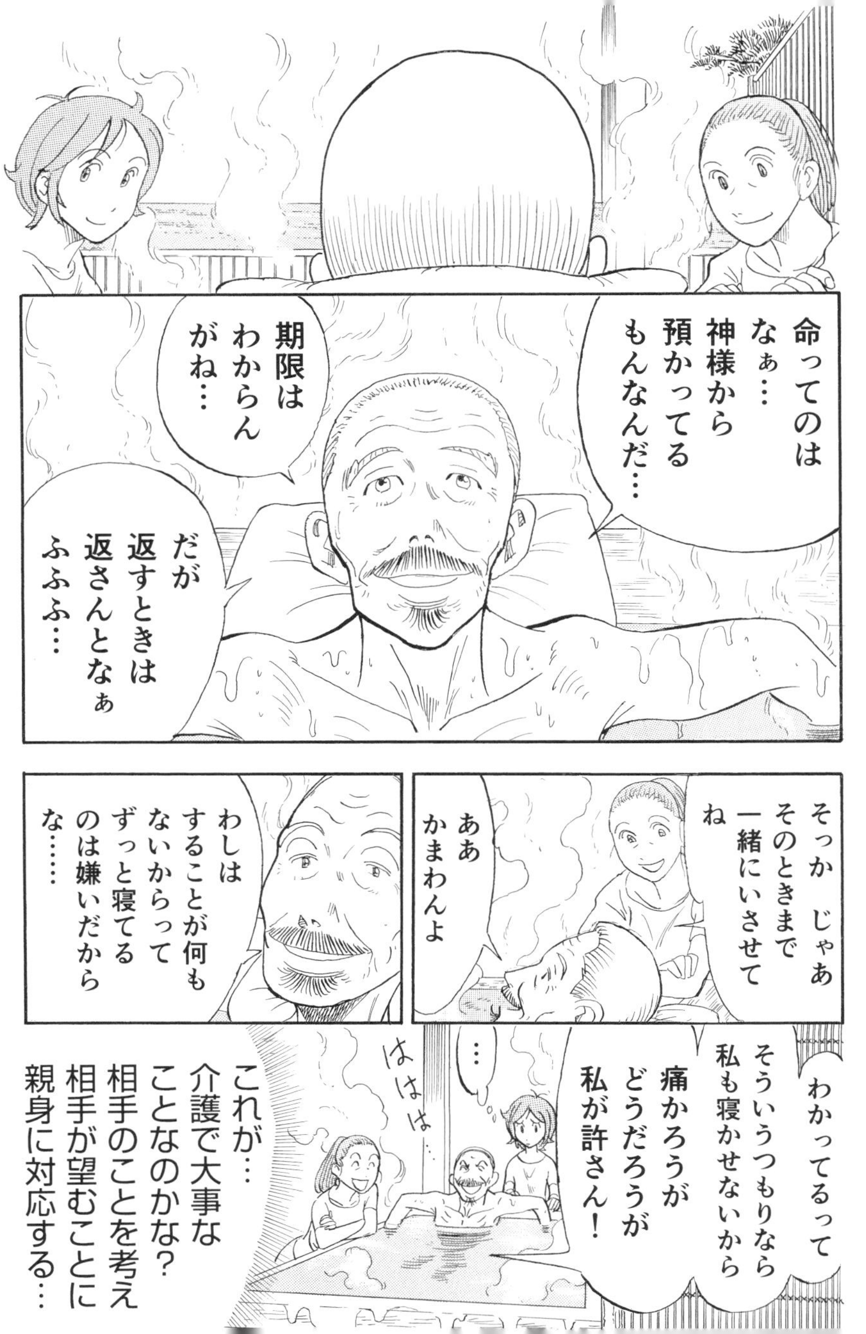
命ってのはなぁ…神様から預かってるもんなんだ…
期限はわからんがね…
だが返すときは返さんとなぁふふふ…
そっか じゃあそのときまで一緒にいさせてね
ああかまわんよ
わしはすることが何もないからってずっと寝てるのは嫌いだからな……
わかってるって
そういうつもりなら私も寝かせないから
痛かろうがどうだろうが私が許さん!
…
ははは…
これが…介護で大事なことなのかな?相手が望むことを考え親身に対応する…

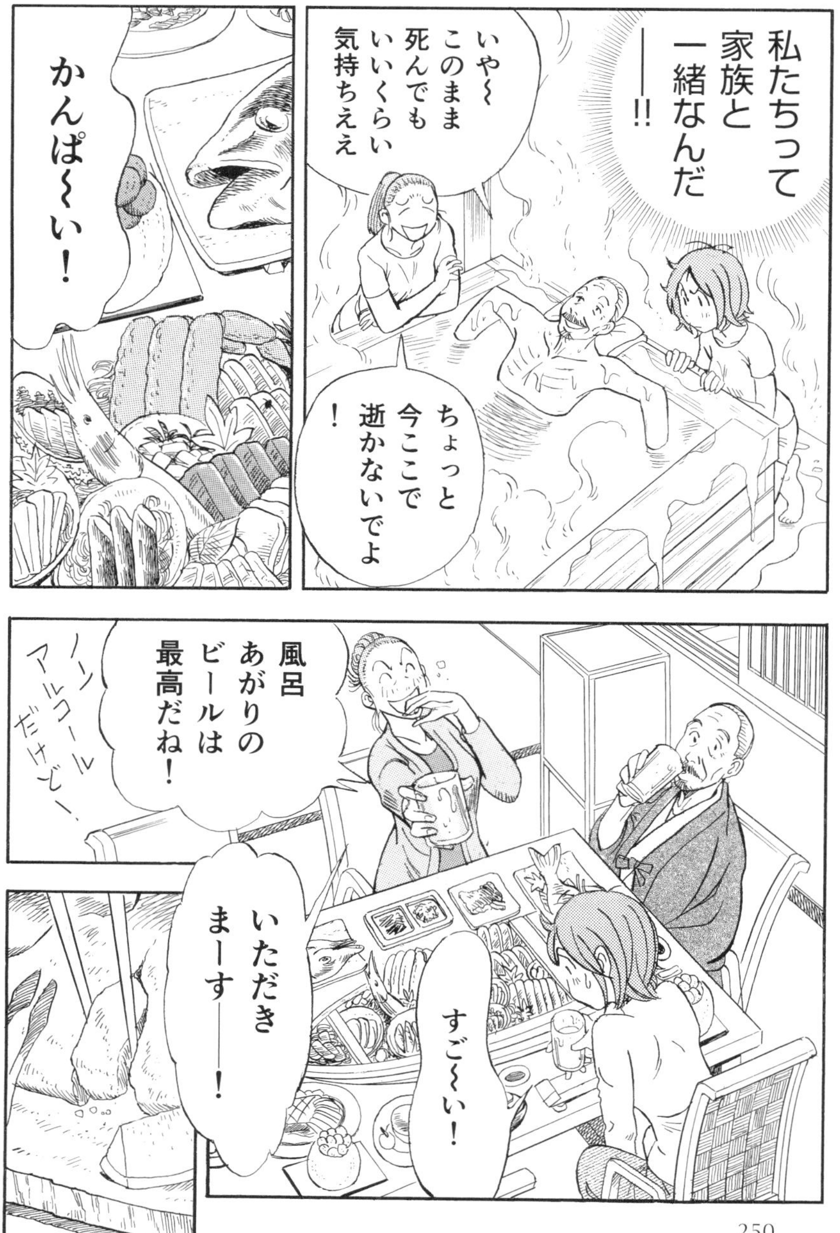
私たちって家族と一緒なんだ——!!
いや〜このまま死んでもいいくらい気持ちええ
ちょっと今ここで逝かないでよ!
かんぱ〜い!
風呂あがりのビールは最高だね!
ノンアルコールだけど〜!
いただきまーす——!
すご〜い!

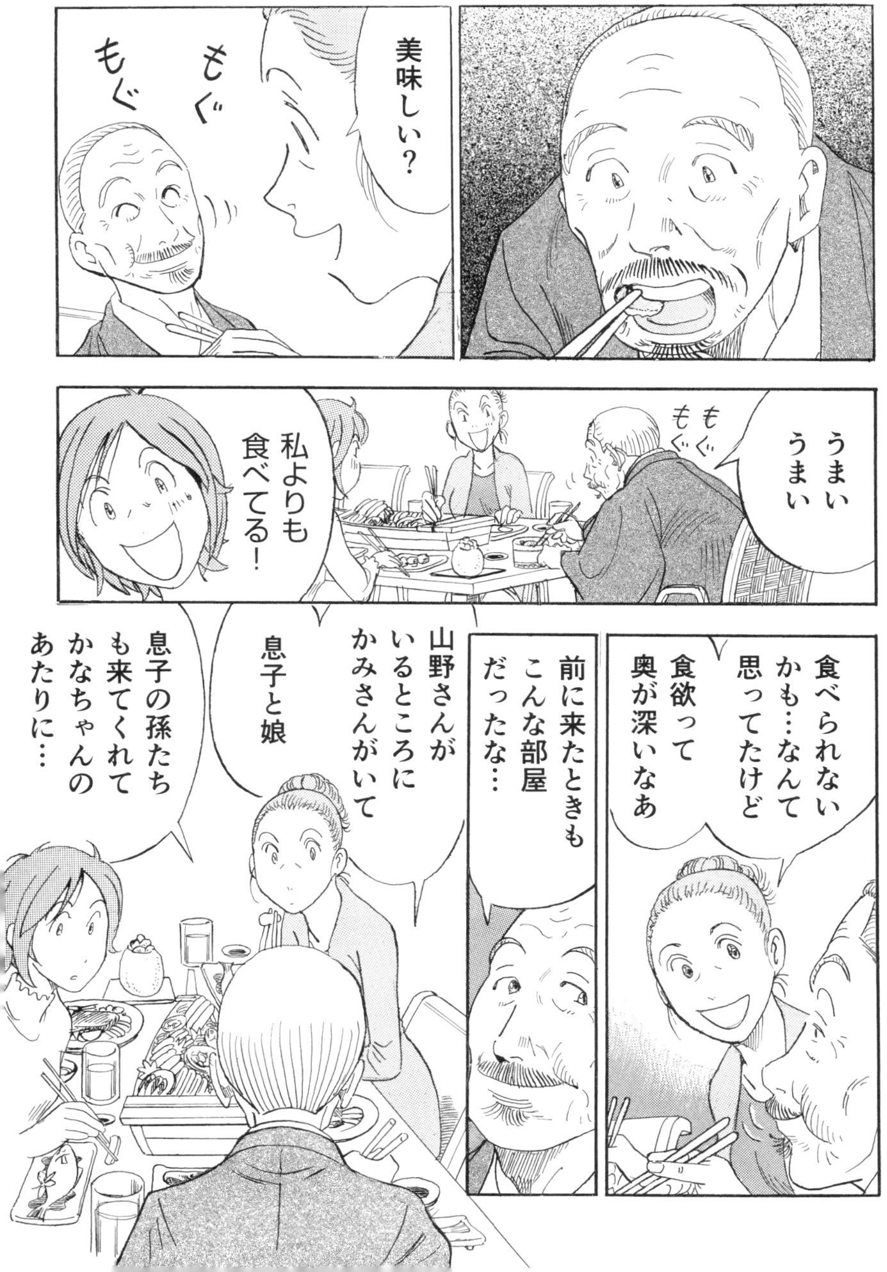
美味しい？
もぐもぐ
うまいうまい
もぐもぐ
私よりも食べてる！
食べられないかも…なんて思ってたけど
食欲って奥が深いなあ
前に来たときもこんな部屋だったな…
山野さんがいるところにかみさんがいて
息子と娘
息子の孫たちも来てくれてかなちゃんのあたりに…

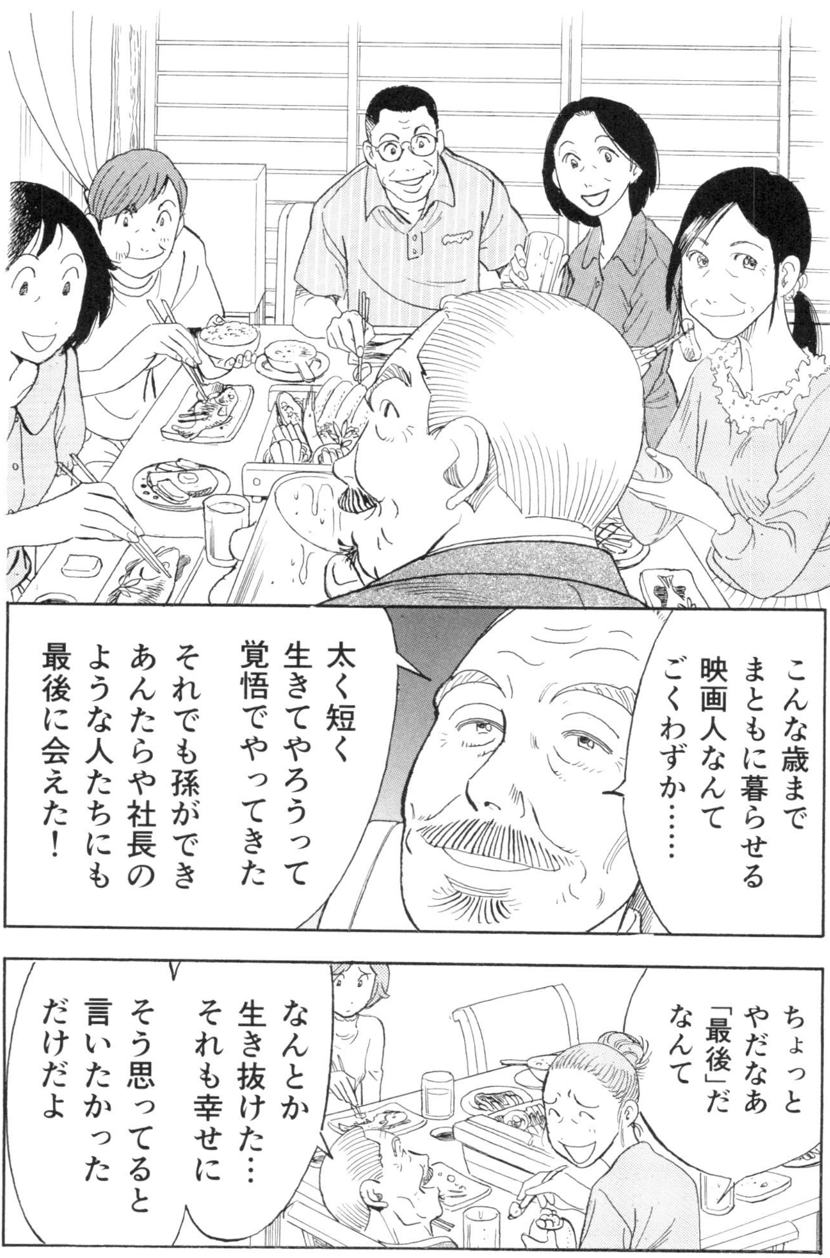

こんな歳まで
まともに暮らせる
映画人なんて
ごくわずか……
太く短く
生きてやろうって
覚悟でやってきた
それでも孫ができ
あんたらや社長の
ような人たちにも
最後に会えた！
ちょっと
やだなあ
「最後」だ
なんて
なんとか
生き抜けた…
それも幸せに
そう思ってると
言いたかった
だけだよ

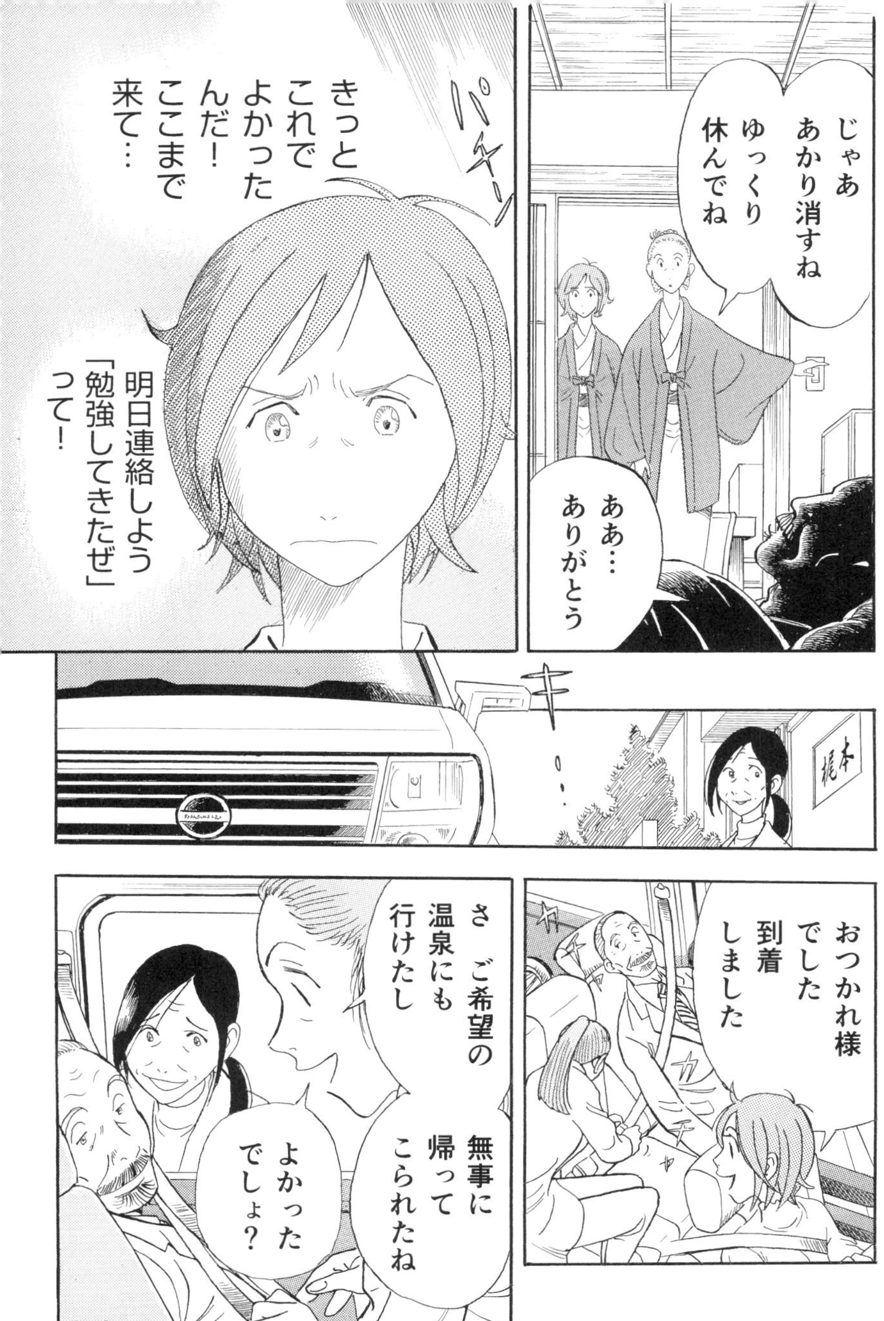
じゃあ
あかり消すね
ゆっくり
休んでね
ああ…
ありがとう
パチーン
きっと
これで
よかった
んだ!
ここまで
来て…
明日連絡しよう
「勉強してきたぜ」
って!
キキ…
梶本
おつかれ様
でした
到着
しました
カチ
さ ご希望の
温泉にも
行けたし
無事に
帰って
こられたね
よかった
でしょ?

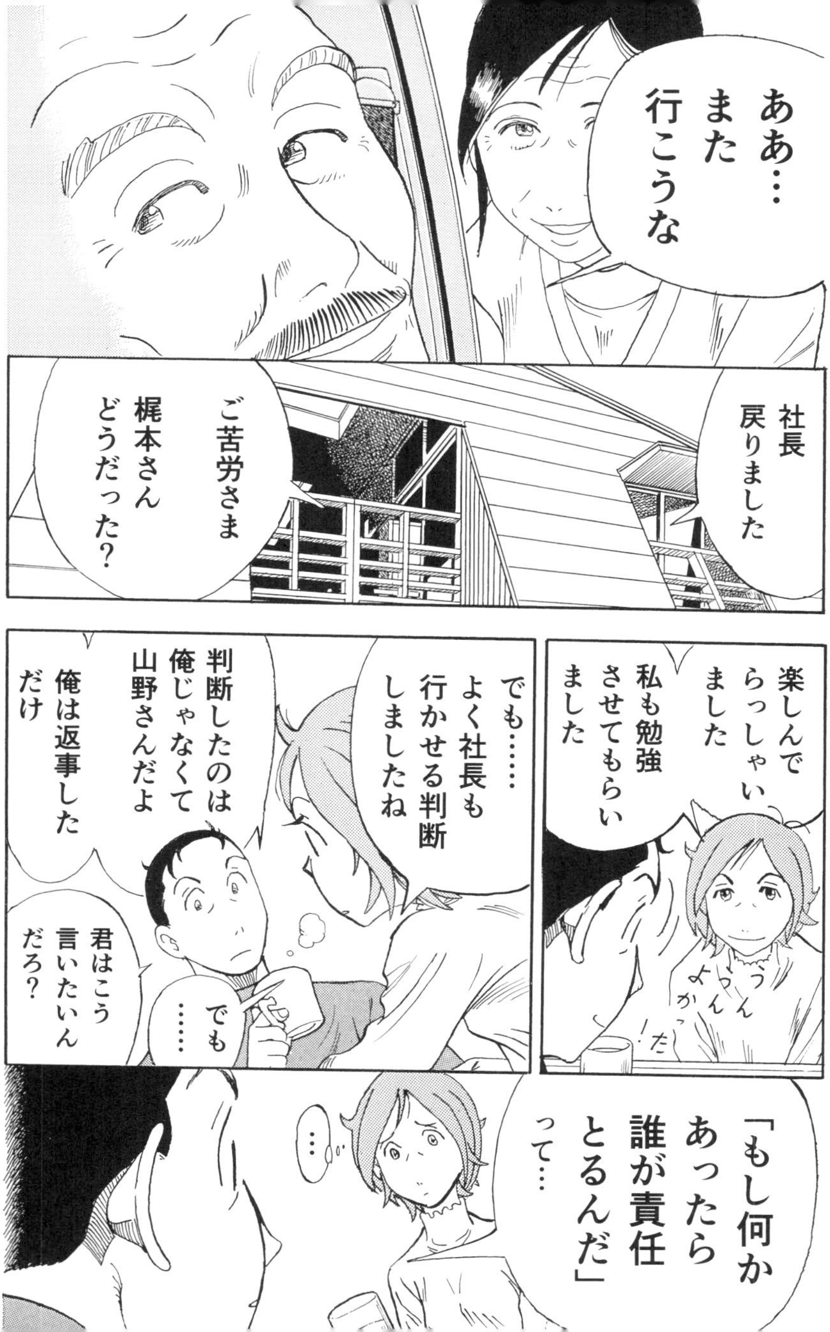
ああ…また行こうな
社長 戻りました
ご苦労さま 梶本さん どうだった?
楽しんでらっしゃいました 私も勉強させてもらいました
でも……よく社長も行かせる判断しましたね
判断したのは俺じゃなくて山野さんだよ 俺は返事しただけ
でも……
君はこう言いたいんだろ?
「もし何かあったら誰が責任とるんだ」って…
…

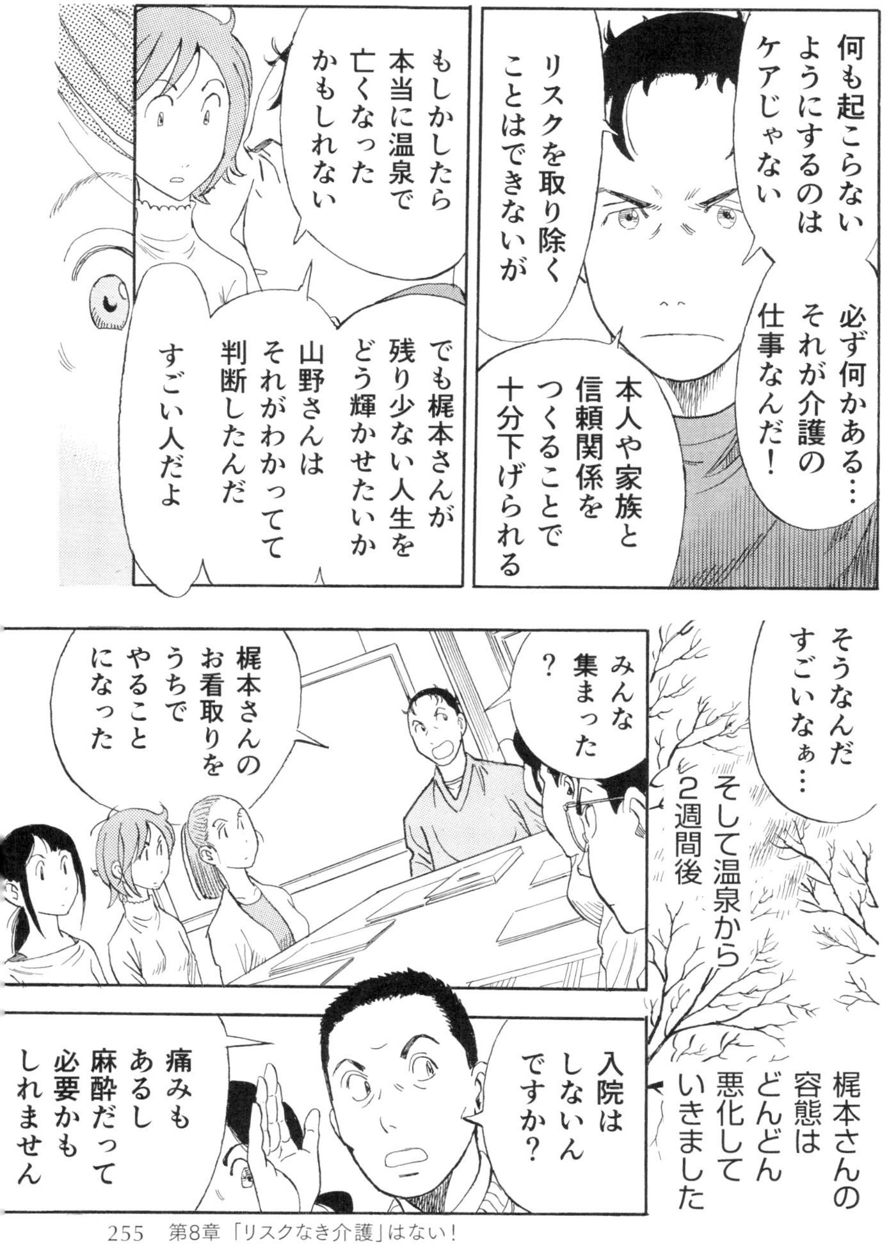
何も起こらないようにするのはケアじゃない
必ず何かある…それが介護の仕事なんだ！
リスクを取り除くことはできないが
本人や家族と信頼関係をつくることで十分下げられる
もしかしたら本当に温泉で亡くなったかもしれない
でも梶本さんが残り少ない人生をどう輝かせたいか山野さんはそれがわかってて判断したんだ
すごい人だよ
そうなんだすごいなぁ…
そして温泉から2週間後
みんな集まった？
梶本さんのお看取りをうちでやることになった
梶本さんの容態はどんどん悪化していきました
入院はしないんですか？
痛みもあるし麻酔だって必要かもしれません

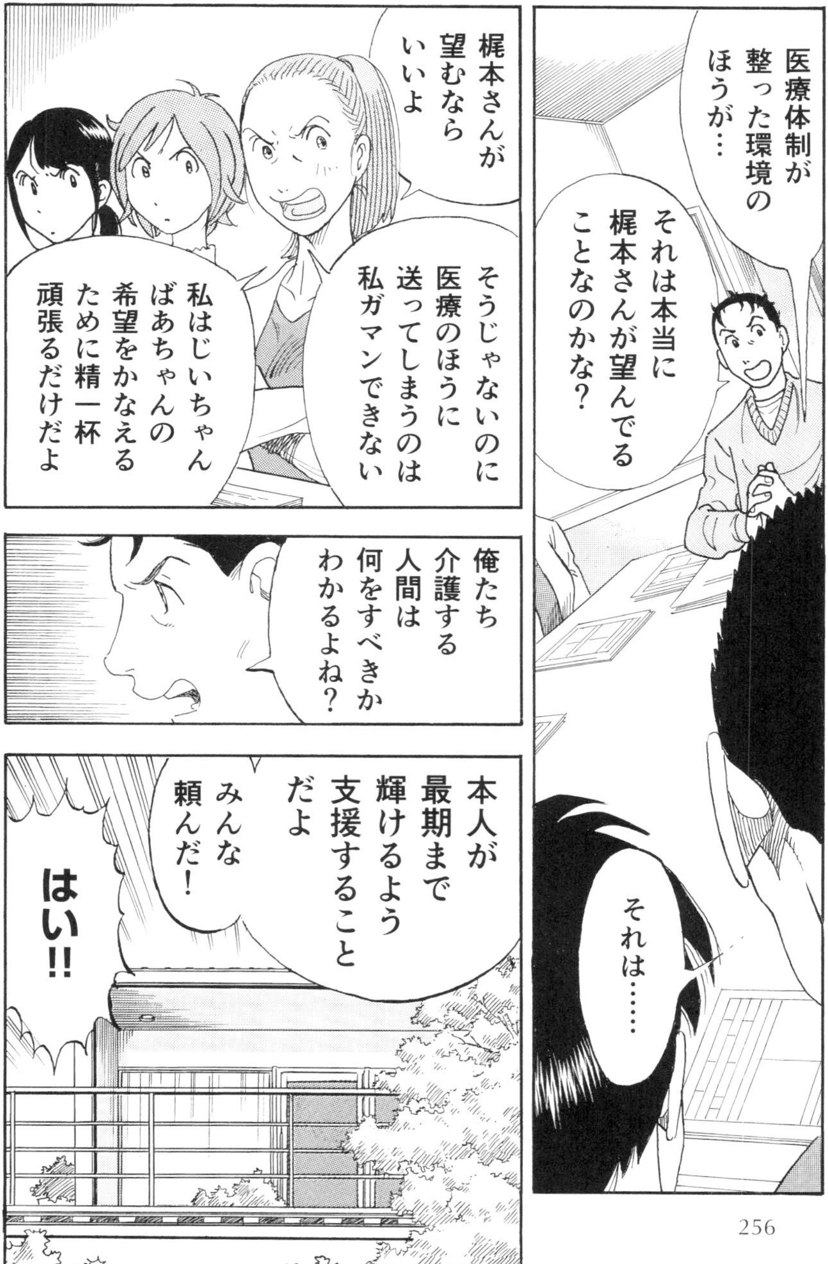
医療体制が整った環境のほうが…
それは本当に梶本さんが望んでることなのかな？
それは……
梶本さんが望むならいいよ
そうじゃないのに医療のほうに送ってしまうのは私ガマンできない
私はじいちゃんばあちゃんの希望をかなえるために精一杯頑張るだけだよ
俺たち介護する人間は何をすべきかわかるよね？
本人が最期まで輝けるよう支援することだよ
みんな頼んだ！
はい!!

医者や薬より大切なものがある

もう亡くなられましたが、タツエさんという、天涯孤独に近いばあちゃんがいました。

ある日、ちょっと風邪をひいて病院を受診しました。ついでに血液検査をしてみると、ヘモグロビンの値が基準値を大きく下回っていたそうです。

入院が必要だと言われましたが、「絶対に入院しない！」――タツエさんは、そう言い張りました。

診察室で押し問答になりましたが、タツエさんがふと、

「私は『おたがいさん』で働いていて、入院するとそこの人たちが困るから」

と言ったことでピンときた医師が私に連絡し、駆けつけて話をすることに。

「この数値では、医者としては帰すわけにいかない！」――医師も頑固です。

でも、治療内容をよく聞くと、安静にしながら鉄剤を処方して、3日後にもう一度検査するだけ、とのこと。

そのくらいなら、入院しなくてもいいでしょう。私は、

「『あおいけあ』で、確実に鉄剤を飲むように見届けますから」

と医師を説得して、タツエさんを連れて帰りました。その後、私たちが服薬管理してきちんと鉄剤を飲んでもらったところ、タツエさんの数値は回復し、

それまでと変わらない暮らしができるようになったのです。

医療は必要だが、リスクを無視してはいけない

第8章の末尾では、死期が迫り衰弱した梶本さんをめぐって、入院させたほうがいいのではないか、とスタッフが提案する場面が出てきました。
ちょっと異変を見つけると、すぐ医療に委ねようとする傾向が、私たちにはあります。「治す＝CURE《キュア》」に価値を見出しているから、そういう考えになるのでしょう。確かに、医療のCUREは、若者や現役世代にとっては希望です。
では、高齢者にとってはどうでしょう？　歳をとり、持病を抱えた人の場合は、そもそも治せない病気や、最期まで付き合っていく病気のほうが多いはずです。そんな**高齢者には、CUREが災いすることもあります。**
たとえば、向精神薬を大量に処方された利用者が「あおいけあ」に来たことがあります。当初は意欲も活力も見られず、グッタリした様子でしたが、地元の優れた医師と協力して薬を減らしたところ、台所仕事ができるようになりました。
薬がお年寄りに及ぼす害は、依然として無視されています。副作用が出ているのに漫然と

処方されていたり、薬でおとなしくさせ、動けなくするのが「治療」になっていたりします。

多数の薬が処方される「ポリファーマシー」も問題です。85歳以上の人に一回5錠もの薬が出されていたりしますが、高齢者がそんなに服用したら、フラフラで歩けなくなってしまうことだってあります。

入院も、お年寄りにはリスクです。マンガに登場した梶本さんのように、死期が迫ったお年寄りがいました。「病院のほうが安心」という家族の判断で緊急入院となりました。

お見舞いに行くと、本人から「『あおいけあ』に戻りたい」と涙を流して懇願されました。ご家族と話し合い、退院の準備を進めていたのですが間に合わず、結局その方は病院で帰らぬ人となりました。

先ほど紹介したタツエさんが入院していたら、どうなったでしょうか。高齢者は体を動かさないと、みるみる筋力が落ちます。安静を義務付けられたら、体の衰弱は免れません。病院嫌いの女性だったので、点滴を拒否するなどして抑制指示が出ていたかもしれません。そうなったら、動けないストレスから認知症がますます進んでしまいます。

タツエさんの病気が入院で完治するものだったら、私は医師と一緒に説得に回った可能性もあります。でも、本人は入院を希望していませんでした。夫と子どもに先立たれた彼女にとって、「家を守ること」は何よりも大切だったのです。だから彼女は入院を拒否し、帰宅を選んだのでした。
であれば、私たちがすべきは、その希望を奪ってまで医療につなぐことではないはずです。**じいちゃん・ばあちゃんの「〇〇したい」という気持ちを支えること。それが「CARE《ケア》」**であり、介護にあたる人間が目指すものだと思います。

本当に必要なのは「栄養のある食事」と「運動」

もちろん、私は医療や薬を全否定するつもりはありません。でも、お年寄りには医療や薬以前に必要なものがあるのではないでしょうか。
そもそも人は加齢とともに衰えるものですが、医療用語で「フレイル」、すなわち虚弱な状態になると、より一層、衰えてしまうことがわかっています。フレイルの原因はいろいろありますが、「運動不足」「栄養不足」は最たるものでしょう。
「徘徊するから」「ケガをするから」「転ぶと危ないから」――そんな理由で、お年寄りの活動をむやみに止めてはいませんか？　さっきも少し書きましたが、**動かないとお年寄りの心身は急速に衰えます。**
あなたのまわりに、「お腹が空かないから、おかずはコンビニのコロッケ1個」とか、「弁当は1つで十分。ばあさんと半分にわけて食べる」なんて食生活を続けている高齢者はいませんか？　タンパク質不足は、フレイルを招きます。免疫力が落ち、骨も弱くなり、ちょっと転んで骨折↓寝たきり↓認知症↓肺炎で死去……なんてこともあり得ます。

また、食事のことを考えずにリハビリを行っている介護事業所も多いようです。若者なら卵1個分のタンパク質を摂取して運動すれば筋肉がつくそうですが、高齢者の場合は吸収効率が落ちているため、卵を4個くらい摂らないと筋肉にならない、とも言われています。

十分なタンパク質を摂らないまま歩行訓練など行っても、かえって筋肉が落ちてしまいます。運動と食事、この2つはセットでなければいけません。

何よりの特効薬は「好き」があること

私たちの事業所では、室内では高齢者に車イスから降りてもらい、椅子やソファに座って生活してもらいます。歩行がおぼつかないなら、職員が手引き歩行でトイレにお連れします。ワイワイしゃべったり、みんなで歌を歌うこともありますが、舌を動かすことになるので、それが自然と、「かむ・飲み込む」力を維持するリハビリになっています。

「リハビリ」と称して一日1時間、介助付きで歩いても、残りの23時間が「寝かせきり」では意味がありません。役割を持ち、好きなことをしながら、トイレのたび、活動のたびに少しずつ歩くほうが、日常の生活動作に近いので身体機能がより改善するはずです。

食事については、「おとなりさん」にあるコミュニティレストラン「菜根や」さんに、良質で何よりも美味しい食事を給食してもらっています。入れ歯を外したお年寄りでも食べられるよう、本職の板前さんが工夫を凝らして調理してくれた料理です。しっかり食べることこそ、いちばんの医療・介護予防です。

最後に事例をひとつ。うちには、トメさんという利用者（80代）がいます。引っ込み思案で、通い始めた当初は歩けませんでした。スタッフは、トメさんが得意な漬物づくりを教えてもらったりと、いろいろな活動に誘って場に馴染めるように配慮していました。

トメさんは、取材に訪れた新聞記者を好きになったり、スタッフに好意を寄せるなど〝恋多き女性〟でした。あるとき、トメさんが男性利用者を慕っていることを察知したスタッフが、その男性の名前を挙げつつ、

「トメさん、〇〇さんに元気な姿、見せたくない？」

と促すと、意欲的にリハビリに取り組み、歩けるようになりました。

そこに**「好き」があれば、人は病気も苦痛も忘れて動ける**のです。その力を引き出すのが、ＣＡＲＥを担う私たちの本当の仕事なのかもしれません。

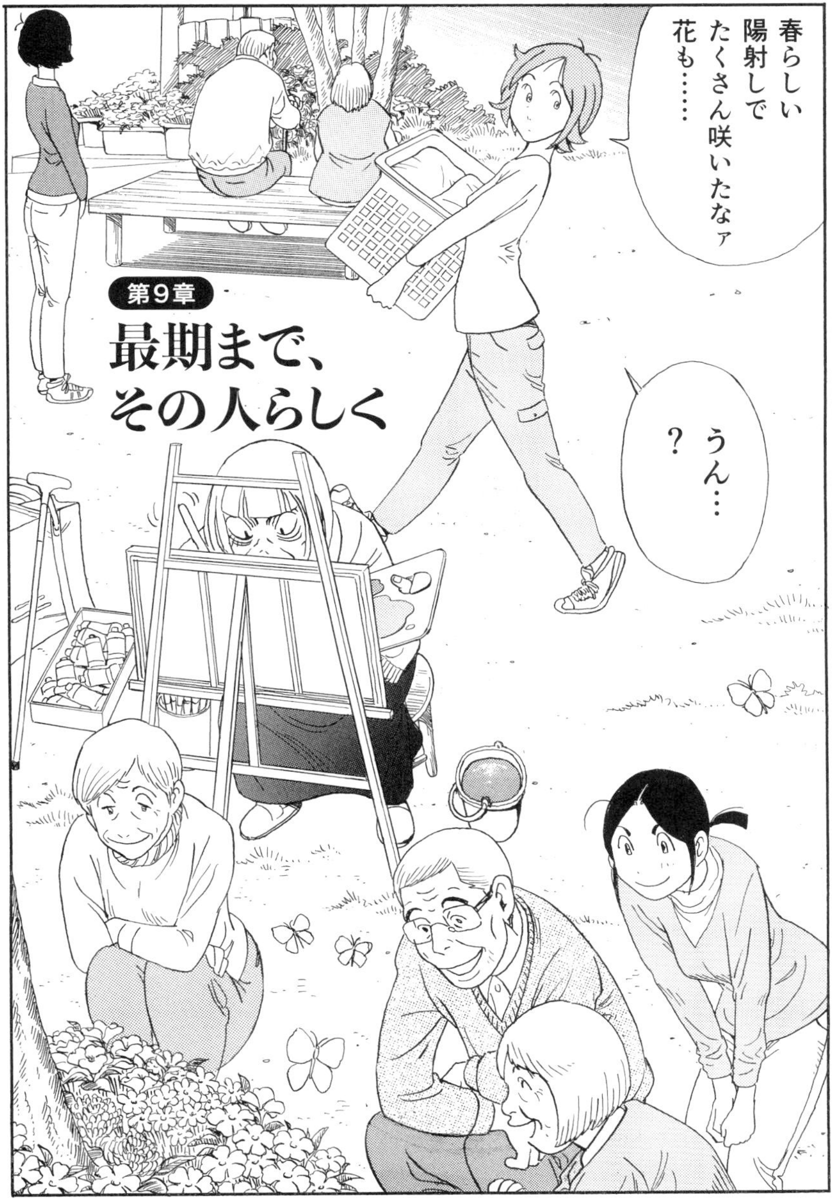
第9章
最期まで、その人らしく
春らしい陽射しでたくさん咲いたなァ花も……
うん…？

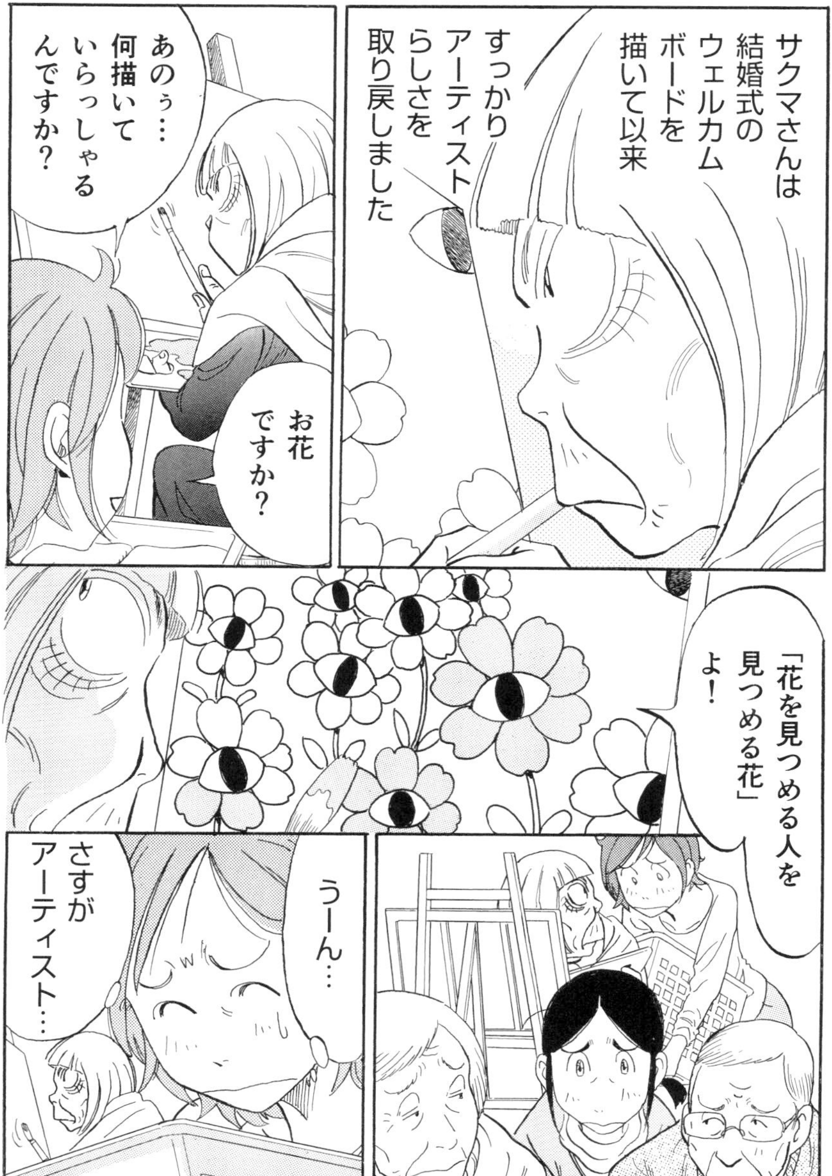
サクマさんは結婚式のウェルカムボードを描いて以来
すっかりアーティストらしさを取り戻しました
あのぅ…何描いていらっしゃるんですか？
お花ですか？
「花を見つめる人を見つめる花」よ！
うーん…
さすがアーティスト…

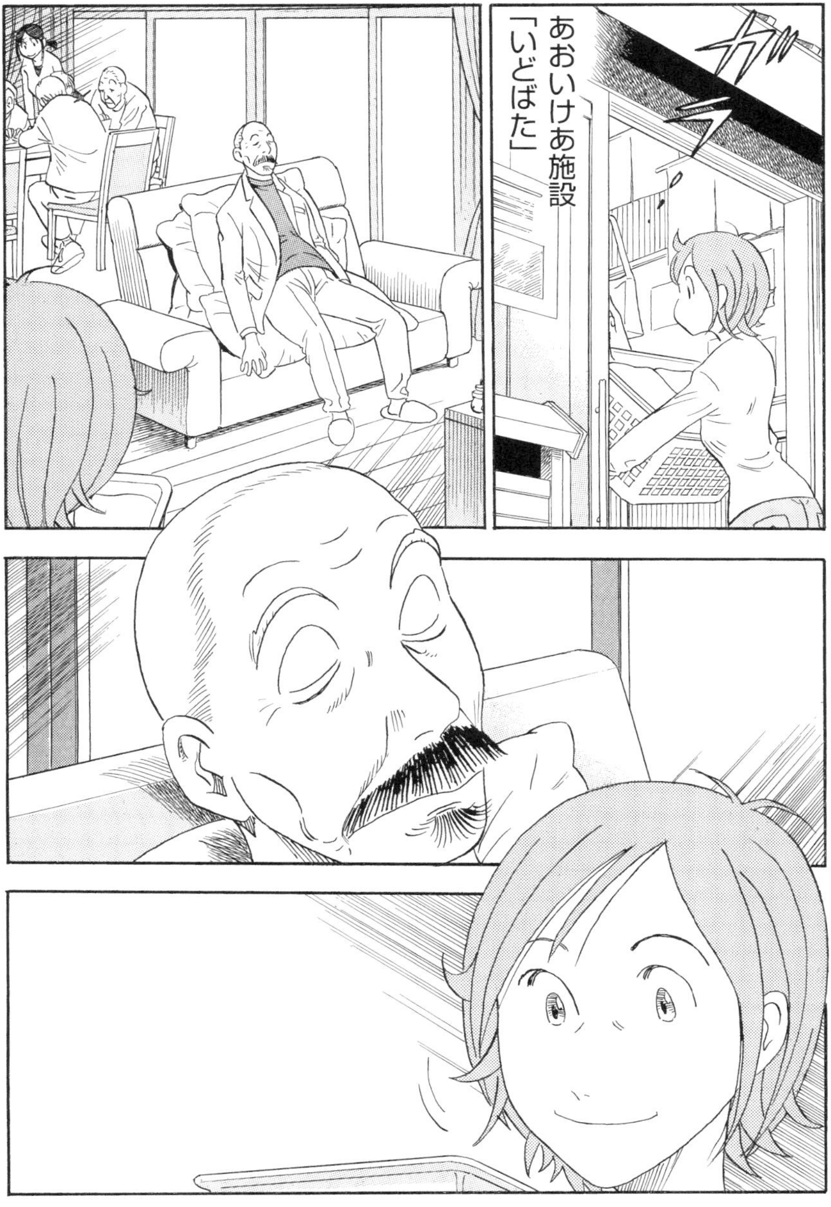
ガラ
あおいけあ施設
「いどばた」

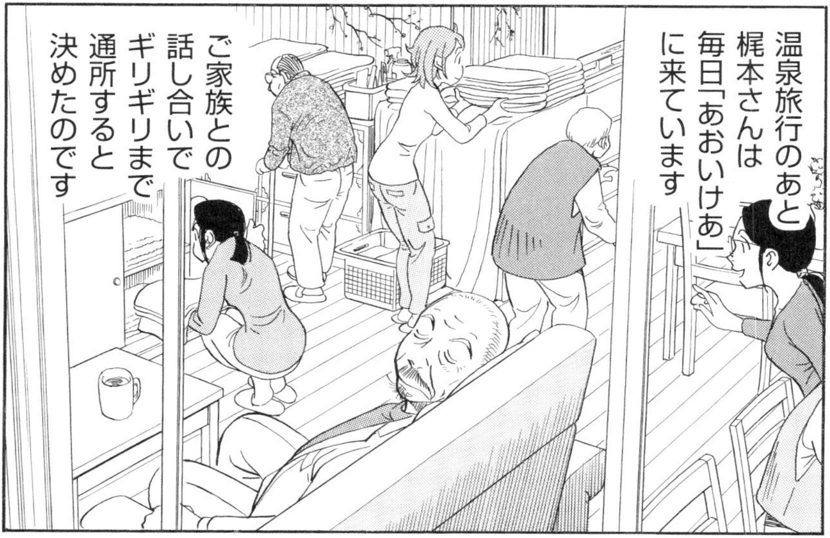
温泉旅行のあと梶本さんは毎日「あおいけあ」に来ています
ご家族との話し合いでギリギリまで通所すると決めたのです

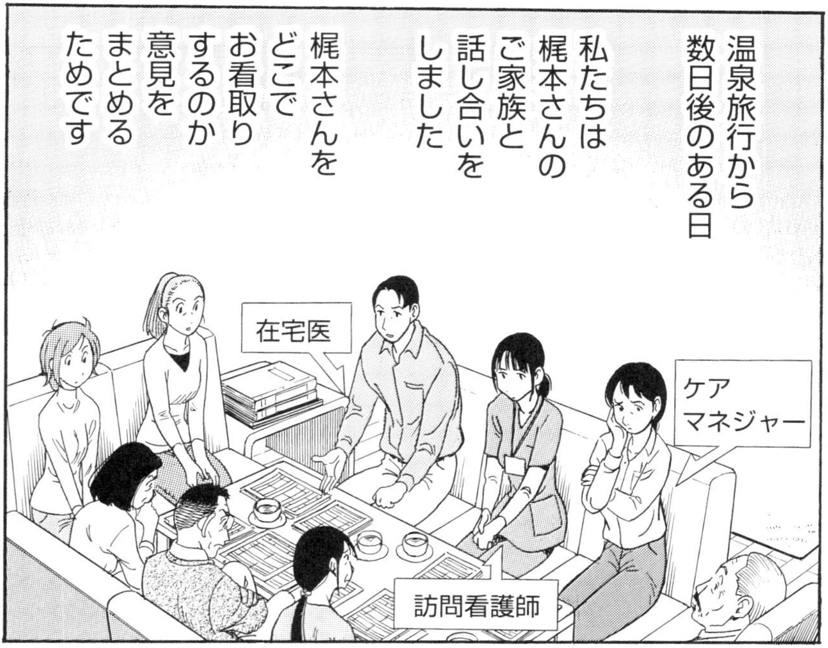
温泉旅行から数日後のある日
私たちは梶本さんのご家族と話し合いをしました
梶本さんをどこでお看取りするのか意見をまとめるためです
ケアマネジャー
在宅医
訪問看護師

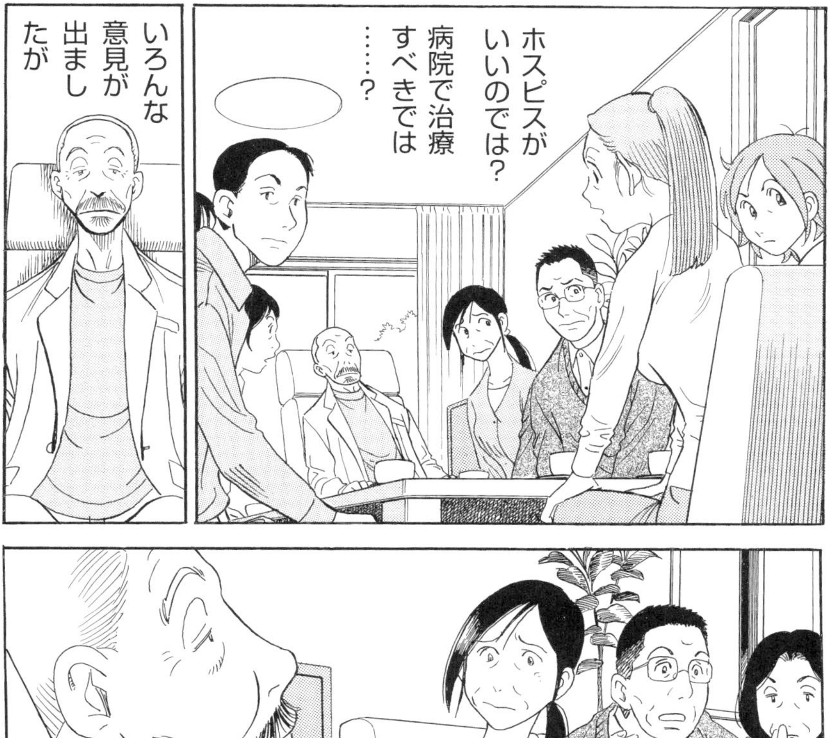

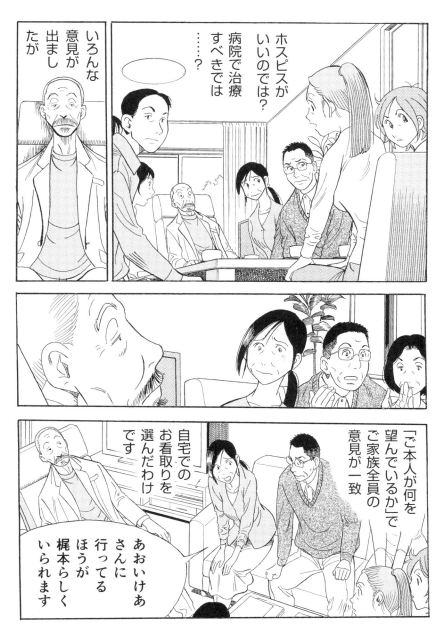

ホスピスがいいのでは？
病院で治療すべきでは
……？
いろんな意見が出ましたが
「ご本人が何を望んでいるか」でご家族全員の意見が一致
自宅でのお看取りを選んだわけです
あおいけあさんに行ってるほうが梶本らしくいられます

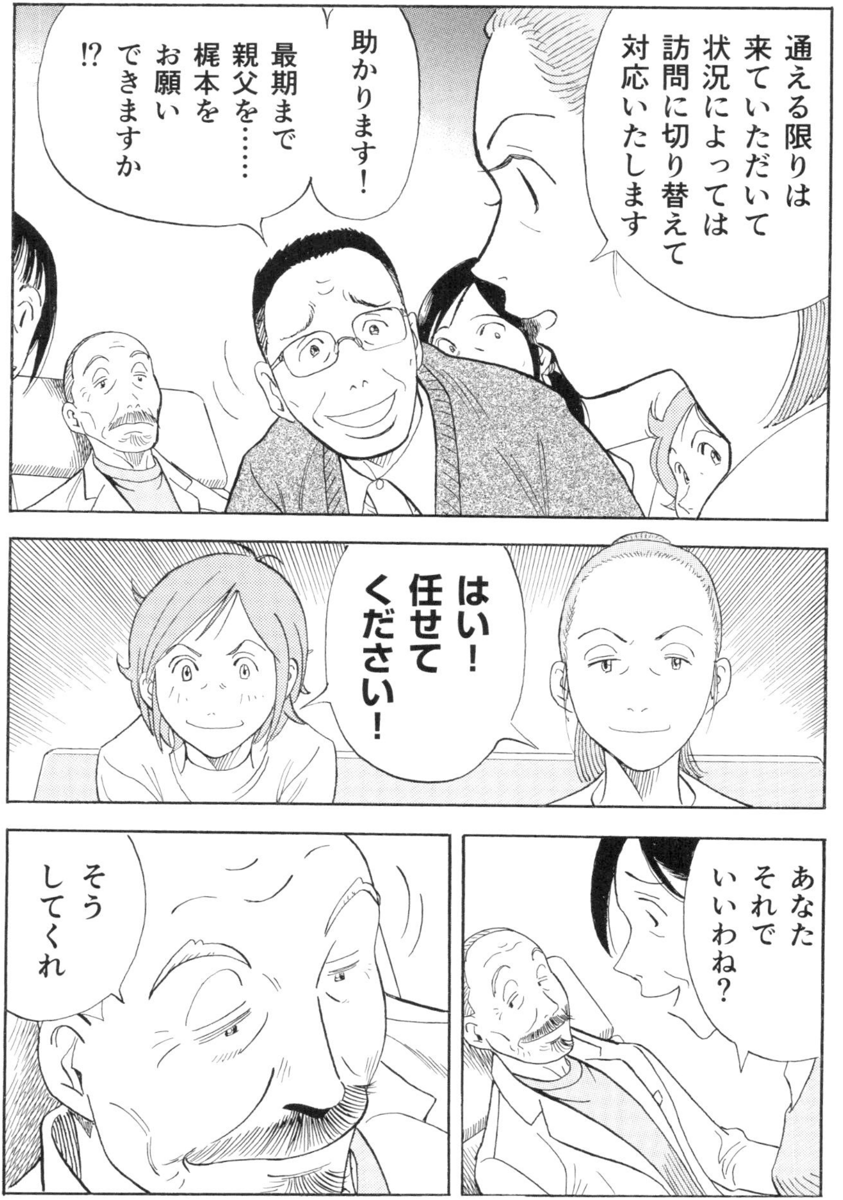
通える限りは来ていただいて状況によっては訪問に切り替えて対応いたします
助かります！
最期まで親父を……梶本をお願いできますか!?
はい！任せてください！
あなたそれでいいわね？
そうしてくれ

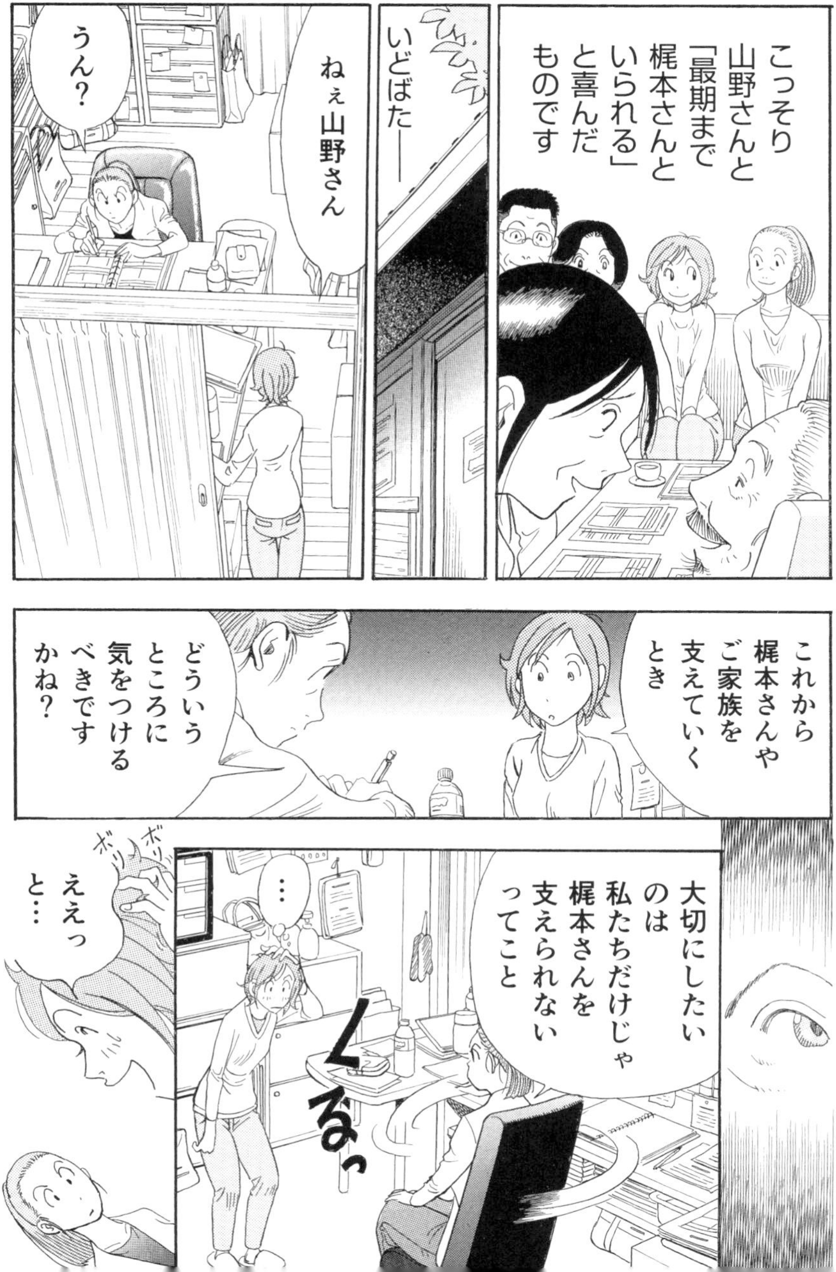
こっそり山野さんと「最期まで梶本さんといられる」と喜んだものです
いどばた――
ねぇ山野さん
うん？
これから梶本さんやご家族を支えていくとき
どういうところに気をつけるべきですかね？
大切にしたいのは私たちだけじゃ梶本さんを支えられないってこと
くるっ
…
ボリボリ
ええっと…

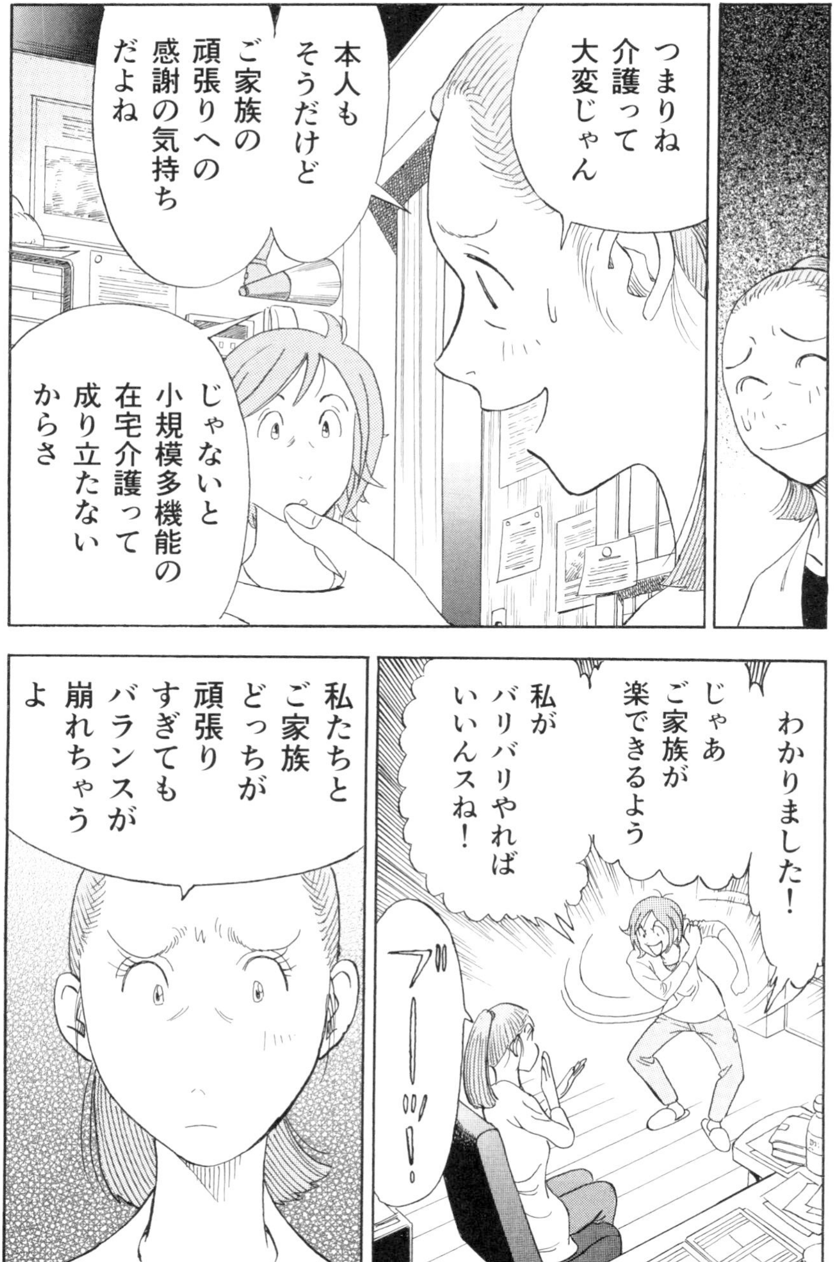
つまりね
介護って
大変じゃん
本人も
そうだけど
ご家族の
頑張りへの
感謝の気持ち
だよね
じゃないと
小規模多機能の
在宅介護って
成り立たない
からさ
わかりました！
じゃあ
ご家族が
楽できるよう
私が
バリバリやれば
いいんスね！
ブーーー!!
私たちと
ご家族
どっちが
頑張り
すぎても
バランスが
崩れちゃう
よ

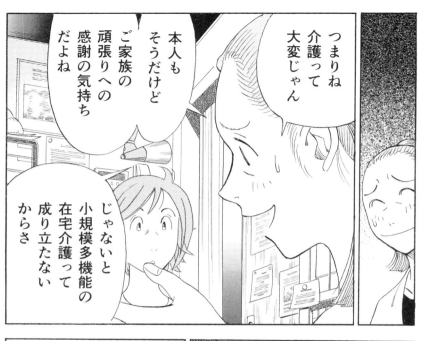

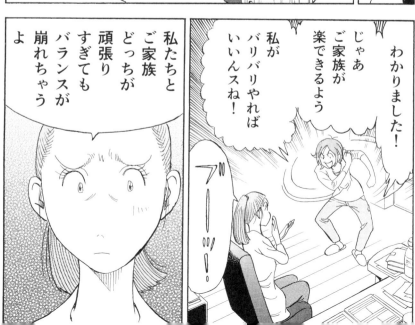

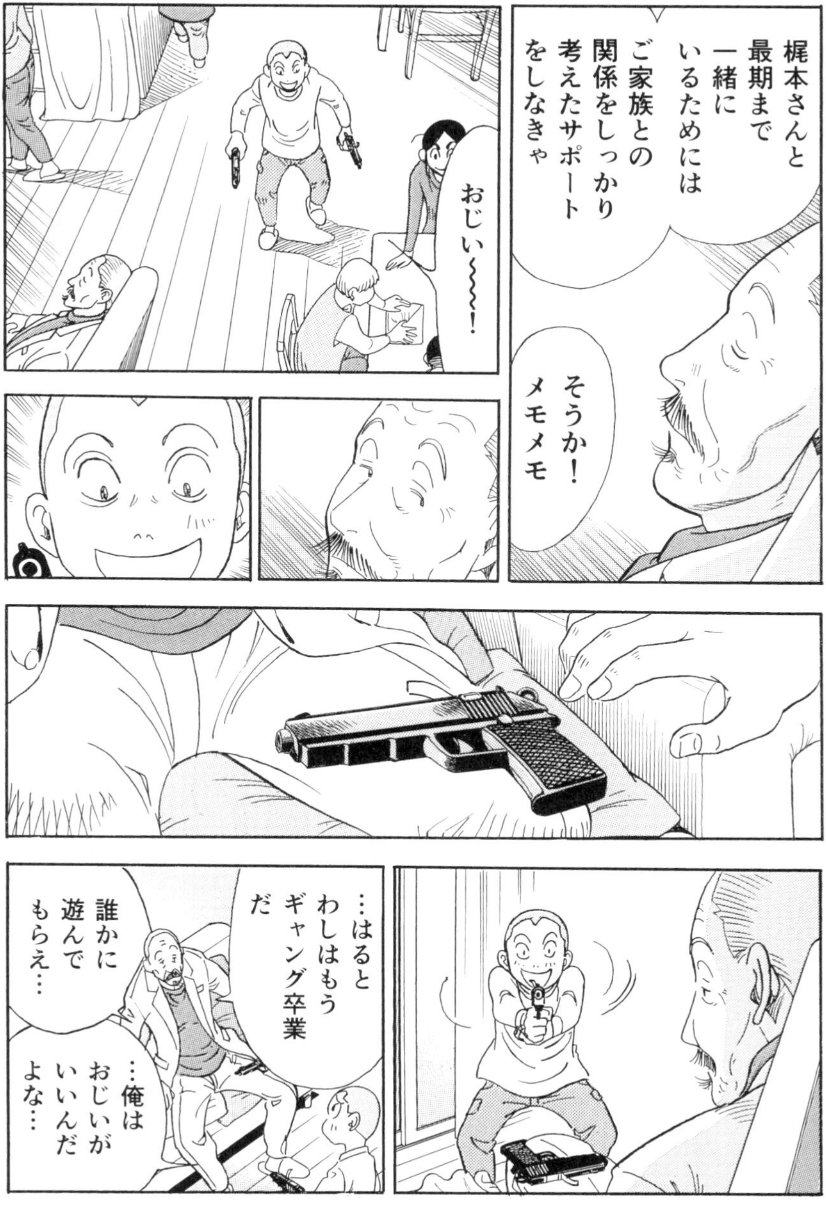
梶本さんと最期まで一緒にいるためにはご家族との関係をしっかり考えたサポートをしなきゃ
おじい〜〜〜!
そうか!メモメモ
…はるとわしはもうギャング卒業だ
誰かに遊んでもらえ…
…俺はおじいがいいんだよな…

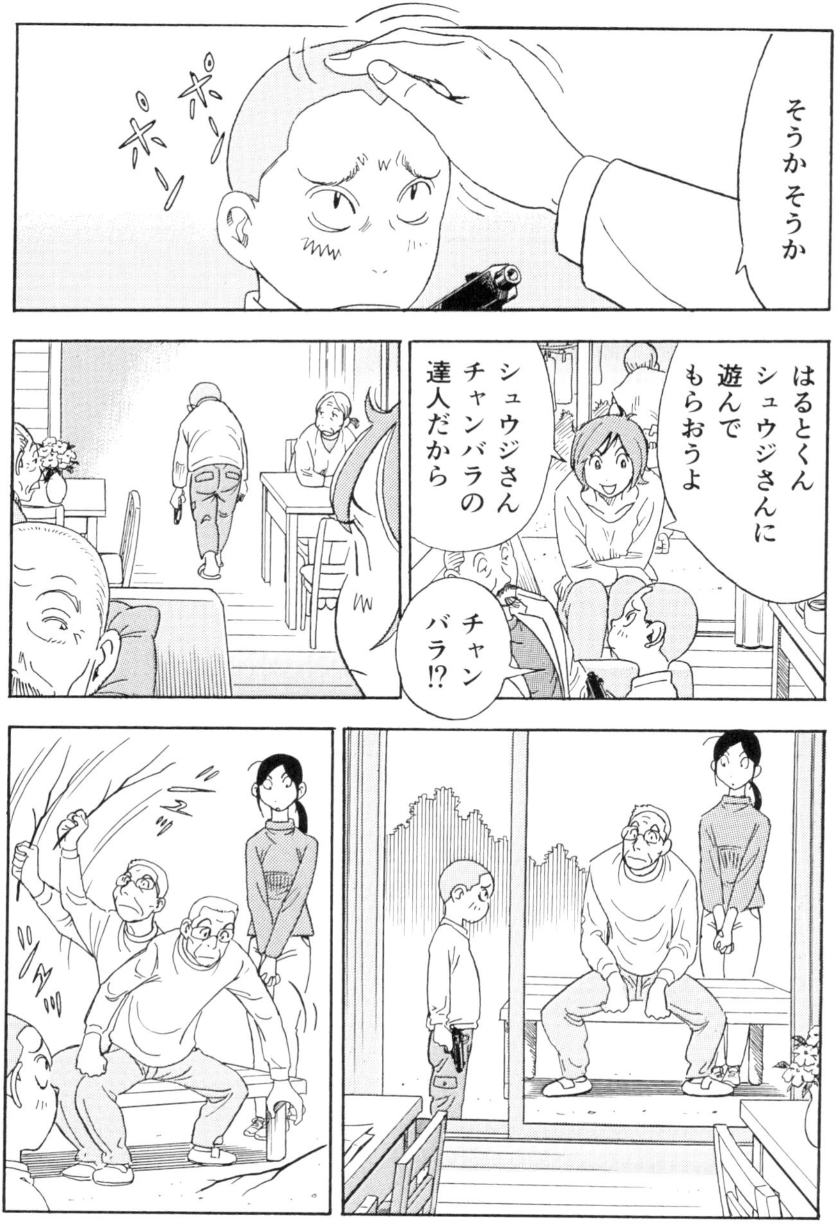
そうか そうか
ポーン ポーン
はるとくん
シュウジさんに
遊んで
もらおうよ
シュウジさん
チャンバラの
達人だから
チャン
バラ!?

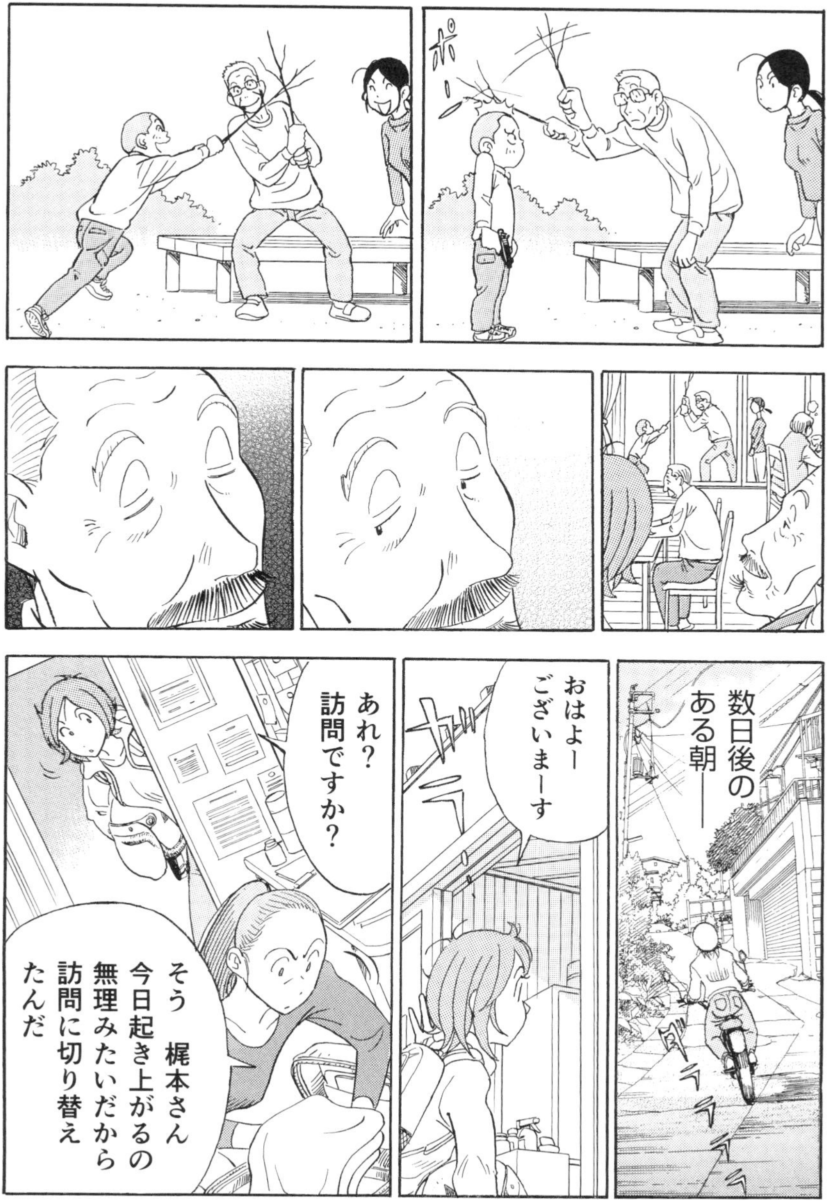
ポー
数日後のある朝――
おはよーございまーす
あれ？訪問ですか？
そう　梶本さん今日起き上がるの無理みたいだから訪問に切り替えたんだ

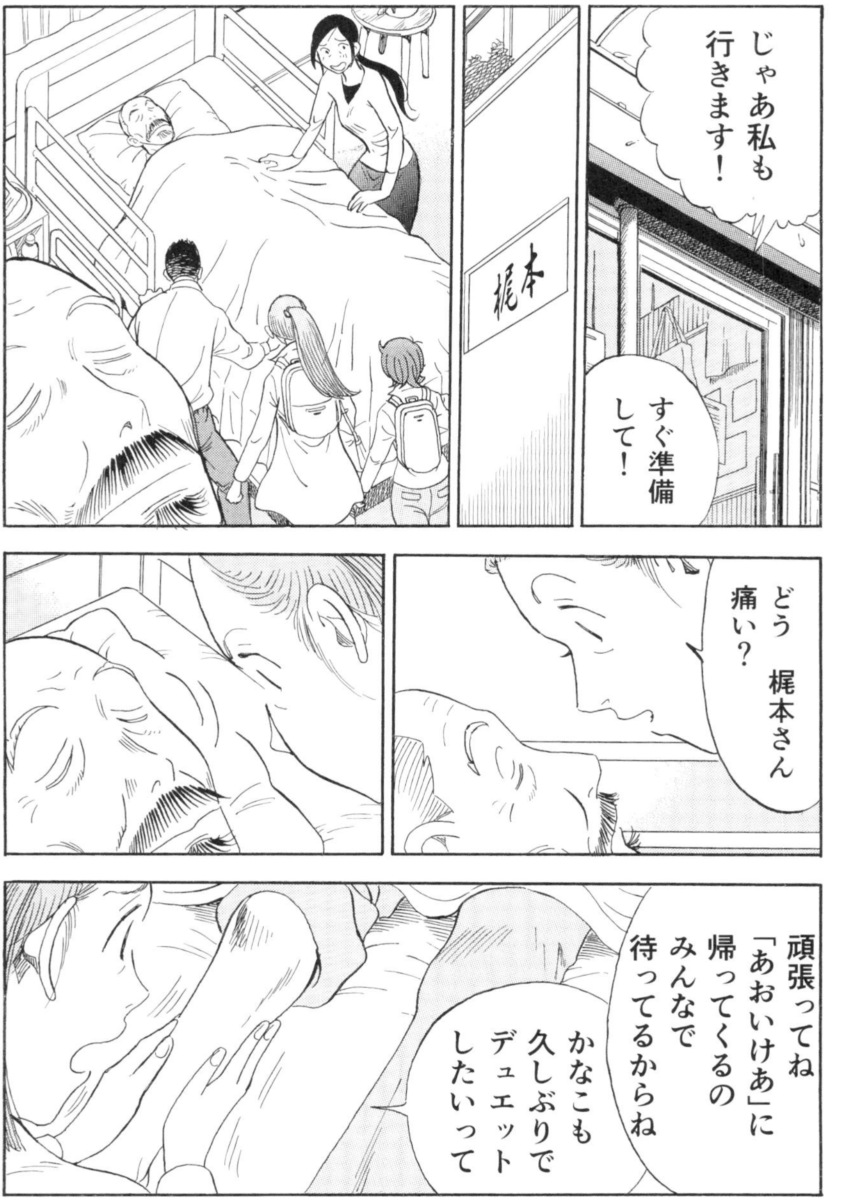
じゃあ私も行きます!
すぐ準備して!
梶本
どう 梶本さん 痛い?
頑張ってね
「あおいけあ」に帰ってくるの
みんなで待ってるからね
かなこも久しぶりでデュエットしたいって

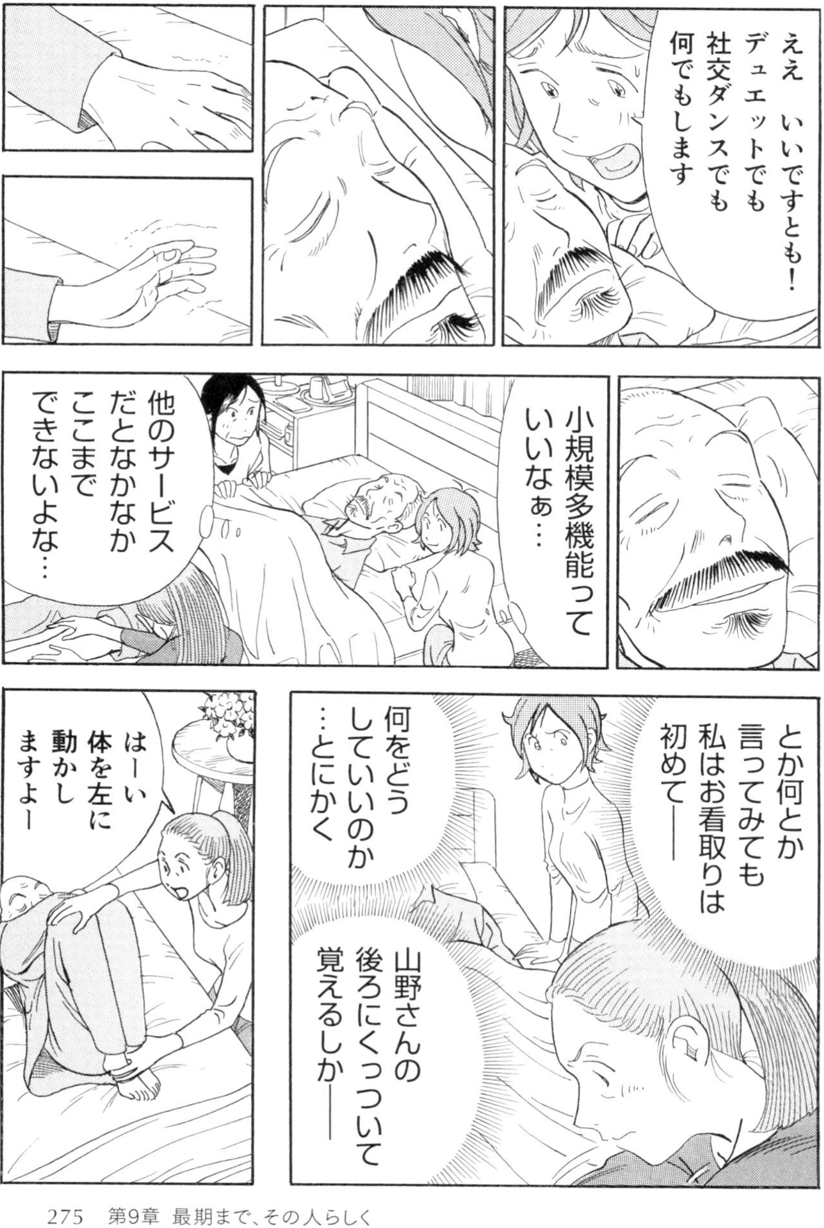
ええ　いいですとも！
デュエットでも
社交ダンスでも
何でもします
小規模多機能って
いいなぁ…
他のサービス
だとなかなか
ここまで
できないよな…
とか何とか
言ってみても
私はお看取りは
初めて――
何をどう
していいのか
…とにかく
山野さんの
後ろにくっついて
覚えるしか――
はーい
体を左に
動かし
ますよー

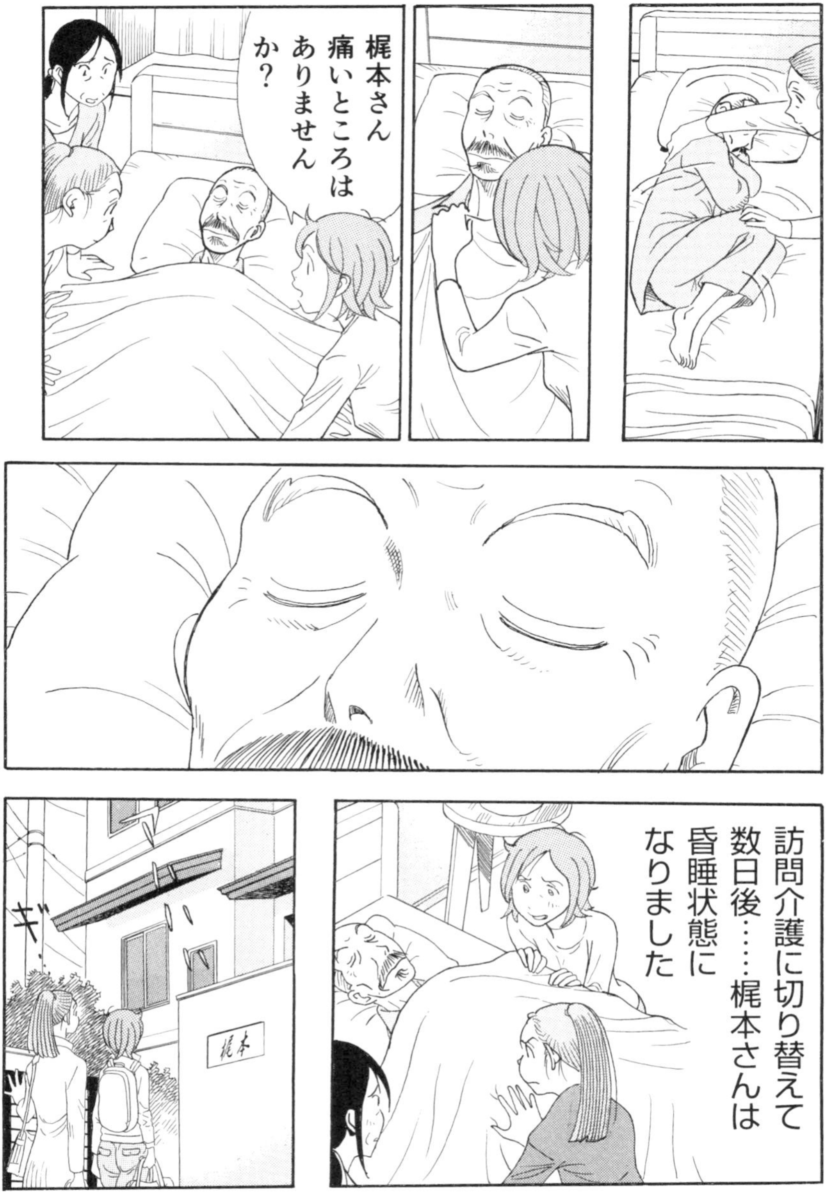
梶本さん
痛いところはありませんか？
ギ
梶本
訪問介護に切り替えて
数日後……梶本さんは
昏睡状態に
なりました

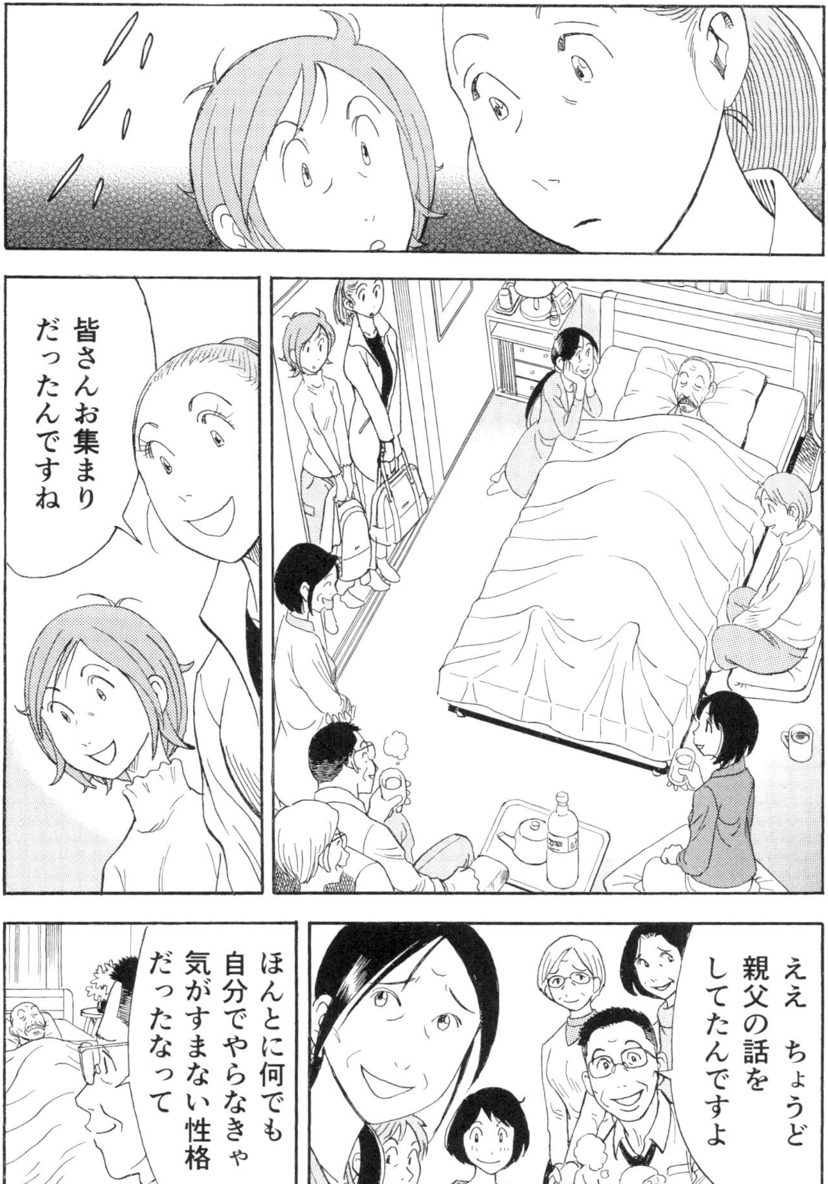
皆さんお集まり
だったんですね
ええ　ちょうど
親父の話を
してたんですよ
ほんとに何でも
自分でやらなきゃ
気がすまない性格
だったなって

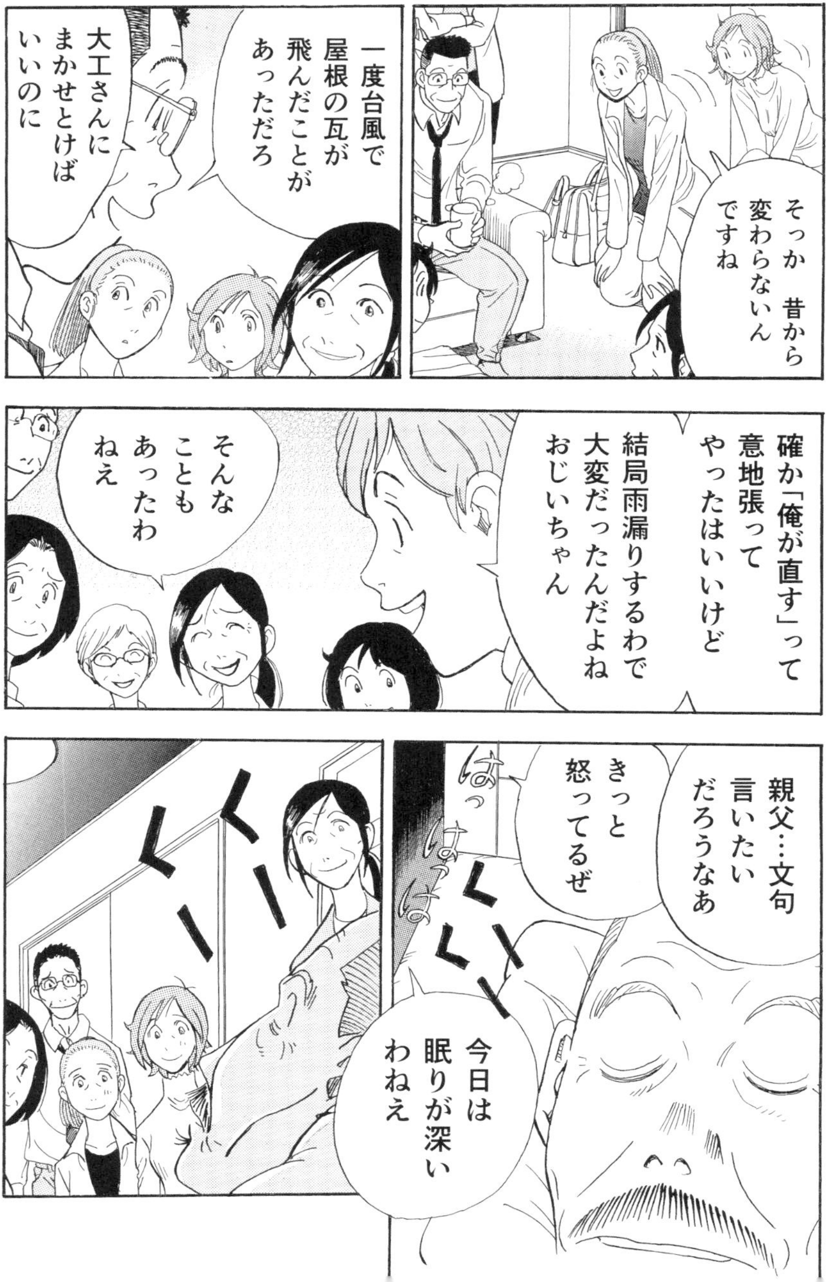
そっか　昔から変わらないんですね
一度台風で屋根の瓦が飛んだことがあっただろ
大工さんにまかせとけばいいのに
確か「俺が直す」って意地張ってやったはいいけど結局雨漏りするわで大変だったんだよねおじいちゃん
そんなこともあったわねえ
親父…文句言いたいだろうなあ
きっと怒ってるぜ
はっはっはっ
くくく
くくく
今日は眠りが深いわねえ

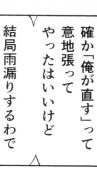

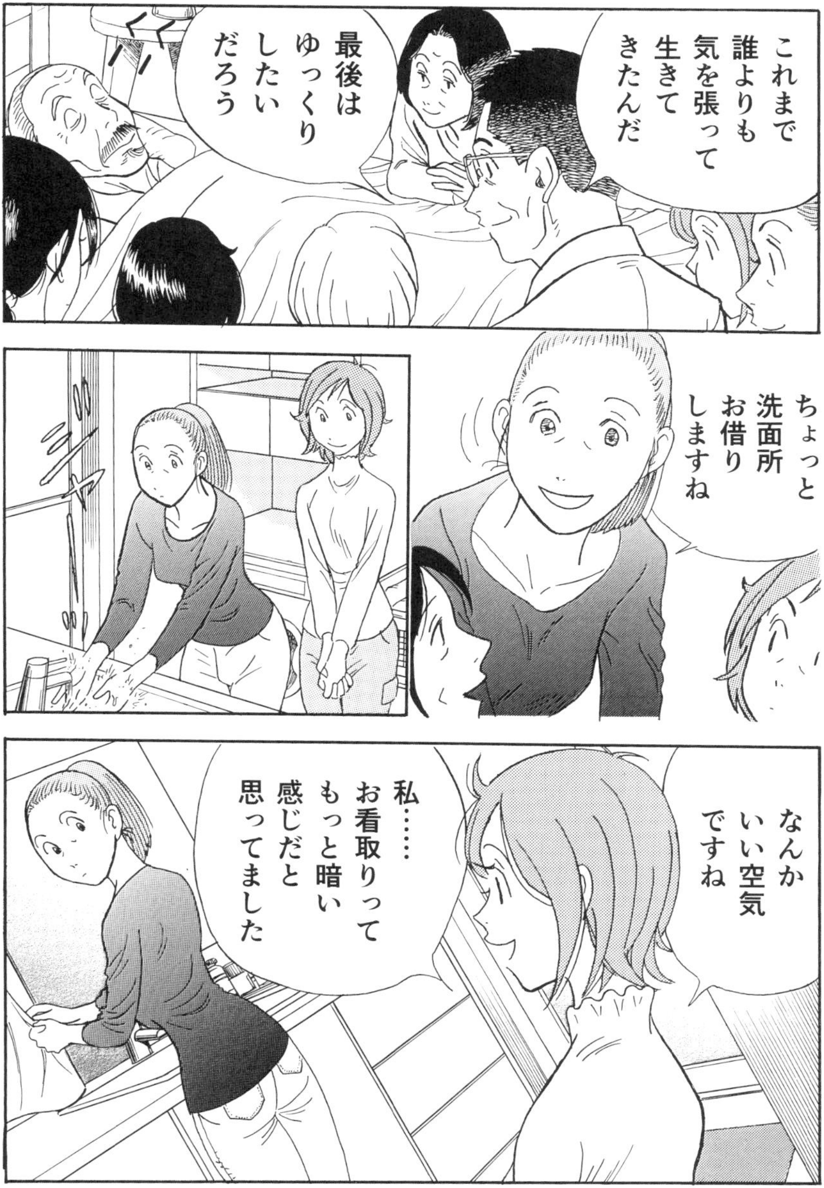
これまで誰よりも気を張って生きてきたんだ
最後はゆっくりしたいだろう
ちょっと洗面所お借りしますね
なんかいい空気ですね
私……お看取りってもっと暗い感じだと思ってました

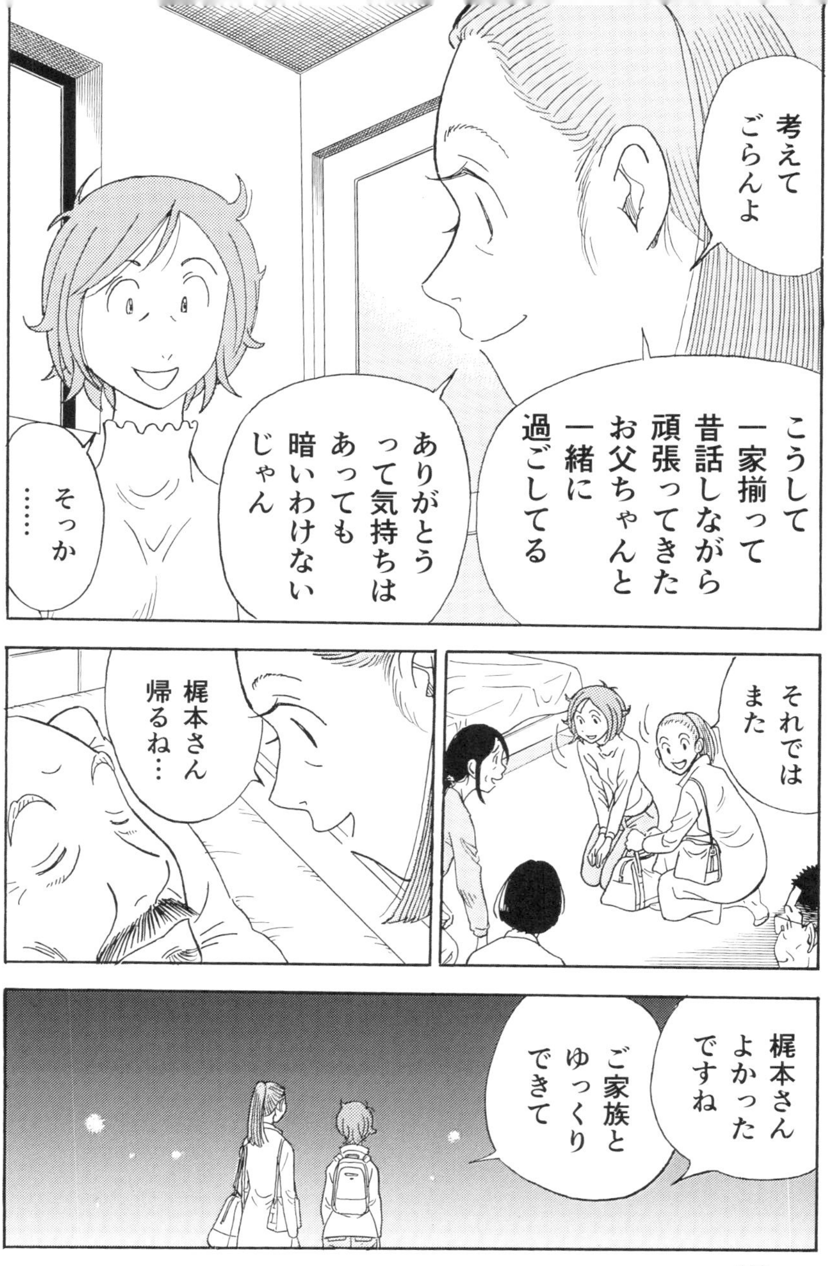
考えてごらんよ
こうして一家揃って昔話しながら頑張ってきたお父ちゃんと一緒に過ごしてる
ありがとうって気持ちはあっても暗いわけないじゃん
そっか……
それではまた
梶本さん帰るね…
梶本さんよかったですね
ご家族とゆっくりできて

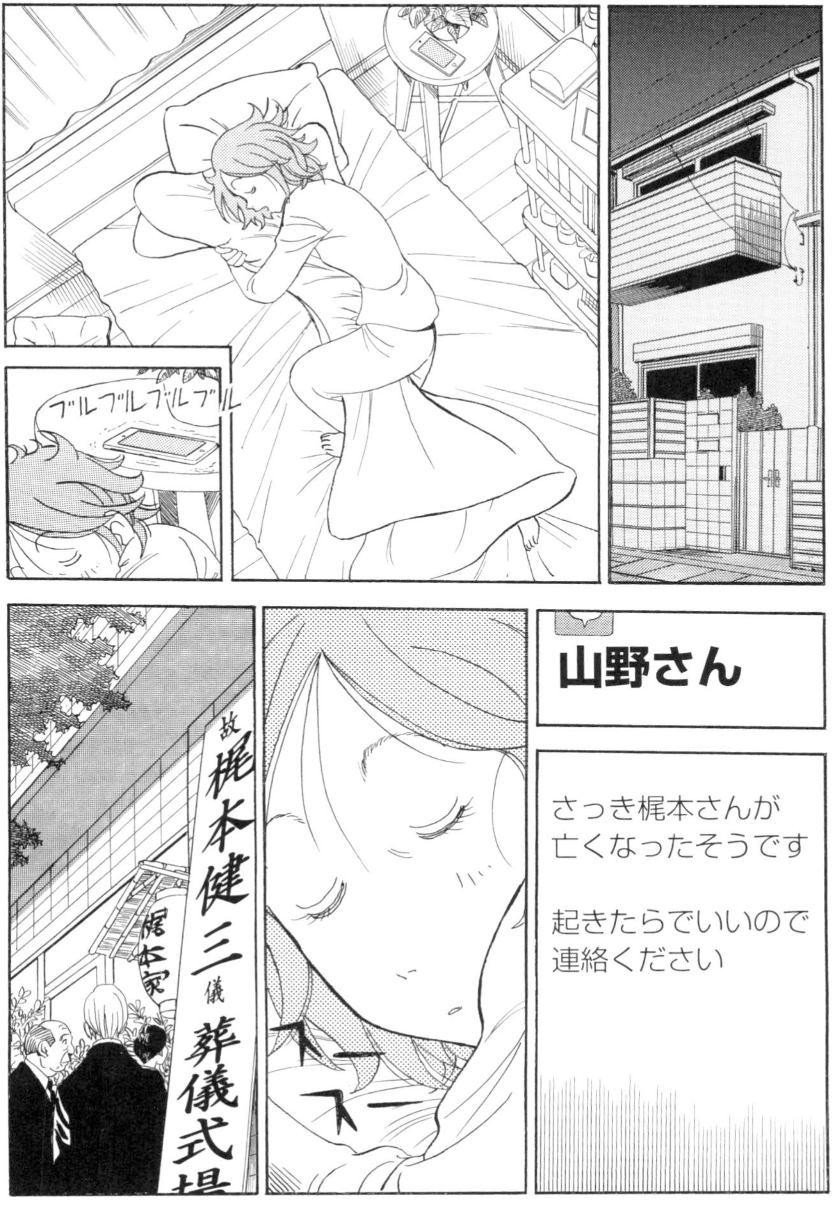
ブルブルブルブル
山野さん
さっき梶本さんが
亡くなったそうです
起きたらでいいので
連絡ください
スー
スー
故 梶本健三 儀
葬儀式
梶本家

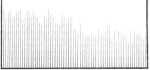

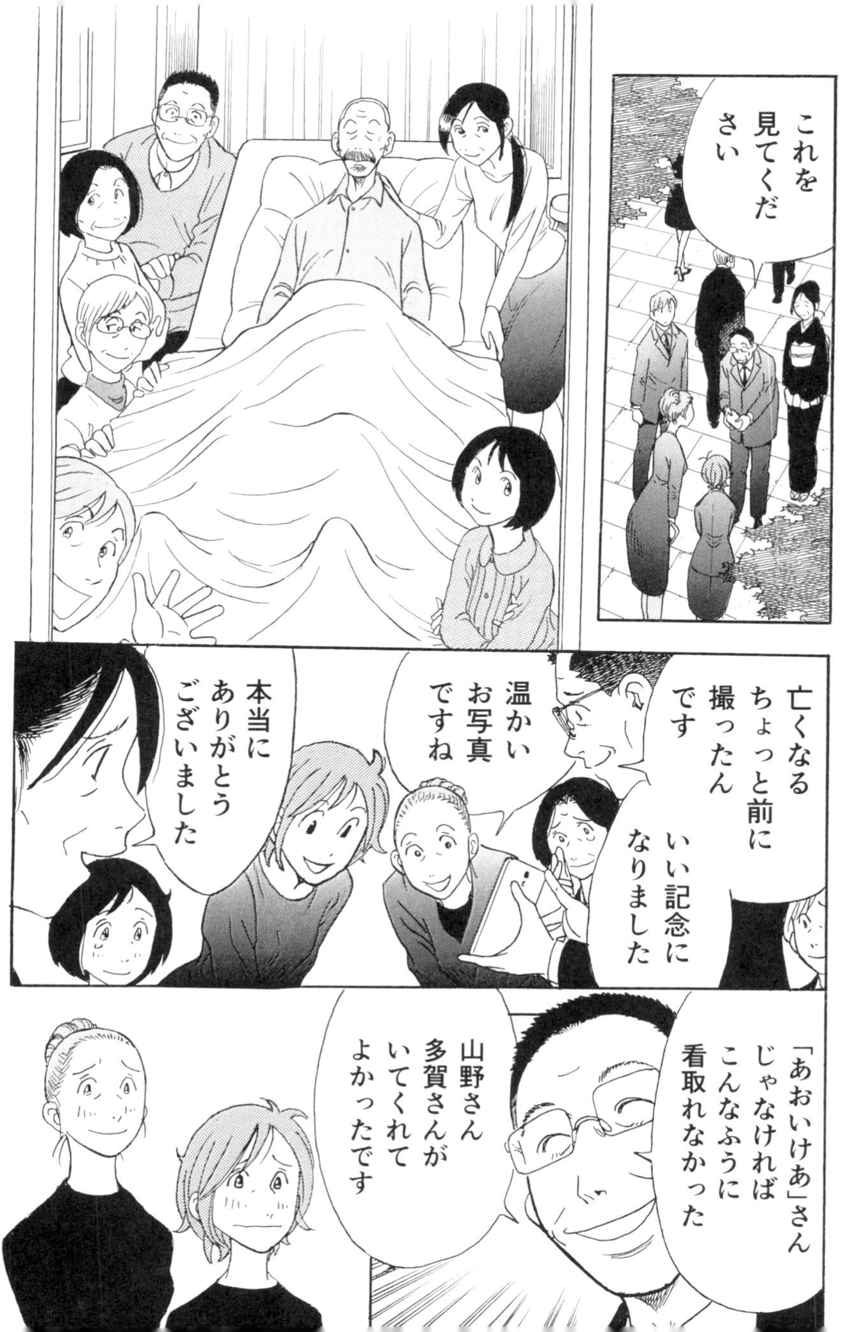
これを見てください
亡くなるちょっと前に撮ったんです
いい記念になりました
温かいお写真ですね
本当にありがとうございました
「あおいけあ」さんじゃなければこんなふうに看取れなかった
山野さん多賀さんがいてくれてよかったです

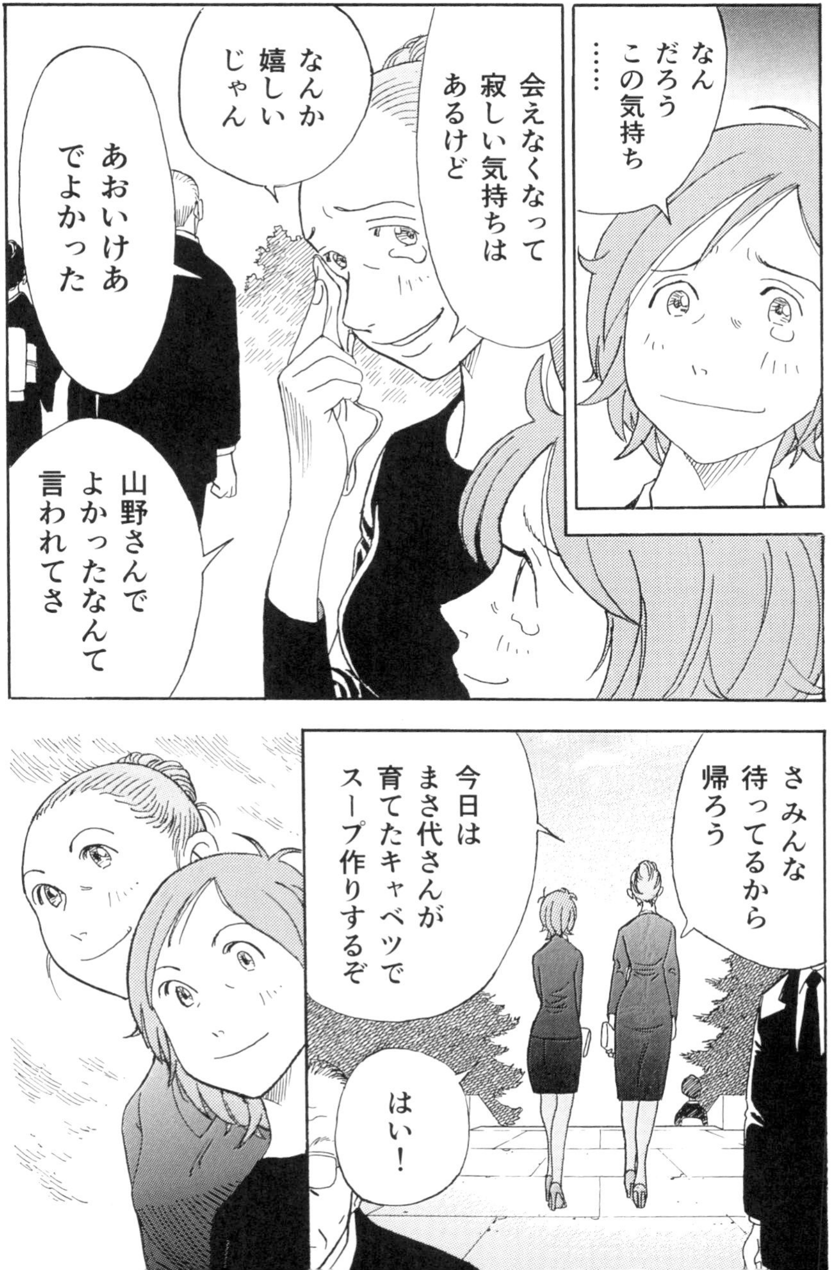
なんだろう　この気持ち……
会えなくなって寂しい気持ちはあるけど
なんか嬉しいじゃん
あおいけあでよかった
山野さんでよかったなんて言われてさ
さみんな待ってるから帰ろう
今日はまさ代さんが育てたキャベツでスープ作りするぞ
はい！

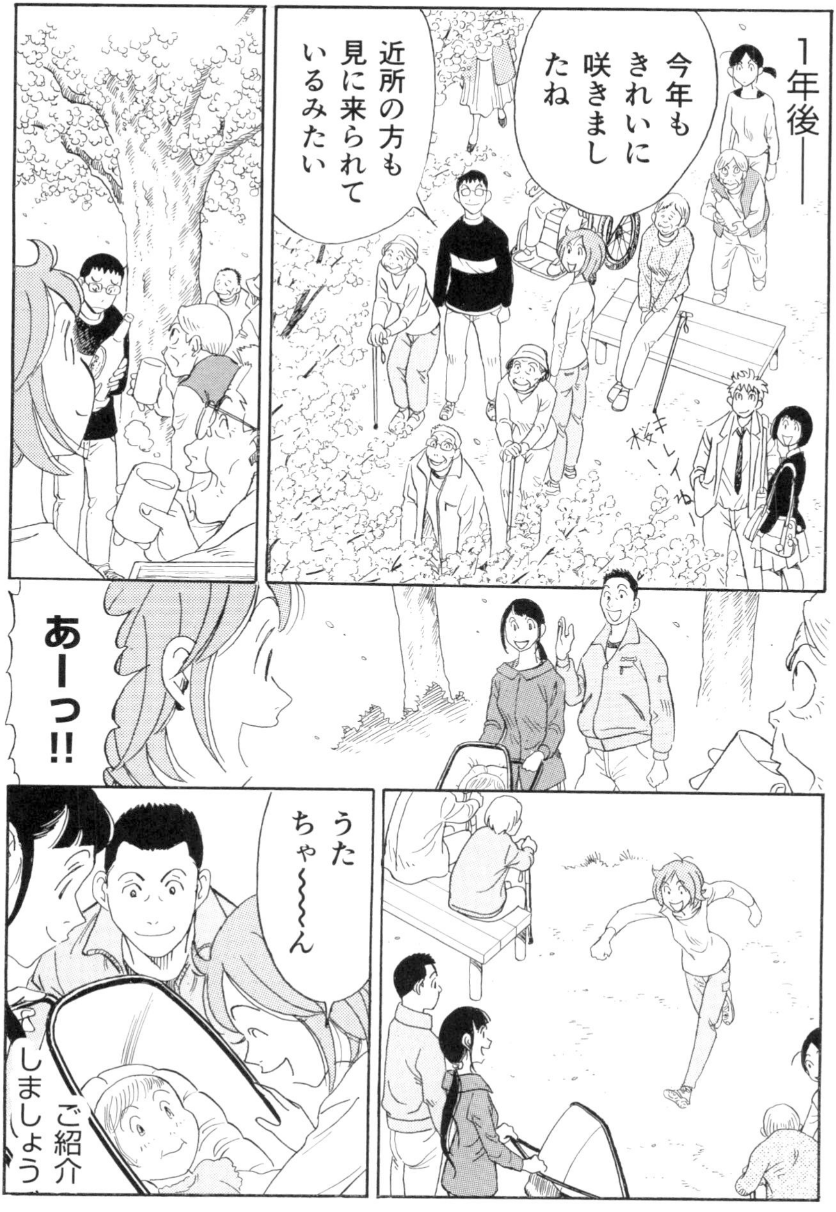
1年後――
今年もきれいに咲きましたね
近所の方も見に来られているみたい
桜キレイね
あーっ!!
うたちゃ～～～ん
ご紹介しましょう

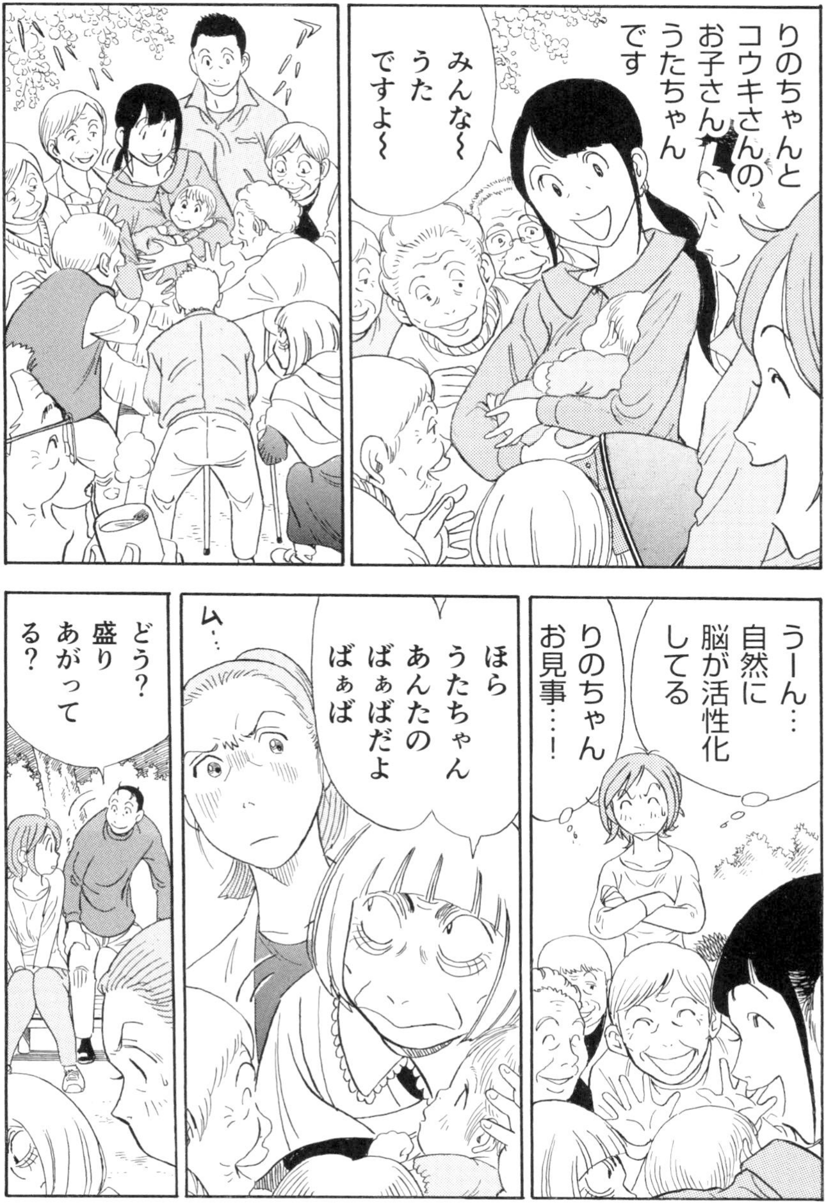
りのちゃんとコウキさんのお子さんうたちゃんです
みんな〜うたですよ〜
うーん…自然に脳が活性化してる
りのちゃんお見事…！
ほらうたちゃんあんたのばぁばだよばぁば
ム…
どう？盛りあがってる？

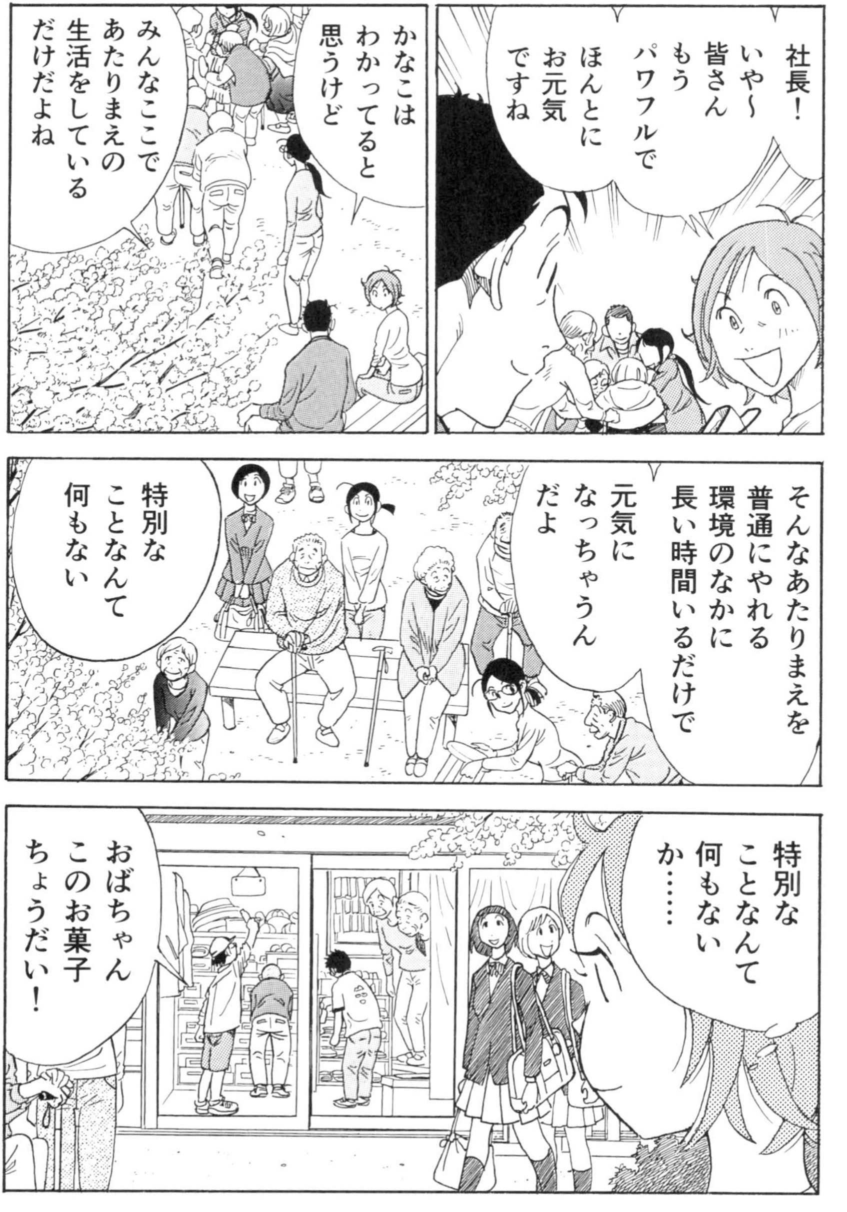
社長！いや〜皆さんもうパワフルでほんとにお元気ですね
かなこはわかってると思うけど
みんなここであたりまえの生活をしているだけだよね
そんなあたりまえを普通にやれる環境のなかに長い時間いるだけで元気になっちゃうんだよ
特別なことなんて何もない
特別なことなんて何もないか……
おばちゃんこのお菓子ちょうだい！

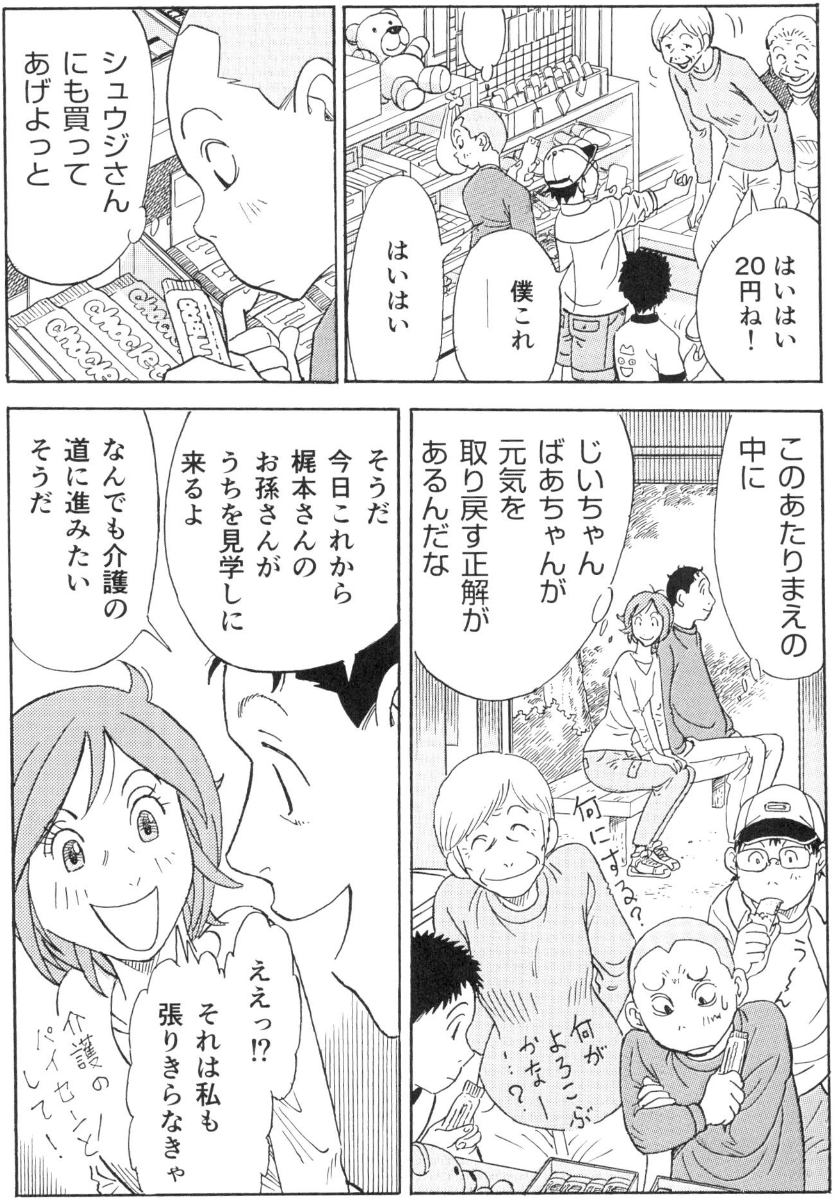
はいはい
20円ね！
僕これ
はいはい
シュウジさん
にも買って
あげよっと
このあたりまえの
中に
じいちゃん
ばあちゃんが
元気を
取り戻す正解が
あるんだな
何にするの？
うーん
何が
よろこぶ
かなー
…？
そうだ
今日これから
梶本さんの
お孫さんが
うちを見学しに
来るよ
なんでも介護の
道に進みたい
そうだ
ええっ!?
それは私も
張りきらなきゃ
介護の
パイセンとして！

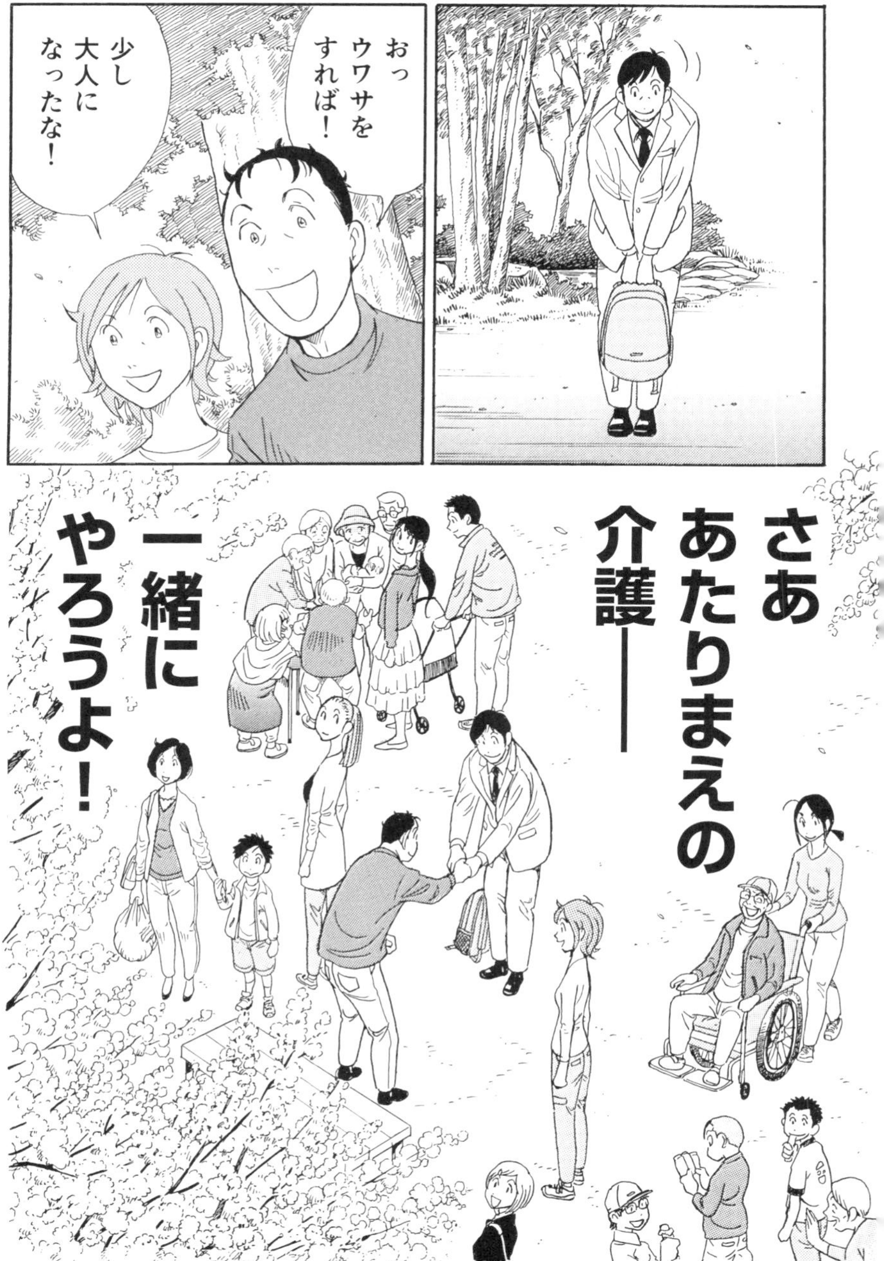
おっ
ウワサを
すれば！
少し
大人に
なったな！
さあ
あたりまえの
介護――
一緒に
やろうよ！

支配・管理はもうやめよう

大学を卒業した後、妙な縁があって特別養護老人ホーム（特養）に就職することになりました。

それまで私は、介護といえばお年寄りと茶飲み話に興じる、ほのぼのとした職業を勝手に想像していたのですが、まったく正反対の現場でした。

初出勤の日に紙を渡されました。業務のスケジュールです。「10時・お茶出し」「12時・昼食の配膳」……などと日課が記してあり、ひどいときは5分刻みでやることがありました。

お年寄りがトイレに行ける時間は決められていて、合わせられない人は、トイレに行く力があってもオムツをつけられます。

安静が強いられ、動けるのに寝たきりのままの人もいました。家族が面会に来ないと、外出もさせてもらえません。

3年弱勤めましたが、あるとき、お年寄りに庭の桜を見せたいと思った私が、「休憩時間に連れていってもいいですか？」と施設長に尋ねると、「キリがないからやめなさい」と止められたのです。

さすがに嫌気がさして辞めることにしました。

特養を辞める少し前、書店で『グループホームの基礎知識』（リヨン社）という本に出会ったのが、「あおいけあ」を建てるきっかけになりました。
グループホームは、認知症の高齢者が職員のサポートを受けながら、家庭的な雰囲気のなかで自立して共同生活する介護施設です。発祥はスウェーデン。当時は認知症ケアの「切り札」とまで言われた、新しいアプローチでした。

グループホームにピンときた！

まさに若気の至りでした。まだ20代だった私は、グループホームというものを本で知っただけで、「これならできる！」と直感し、著者の山井和則《やまのいかずのり》さんに連絡したのです。ろくに経験もない若造でしたが、山井さんは門前払いすることもなく、いろいろと情報交換をさせてくださいました。
情報収集の結果、自分のやりたい介護をやるためには、会社を設立して社長になるのが近道だとわかり、アルバイトや友人からの借金、銀行融資などを利用して資金を集めました。ちょうど介護保険制度の施行直前で、うまく融資を受けられたのはラッキーでした。
そして2000年3月に「株式会社あおいけあ」を設立。年末に「グループホーム結」を、翌年1月には「デイサービスいどばた」の開所にこぎつけます。25歳のときでした。

大規模施設にしなかったのは、資金の問題もありますが、他に理由があります。開設の前に、長野県のある先進的な施設を見学する機会に恵まれました。そこの施設長は熱心に、**「自分たちの仕事とは、揺れている利用者の『自我』を、『環境』と『ケア』で支えること」**と教えてくださいました。

また、多くの先輩方から、「これからの介護は地域が支えるものだ」とも聞きました。それで、「高齢者だけでなく、子どもも使えるような小さな施設がいい」と確信したわけです。

２００７年には、「あおいけあ」を地域づくりの装置として使うため、通い・泊まり・訪問の３つのケアをワンストップでできる「小規模多機能型居宅介護」へと切り替えました。

悪戦苦闘した日々のなかで気づいたこと

おかげさまで今では、事業所がいろいろなメディアに取り上げられ、映画『ケアニン〜あなたでよかった〜』のモデルになったり、ドキュメンタリー『僕とケアニンとおばあちゃんたちと。』の舞台にもなりましたが、私自身は、マンガの最後にも出てきた通り「あたりまえの介護」をしているだけだと思っています。

私がかつて働いていた特養。そこで行われていた行為は、到底「ケア」とは呼べません。

介護職や施設の都合でお年寄りを「支配・管理」していただけでした。

私は小さい頃から、**「自分がされて嫌なことは、他人にしてはいけない」**と教わりました。誰だって他者から支配・管理されるのは嫌でしょう？　「福祉」「介護」のフィルターを通すと、嫌なことが「仕方ないよね……」のため息とともに認められてしまう――それって、何かおかしくないでしょうか。その「おかしなこと」をしていないだけなのです。「『あおいけあ』は恵まれてますね」「加藤さんだからできるんでしょう」――この本を読んで、そう思った方がいるかもしれません。果たしてどうでしょう。

「あおいけあ」のデイサービス。最初は私自身が管理者を務めました。開設時の利用者は、じいちゃん一人、ばあちゃん一人の、わずか2名。どちらも10分と落ち着いていられず、他の施設では受け入れてもらえなかった方でした。

じいちゃんは、毎日のようにデイから出ていく人でした。ずーっと歩き続けます。道端で拾った木の枝なんかを振り回しながら、地元の人がやっている畑の真ん中を突っ切っていくこともありました。

こんなとき〝普通の〟施設なら、カギをかけて出られないようにするでしょう。でも、私はそうしたくなかった。だから、じいちゃんの後をついて歩きます。必死で追いかけながら、〈どうしてこんなに怒っているんだろう……？〉

〈何か嫌なこと、不安なこと、つらいことがあるんだろうか……？〉
と考えるようになりました。それが徐々に、
〈自分なら、何があったらこんなに怒るだろうか？〉
〈じゃあ、どんな環境なら怒らずにすむだろうか？〉
という発想に変わっていったのです。
さらに、利用者との会話を通して、**「問題」と呼ばれる行動は、実は「困っているがゆえの行動」なのだ**と、次第に気づけるようになりました。
もちろん、時間はかかりましたが――。
運営に行き詰まったときは、全国にいる福祉の実践者の先輩方に現場を見学させていただきました。見たこと・聞いたことは即、レジュメにまとめ、自分なりに言葉にできるように努めました。情報を圧縮して知識にしたかったのです。
そんなことを続けて、いつのまにか今日に至りました。

人と地域を支える「杖」になりたい

自分で事業所を運営するようになって、私は、それまではお年寄りを「見ていなかった」

ことに気づかされました。特養では私は、じいちゃん・ばあちゃんを施設に閉じ込めて、見て見ぬふりをして、きちんと向き合っていなかったのです。

「問題老人」「困難事例」などと呼ばれるような高齢者であっても、四六時中たいへんな状態にあるわけじゃない。お茶の時間など、いい表情を見せてくれたりもするんです。私が「いいところ」を見ていなかっただけでした。

何でもお世話してあげる・寝たきりで安静にしておく——60年前には「正しい」とされていたケアです。しかし、2000年からは介護保険制度が始まり、「要介護状態の軽減または悪化の防止」が介護職の仕事になりました。いつまで昔のケアを続けるつもりですか？昔のまま停滞している環境を変える必要があるとは思いませんか？

暴れるから縛る・眠らないから薬を一服盛る——高齢者の尊厳を傷つける行為でしょう。それを〝介護〟と呼び、胸を張って〝自分の仕事〟と言えますか？　あなたなら、縛られたり薬を盛られて「しかたない……」と我慢しますか？

いいところや強みを活かす。「困っている人」が困らない環境とアプローチを整える。私たちがやっているのは、一言でまとめるとそれだけですが、お年寄りは元気になってくれます。これからもその「あたりまえ」を継続して、人や地域を支える「杖」のような存在になれたら——なんてことを、私はひそかに考えています。

おわりに

来年から「あおいけあ」は新たな事業を開始します。

といっても、介護サービスではありません。事業所から歩いて1分ほどの場所にあるアパートを改修・増築して、新たな集合住宅「ノビシロハウス」を造っています。この本が出る頃には、もう完成しているでしょう。

孤独死が社会問題となっています。高齢者など、「リスク」と見なされて入居できず、困窮する人が増えています。そんな忌避されがちな人でも借りやすい、多世代型の賃貸住宅を目指します。増築する別棟には「亀井野珈琲」に移ってもらい、ランドリーを開設して働ける環境を整えます。健康相談ができる場所も設け、いちいち病院に行かなくても不安なく生活できる場にするつもりです。

そんな住まいができれば、高齢者の住宅問題や、地域の空き家問題を解決する一助になるでしょう。地域との連携をさらに広げられるし、多世代で支え合う環境も整う――そんな可能性が生まれると思います。

この先も介護の枠にとらわれず、地域の役に立つ面白い仕事をマイペースで続けていくつもりです。末筆ながら、制作に協力してくださった皆様、日頃から支えてくださる皆様に心から感謝し、結びとします。ありがとうございました。

２０２０年12月　加藤忠相

|編著者|加藤忠相（かとう・ただすけ）
1974年、神奈川県生まれ。株式会社あおいけあ代表取締役。25歳で起業し、地域を巻き込んだ独自のケア事業を開始する。その取り組みが新聞各紙やNHK「プロフェッショナル～仕事の流儀～」ほか多数のメディアで紹介され、海外でも学会などで取り上げられて話題に。2019年には高齢者ケア分野で世界的な影響力のある人物として「Ageing Asia Global Ageing Influencer」に選出された。著書に『あおいけあ流　介護の世界』（森田洋之との共著、南日本ヘルスリサーチラボ）、『ソーシャルワーカー』（井手英策らとの共著、ちくま新書）などがある。

|漫　画|ひらまつおさむ
1953年、福岡県生まれ。石ノ森章太郎、手塚治虫、谷口ジローらに師事する。おもな作品に『珈琲どりーむ』（原作・花形怜）、『はいさい新聞　文化生活部』（原作・高津太郎）、「花トレイル」（以上、芳文社）、『学習まんが人物館　ケネディ』『同　サン=テグジュペリ』（以上、小学館。ともに「平松おさむ」名義）。

世界《せかい》が注目《ちゅうもく》する日本《にほん》の介護《かいご》
あおいけあ で見つけた じいちゃん・ばあちゃんとの向き合い方　　介護ライブラリー

2021年1月12日　第1刷発行

編著者　加藤忠相《かとうただすけ》
漫　画　ひらまつおさむ
装　幀　山原　望
発行者　渡瀬昌彦
発行所　株式会社講談社
東京都文京区音羽二丁目12－21　郵便番号112－8001
電話　編集　03－5395－3560
販売　03－5395－4415
業務　03－5395－3615
印刷所　株式会社新藤慶昌堂
製本所　株式会社若林製本工場

ISBN978-4-06-521805-1
N.D.C.369.26　295p　19cm